急性期病院で治療を受ける認知症高齢者のケア

入院時から退院後の地域連携まで

パーソン・センタードな視点から進める

編集　鈴木みずえ
編集アドバイス　桑原弓枝・吉村浩美

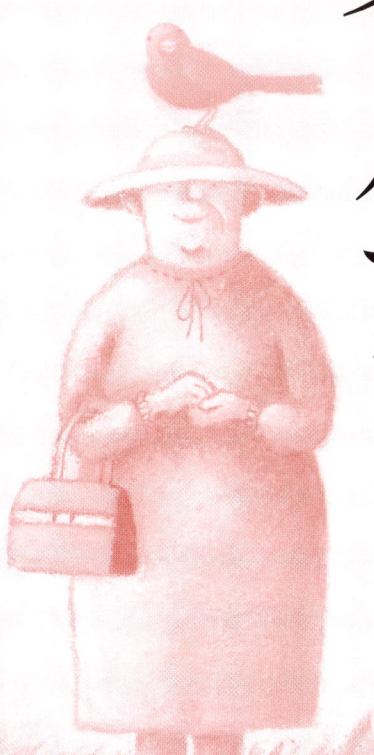

日本看護協会出版会

はじめに

　「厚生労働省認知症施策検討プロジェクトチーム」(主査：藤田厚生労働大臣政務官)が平成24年に発表した報告書「今後の認知症施策の方向性について」では、認知症になってもできる限り住み慣れた地域のよい環境で暮らし続けることができる社会の実現をめざした認知症ケアパスの構築が強調されています。しかし、認知症高齢者は入院中に認知症の行動・心理症状(BPSD)が悪化しやすく、認知症でない高齢者と比べてせん妄を発症する可能性が高く、せん妄を発症した人は合併症を起こして入院が長期化する傾向にあります。また認知症高齢者は、「チューブ類を抜去しようとする」「立位困難なのに、立ったり歩いたりなど危険行為をする」など、急性期医療現場においてさまざまな対処困難な課題を引き起こしていることが明らかになっています。急性期病院の看護師は認知症に関する知識が少なく、認知症高齢者にどのように接してよいのかわからないことも多いため、結果として認知症高齢者のBPSDを引き起こし、さらに認知症を悪化させてしまったり、寝たきりになってしまうなどの悪循環を引き起こしています。

　介護保険制度制定後、介護保険施設では身体拘束は廃止され、認知症高齢者のその人らしいあり方を追求したケアの重要性が強調されています。しかしながら、急性期病院では治療優先のために行動の制限や身体拘束などがやむをえず行われ、認知症高齢者を脅かしてきました。生活や人生を重視するケアは、急性期病院での治療を重視したケアとは相反する立ち位置にあるのかもしれません。今後、ますます増加する認知症高齢者の入院に備えて、急性期病院においても認知症高齢者その人の尊厳を回復させて、その人が暮らしてきた生活そのものを重視した看護を再構築する必要があります。

　パーソン・センタード・ケアは、イギリスの老年心理学者トム・キットウッドが最初に提唱した、認知症の人々の立場に立った視点を重視した認知症ケアの理念です。どの国どの時代にあっても看護師は医療者の中で最も患者に寄り添い、患者の一番の代弁者としての役割を担い続けてきました。しかしながら、看護理論における看護師-患者関係は、あくまでも患者役割を担う個人と看護師の枠組み中での関係性のみに言及しています。パーソン・センタード・ケアでは、ケアを提供する人と受ける人の枠を超えて、人々に寄り添い、信頼しあう相互関係の中からその人を尊敬し、ニーズに注意深く対応してその人の能力を発揮できるように支援することに着目しています。つまり、パーソン・センタード・ケアにおいては、認知症高齢者の個人の価値(尊厳)や生きる意味の価値を知ることによって得られた寄り添い合う人間関係が、認知症の人が抱える

多くの課題やニーズを解決するという立場をとっています。超高齢化社会のわが国の急性期医療における認知症高齢者のさまざまな課題は、看護師がパーソン・センタード・ケアの視点で認知症高齢者の求めるニーズに真摯に向き合うことで、多くが改善される可能性が潜んでいるといえます。

　本書では、現状の急性期病院の状況の中で、パーソン・センタードな視点での医療や看護をどのように展開すればよいのかを、できるだけ具体的に表現しました。これらの新しい理念を基盤に、認知症高齢者の尊厳を守ることの意義を踏まえたこれからの認知症看護の方向性や、具体的な急性期認知症看護ケアの実践について事例を通して紹介しています。

　事例の執筆者である認知症看護認定看護師は、認知症に関する最新の知識を学び続け、認知症看護の実践とコンサルテーションを実践してきただけではなく、認知症高齢者が何より大好きで、医療現場の中で何かと不利な立場になりやすいこれらの人々のお役に少しでも立てることができないかと日々努力してこられた仲間です。本書では、毎日の厳しい実践活動の中から培ってこられた実践を表現するという大変な作業に取り組んでいただきました。認知症看護認定看護師の方々の日々の実践、そして執筆に関する努力に深く感謝致します。

　近年の医療は、がんをはじめ多くの病いを克服してきました。最後に残された認知症という病いは、単なる病気ではなく、人生の最後に人が人としていかに生きるべきかを問う、医療の進歩における現代社会の大きな課題でもあります。認知症高齢者が医療者に求めているのは、治療よりも、温かな人と人とのかかわりやふれあいなどの人間性そのものであると思われます。急性期病院における認知症ケアは難しいですが、だからこそ看護師としてやりがいのあるケアでもあるといえます。本書をお読みいただいた急性期病院の看護師が認知症高齢者に少しでも興味をもってくださり、認知症看護にかかわる実践の意義や楽しさを実感していただくことができれば、何よりの喜びです。

　本書は多くの方々のご協力を得て完成することができました。日本看護協会看護研修学校 認定看護師教育課程 島橋 誠先生、兵庫県看護協会 資格認定教育部認知症看護認定看護師教育課程 玉田田夜子先生、阿部慈美先生にお礼申し上げます。本書の企画と編集に多大なご協力をいただきました日本看護協会出版会 金子あゆみ様に感謝申し上げます。

2013年11月
編集・著者代表　鈴木みずえ

パーソン・センタードな視点から進める　急性期病院で治療を受ける認知症高齢者のケア　●　目次

はじめに ii

第1章
身体的治療を受ける認知症高齢者に対応する際に知っておくべきこと

1. いま求められている急性期病院における認知症看護 ..... 鈴木みずえ　2

2. 身体的治療を受ける
   認知症高齢者の看護実践に必要な専門知識
   認知症高齢者の理解と対応 .... 鈴木みずえ　12
   認知症の行動・心理症状（BPSD）と薬物療法 .... 水野　裕　27
   せん妄と認知症 .... 赤井信太郎　35
   認知症高齢者に対応する際に必要な倫理的視点 .... 鈴木みずえ　44

3. 身体的治療を受ける認知症高齢者に対する
   急性期病院と地域との連携
   入院直後から治療・退院の経過で高齢患者が起こしやすい
   認知症の症状とその変化——認知症高齢者からみた入院による課題 .... 梅原里実　49
   身体的治療を受けた認知症高齢者に対する地域へとつなげるケア .... 奥山惠理子　59

● 認知症者に使用することの多いスケールの紹介 71

第2章
場面別 事例から学ぶ
身体的治療を受ける認知症高齢者のケア

A. 入院時にすでに認知症の症状があったケース

事例 1 胃瘻造設をせずに対応したエンド・オブ・ライフにある
認知症高齢患者 ……………………………………………… 梅原里実　84

事例 2 入院後、高血糖で混乱して
認知症の症状を来した高齢患者 …………………………… 清川邦子　91

事例 3 脱水（低ナトリウム）で入院した夜間せん妄、
睡眠障害がある高齢患者 …………………………………… 赤井信太郎　101

事例 4 腹膜透析治療中にせん妄や認知症の症状が出現した高齢患者 …… 小渕美樹子　114

事例 5 疼痛のため医療用麻薬・睡眠薬を使用した
エンド・オブ・ライフにある認知症高齢患者 …………… 髙原　昭　129

事例 6 誤嚥性肺炎の治療を受けた認知症高齢患者 ……………… 塩澤美香　139

事例 7 胆管膵炎・ERCP後膵炎による
絶食期間があった認知症高齢患者 ………………………… 山口幸恵　154

事例 8 イレウス治療のため人工肛門造設術を受けて
せん妄を起こした認知症高齢患者 ………………………… 倉本佳代子　165

B. 入院後に認知症を発症したケース

事例 9 脳外科治療後、心房内血栓が悪化して
せん妄から認知症を発症した高齢患者 …………………… 加藤滋代　174

事例 10 大腿骨頸部骨折の治療後に認知症を発症した高齢患者 ……… 梅原里実　182

事例 11 消化管穿孔術後に重度のせん妄を発症した高齢患者 ………… 鈴木弥生　189

C. 医療ニーズが高く、急性期病棟と地域の連携が必要だったケース

事例 12 心不全の治療中にせん妄から認知症が表面化した高齢患者 …… 大久保和実　201

事例 13 胃潰瘍が再発し急性期病院への入退院を繰り返した
デイサービス利用の認知症高齢者 ………………………… 西　ケイ子　212

執筆者一覧

編集
- 鈴木みずえ　浜松医科大学医学部看護学科 教授

編集アドバイス
- 桑原弓枝　元・浜松医科大学医学部附属病院 副院長／看護部長
- 吉村浩美　聖隷三方原病院 総看護部長

執筆（執筆順）
- 鈴木みずえ　前掲
- 水野 裕　いまいせ心療センター 副院長／認知症センター長（医師）
- 赤井信太郎　長浜赤十字病院 認知症看護認定看護師
- 梅原里実　高崎健康福祉大学看護実践開発センター
　　　　　認知症看護認定看護師
- 奥山惠理子　浜松人間科学研究所 代表取締役
- 清川邦子　東北労災病院 認知症看護認定看護師
- 小渕美樹子　長崎大学病院 認知症看護認定看護師
- 髙原 昭　北播磨総合医療センター 認知症看護認定看護師
- 塩澤美香　聖マリアンナ医科大学病院 認知症看護認定看護師
- 山口幸恵　地域医療機能推進機構（JCHO）人吉医療センター
　　　　　認知症看護認定看護師
- 倉本佳代子　地域医療機能推進機構（JCHO）九州病院
　　　　　認知症看護認定看護師
- 加藤滋代　藤田保健衛生大学病院 認知症看護認定看護師
- 鈴木弥生　大垣市民病院 認知症看護認定看護師
- 大久保和実　市立豊中病院 認知症看護認定看護師
- 西 ケイ子　デイサービスなごみの家 所長／認知症看護認定看護師

第1章

身体的治療を受ける認知症高齢者に対応する際に知っておくべきこと

1 いま求められている急性期病院における認知症看護

認知症高齢者の"人としての尊厳"を守ること

わが国の高齢化は著しく、2015年には「ベビーブーム世代」が前期高齢者に到達し、10年後の2025年には高齢者人口は全体の30%以上、2025年には認知症高齢者は462万人、軽度認知症の人は約400万人になるといわれます。このような状況において、内科系・外科系治療（以下、身体的治療）を行う急性期医療の場では、高齢患者の入院がますます増加していきます。

特に認知症高齢者は、入院・治療に関連した生活環境の変化に適応する能力が低下しており、興奮や焦燥などの認知症の行動・心理症状（BPSD）[*1]を悪化させやすく、このような状況は転倒などの医療事故を起こしやすいといわれています。さらに、入院中にせん妄、感染症、肺炎などの合併症を起こしやすく、入院期間を長期化させているのが現状です。認知症の診断を受けていない高齢者であっても、入院後に治療の影響によるせん妄などの認知症に類似した症状を起こしやすい状況にあります。身体的治療を受ける高齢者は、認知症に関連するさまざまな影響を受けやすいといえます。

2000年の介護保険制度の制定以降、わが国の高齢者福祉では、認知症高齢者の尊厳や人間性の回復をめざし、生活そのものをケアとして再構築して、認知症高齢者のもつ心身の力を最大限に発揮した充実した暮らしができるように取り組んできました。しかし、急性期病院では、治療優先あるいは安全管理の立場から、認知症高齢者のBPSDやせん妄に対しては身体拘束や向精神薬による行動の鎮静化が当然のように実践され、看護師は大きなジレンマを抱えています。

急性期医療の場に認知症高齢者に対する看護の根拠や基準がなかったことも、その原因の1つです。認知症高齢者に対する専門知識が十分ではないことが大きな原因なのですが、看護師は認知症高齢者の本当のニーズに気づかないことで、知らず知らずのうちに看護不足の状況を生み出しており、急性期の疾患が回復しても、その代償としてその人の尊厳を脅かして認知症を悪化させていた傾向にあります。本書では、認知症をもつ高齢者を真の意味で理解し、本人視点を大切にした急性期医療の場における認知症看護の役割や創造的な看護の実践を紹介していきます。

*1：認知症の行動・心理症状（BPSD）
詳細はp.27を参照。
［補注］
これらの症状は、現在では不適切なケアによって引き起こされることがわかっているが、従来は認知症の誰にも起こる症状と考えられており、抗精神病薬の処方を受けたり、身体拘束されるなど、不適切な対応がなされていることが多い。そのため、BPSDという用語は使わないほうがよいという指摘もされてきている。（ドーン・ブルッカー［水野 裕訳］：パーソン・センタードな価値観に基づく認知症ケアを目指す国際ネットワーキング, 2015）

急性期病院で多くみられる認知症症状に関連した高齢者の状況

　2012年、厚生労働省老健局は、「認知症高齢者の日常生活自立度」Ⅱ以上の高齢者数について、3年後の2015年には345万人、8年後の2020年には410万人になると発表しました。また、高齢者の10人に1人が認知症との推計をしており、実際にはさらに多くなると考えられています。

　認知症高齢者は、同時に他の病気を併発していることが非常に多く、その結果、身体的治療のために急性期病院に入院することがよくあります。身体的治療が必要な認知症高齢者の状況を表1-1に示します。

　入院による環境の変化は、認知症高齢者に大きなストレスを引き起こし、その結果、表1-1の1に示すような一時的な混乱を引き起こしやすくなります。そのため、この混乱を緩和していく看護が必要とされます。しかしながら、急性期の混乱が慢性化すると、表1-1の2のように認知症の発症につながることもあります。表1-1の1や2の高齢者は認知症と診断されていない状況ですので、入院による環境の変化に対してできるだけ混乱を引き起こさないような援助を行い、認知症を予防して、速やかに退院に向けての支援をする必要があります。

　表1-1の3のように、軽度・中等度の認知症と診断された高齢者では、言語的な表現がうまくできないためにニーズが放置されたり、疾患に関連した症状を訴えることができないために、症状が見落とされて心身の状態が急変したり、合併症を引き起こしやすいのが現状です。気づかないうちに肺炎などを併発していたり、活動性が低下して寝たきりなどの状況に移行しやすい状況でもあります。

　認知症高齢者へのかかわりや配慮が不足している急性期病院の看護においては、認知症の症状の増悪や急激な状態変化が生じてくる可能性が非常に高くなります。認知症とせん妄は異なりますが、認知症高齢者は入院による変化で

表1-1　急性期病院で多くみられる認知症症状に関連した高齢者の状況

1. **入院のために一時的な混乱状態にある高齢者**
   入院のために一時的な混乱を示したり、手術などの治療のためにせん妄症状を示すが、症状が回復して自宅に退院できる

2. **入院あるいは治療の結果生じた混乱状態が認知症の発症につながる高齢者**
   病気のための検査または治療のために入院中であるが、その際に生じた混乱やせん妄が認知症の症状を継続的に引き起こし、認知症と診断される

3. **入院後、言語的なコミュニケーション能力の障害によってニーズや症状が放置され、潜在的な疾患が悪化する軽度・中等度認知症高齢者**
   軽度・中等度の認知症と診断された高齢者で、言語的な表現がうまくできないためにニーズが放置されたり、疾患に関連した症状を訴えることができないために症状が見落とされて、心身の状態が急変したり、合併症を引き起こしやすい

4. **入院のためのストレスや混乱の結果生じた治療の拒否や看護への抵抗などの症状のある重度認知症高齢者**
   自宅または介護保険施設における適切なケアによって安定して過ごしていた認知症と診断された高齢者が、疾患の治療のために入院し、環境の変化によるストレスから混乱して、BPSDを起こしている

せん妄を起こしやすい状況にもあり、身体機能の悪化から、せん妄や認知症の症状が急激に悪化する場合もあります。表1-1の4のような重度の認知症高齢者の混乱から生じた焦燥や興奮などの症状は、さらに看護を困難にしています。介護保険施設で長期間入所していて、かなり症状が安定していた認知症高齢者であっても、入院による環境の変化は著しく、さらには病気による体力の消耗からせん妄などを引き起こします。これらの入院によるストレスや混乱はBPSDを引き起こし、その後の認知機能や身体機能、生命予後に大きな影響を与えます（図1-1）。

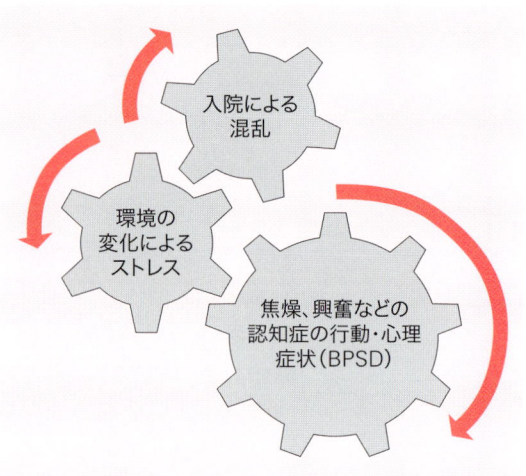

図1-1　急性期医療の場における認知症高齢者のBPSD悪化の要因

　急性期病院は認知症を治療する場ではないため、そこで働く看護師は認知症に対する知識が少ないのが現状です。しかし、わが国の超高齢化、さらに高齢患者の入院の増大に伴い、治療中心の急性期医療の場には高齢者が多く入院し、そこには認知症高齢者も含まれています。認知症高齢者に対する看護は、看護の原点であるその人の視点と人と人との交流を最も大切にしています。これは、現代の急性期医療を中心とした場面とは相反することかもしれませんが、急性期医療の場においても認知症高齢者に対する看護を検討することで、看護が本来追求してきた看護の原点に戻る大きなきっかけになるのではないかと思います。

認知症高齢者の心の理解
　　　──認知症になると何もわからなくなるの？

　認知症の中核症状である記憶障害や実行機能障害から、看護師は、認知症高齢者に対して"何も理解することができない人""何もわからない人""何も考えていないし、訴えることができない人"と考えがちです。認知症高齢者が自分から言葉を話そうと思っても、その場の状況を理解したり、言葉を探すのに時間がかかることが多くあります。急性期医療の場では、コミュニケーションをとる時間が少ないことから、認知症高齢者が言葉を話さないと、"何もわかっていない人""理解していない人"と思いがちになりますが、実際には認知症高齢者は、記憶の中の印象的な出来事を感覚としておぼえていたり、理解していることが多いのです（表1-2）。

　認知症高齢者から、「何もわからなくなって、本当につらい」「こんなになってしまい、家族に申し訳ない」という言葉を聞いたことがありませんか。認知症高齢者は、過去の記憶が障害された苦しみ、不安、恐怖にいつもさらされて

表1-2 認知症高齢者の記憶の特徴

- すべてのことを忘れているのではなく、印象的な出来事は感覚的に記憶に残っていることも多い
- 楽しいことやうれしいこと、反対につらいことや痛いこと、苦しいことは記憶に残りやすい。そのために、つらいことや受け入れてもらえなかった記憶は長く残っている。説明なく押さえつけられるなどといった経験は深く残り、その後の看護に影響を来す場合もある
- 治療中であることを忘れることも多いが、点滴などの際はその都度、理由や説明を繰り返すことで、なぜそれをしなければならないのかを納得することができる場合も多い
- 看護師の名前をおぼえることはできないが、看護師に「自分が受け入れてもらえる」と思ってもらうことで、顔なじみの関係をつくることができる
- 障害記憶を補うような工夫を行えば、日常生活を支障なく送ることができる
  例：トイレが理解できなくても、「便所」と記された張り紙があればわかる

います。今日の日付や入院している病院の名前は言うことができなくても、家族と離れて治療を受けていることなどは理解している人も多いのです。看護師が認知症高齢者の声に耳を傾けていない、あるいはわずかに示している表情やしぐさなどのサインを見逃しているのかもしれません。

　私たちも、過去のうれしかったことや苦しかったことは鮮明に思い出すことができます。認知症高齢者は、看護師の名前をおぼえることはできなくても、自分のことを受け入れてくれる看護師のことを敏感に察知し、温かな笑顔を返してくれることも多いのです。それは、看護師を以前どこかであった親しい人と間違えているのかもしれませんが、そのような顔なじみの温かな心地よい人間関係をつくることが、認知症ケアの基本です。

　特に急性期病院では、在院日数の短縮化や治療の効率化のために、入院患者に対して看護師の指示どおりに動くのが当然であると考えがちです。指示どおりの生活を送ることができず、夜間動き回ったり、点滴を抜去しようとする患者は問題患者と認識されています。例えば、自宅では問題のなかった高齢者でも、入院という環境の変化に適応できず、夜起きて何もかもわからなくなったり、環境の変化に耐えられずにボーッとしてしまうことも多くあります。まったく知らない白衣の人に囲まれ、白いベッドの上で、そこにいる理由もわからずに不安と恐怖の中で一方的な治療をされれば、誰もが抵抗して、その場から逃れたいと思うでしょう。

　認知症高齢者は、記憶が不鮮明になってくることの不安や苦しみをいつも感じています（表1-3）。「何もわからない」と決めつけ、本人の意思を確かめずに一方的なケアを行ってはいないでしょうか。認知症高齢者には確かに記憶の障害はありますが、きちんとした自分の意思をはっきりもっています。認知症という障害のために、自分で自分のことが言語的に表現できないだけなのです。そのため、その人の本当のニーズを判断できずに一方的な看護を行うと、激しい興奮や抵抗という反応を返す人もいるでしょう。認知症看護では、その高齢者を1人の人として深く理解して、その人の視点から現在の状況を考えることが必要になってきます。また、発熱や痛みなどの身体的変化を言語的に表現できない人が多いため、看護師にはいつもとの違いや声にならない表情、行動からも気づく力が必要になってきます。

表 1-3　認知症高齢者の記憶に関する心理的特性

- 認知症高齢者は記憶が徐々に失われてきていることを感じている
- 記憶を失う、自分自身を失うという大きな苦しみ、恐怖、不安、悲しみを感じている
- 苦しみ、恐怖、不安、悲しみの体験の中で、認知症高齢者は、何とか記憶の変化に適応しようと自分なりに一生懸命に努力している
- 失われた記憶に対して、必死に対応しようと努力している。そのためまわりの人には、「嘘をつく」「つじつまを合わせようとする」と見えているかもしれないが、本人とすれば自分の記憶を取り戻そうと必死に努力している姿でもある
- 認知症になる前の過去と現在が人生の中で連続しており、現在のその人がいる。過去の出来事がいま起こっていたり、亡くなった人がそこにいるように話すこともある

急性期認知症ケアモデルの基盤となるパーソン・センタード・ケア

　パーソン・センタード・ケアは、認知症の人々の立場に立った視点を重視した認知症ケアの理念で、イギリスの老年心理学者トム・キットウッドが最初に提唱しました。現在、パーソン・センタード・ケアは認知症の理念として世界中に普及しており、イギリス、オーストラリア、スウェーデンのケアガイドラインなどにも記載されています。

　どの国どの時代にあっても、看護師は医療者の中で最も患者に寄り添い、患者の一番の代弁者としての役割を担い続けてきました。しかしながら、看護理論における看護師-患者関係は、あくまでも患者役割を担う個人と看護師の枠組みの中での関係性のみについて言及しています。パーソン・センタード・ケアでは、ケアを提供する人と受ける人の枠を超えて、人々に寄り添い、信頼しあう相互関係の中からその人を尊敬し、ニーズに注意深く対応して、その人の能力を発揮できるように支援すること[1]に着目しています。つまり、パーソン・センタード・ケアにおいては、認知症の人々の個人の価値（尊厳）や生きる意味の価値を知ることによって得られた寄り添い合う人間関係が、認知症の人の抱える多くの課題やニーズを解決するという立場をとっているのです。超高齢化社会のわが国の急性期医療における認知症高齢者のさまざまな課題は、認知症の人が求めるニーズに看護師が真摯に向き合うことで改善される可能性が潜んでいるといえます。

　パーソン・センタード・ケアでは、認知症高齢者を理解するために、良い状態と良くない状態を把握することを重視しています（表 1-4）。良い状態とは、自分自身のことを表現できたり、周囲の人に対する思いやりや喜びを表現できる状態です。反対に、良くない状態とは、不快、退屈な表情をしていたり、無関心で引きこもっている、何事に対してもあきら

表 1-4　良い状態と良くない状態（パーソン・センタード・ケア）

良い状態	良くない状態
● 表現できること ● ゆったりしていること ● 周囲の人に対する思いやり ● ユーモア ● 創造的な自己表現 ● 喜びの表現 ● 人に何かをしてあげようとすること	● 不快、退屈 ● 無関心で引きこもっている ● あきらめ ● 不安、怒り、悲しみ、不快 ● 苦痛などの状態が放置されている

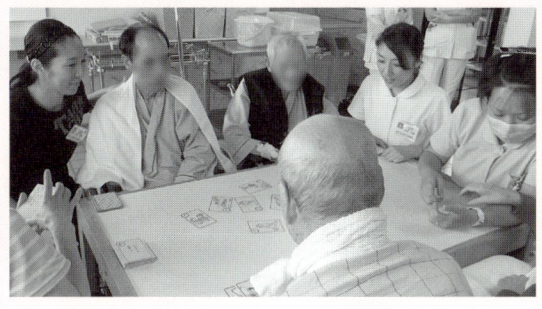

昼夜逆転、せん妄予防、ADLの低下予防のために、病棟の食堂を利用して、アクティビティなどを行う集団ケアを実施している。参加した高齢者には、病室ではみられない笑顔がみられる

図1-2　なごみケア（高齢者集中ケア）の取組み

(聖隷三方原病院A5病棟)

めの態度だったり、苦痛などの状態が放置されている状況です。急性期医療の場では、このような状況が多いのが現状かもしれません。入院生活では良い状態をなかなか引き出すことができませんが、近年、院内デイケアや高齢者集中ケア（図1-2）などの取組みもみられるようになってきました。人間関係を重視したかかわりを行ったり、ゲームやレクリエーションなどのアクテビティを行うことで、高齢者の笑顔や喜びを引き出し、せん妄や認知症症状の悪化予防の効果があるようです。いままで頻回だったナースコールが減少し、夜間もよく寝ることができている高齢者もいるそうです。

急性期医療の場でも考えておきたい認知症高齢者の心理的なニーズ

キットウッドは、認知症の人が人としてあり続けるために最低限必要なニーズを、5つの花びらの絵で表しています（図1-3）。5枚の花弁は、"くつろぎ(comfort)""共にあること(inclusion)""自分が自分であること(identity)""たずさわること(occupation)""愛着・結びつき(attachment)"のニーズを表し、互いに重なり合い、関連しあっています。真ん中の"愛"というニーズは、あるがままに受け入れ、心から思いやり、慈しむことを求めているといえます。

これらのニーズはすべての人に共通するものではありますが、認知症高齢者は自分でこれらを満たすことができないため、他者の援助によってこれらのニーズを満たす必要があるのです。急性期病院で看護師が認識している認知症高齢者のニーズは、食事、排泄、入浴などであり、本人のニーズとのズレが大きいのが現状です。ニーズが放置されたままであることが、BPSDなどの原因となっている可能性が高いと考えられます。前述の高齢者集中ケアでは、レクリエーションなどを通してくつろぎややすらぎが得られ、中には自分が得意とする囲碁や編み物などをすることで自分の役割を発揮したり、スタッフとの結びつきを感じることも多いようです。

パーソン・センタード・ケアでは、認知症高齢者が自分で満たすことができなくなったこのようなニーズに着目しています。パーソン・センタード・ケアでは、パーソンフッド*2を維持することが大切であるといわれています。1人の人として、周囲に受け入れられ、尊重され、それを"実感"していることが大切

＊2：パーソンフッド（personhood）
1人の人として、周囲に受け入れられ、尊重され、それを実感している、その人のありさまを示す。人として、相手の気持ちを大事にし、尊敬しあうこと。互いに思いやり、寄り添い、信頼しあう、相互関係を含む概念[1]。

なのです。看護師-患者関係を乗り越えて、相手の気持ちを大事にし、尊敬しあうこと、互いに思いやり、寄り添い、信頼しあう相互関係を大切にしていきます。認知症高齢者が、自分が周囲から受け入れられ、尊重されていると実感していることが重要なのです。認知症高齢者に対して常に関心をもち、なぜそのような行動をとるのだろうかと、その人の行動や言動がいつも気にかかる、あるいはその人のことを深く思って大切にする、そんな人と人とのつながりを大切にする気持ちが、このニーズの中心にある"愛"です。そのような患者-看護師役割を超えた人と人の深いかかわりをもった援助が、認知症高齢者の看護の基盤になるのです。

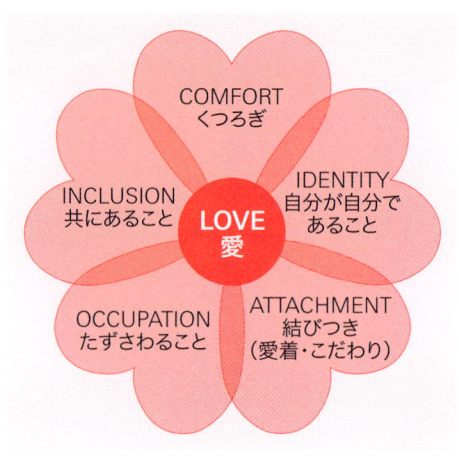

図 1-3　認知症の人が人としてあり続けるために最低限必要なニーズ
（認知症介護研究・研修大府センター:「パーソン・センタード・ケア」の視点を活かした、認知症のご本人と介護家族のための「大府センター式」コミュニケーションパック, 2009）

医学モデルから脱却して認知症高齢者を理解するパーソン・センタード・モデル

　医学モデルでは、認知症高齢者を「脳神経障害から認知症になると、もう何もわからないから、治療のためには身体拘束しかない。向精神薬で鎮静化させるしかない」と認識している医療者が多いようです。認知症高齢者の行動を認知症のせいにしてしまうと、何も解決することができません。

　認知症のパーソン・センタード・モデル[2]では、認知症高齢者がどのような人生を歩んできたかといった個人の生活歴や、価値観、好み、対処パターンなどの性格も、その人の行動に深く影響を与えていると考えます。また、合併症やその日の体調などの身体的健康状態は、BPSDに大きく影響し、場合によっては混乱を増す原因となります。聴覚や視覚などの感覚機能の状態も、コミュニケーションに少なからず影響します。さらに、看護師から"何もわからない人"と扱われたり、無視されることは、認知症高齢者を大きく傷つけてしまい、心理的なダメージから無気力になって、自発的な行動さえもしなくなってしまいます。看護師など医療者との関係は、その人を取り巻く社会的環境に影響を与えて

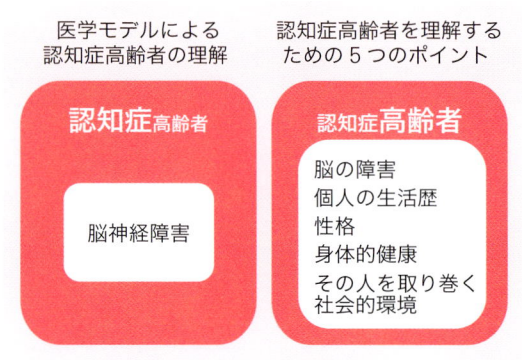

図 1-4　認知症高齢者に対する理解の比較

いるのです。

　このようなさまざまな要因や背景が互いに影響しあって、認知症高齢者の「いま、ここで」の行動や状態を生じていることを理解することは、大変重要です（図1-4）。そして、認知症高齢者をきめ細やかに観察し、本人から直接聞いたり、家族から情報を得るなど、本人の視点に立って看護を工夫しながら実践し提供していくことが、急性期看護においても重要になってきます。

　このように考えていくと、認知症高齢者のいわゆる徘徊や看護への抵抗といわれる行動にも、必ずその行動を起こす理由があるといえます。近年、これらの行動はBPSDといわれていますが、興奮して立ち上がるので身体拘束するという現象のみをとらえる看護ではなく、その人のニーズや原因をその人の立場できちんと分析することで対応できます（表1-5）。点滴を抜いてしまおうとする場合は、点滴の固定のためのテープがかゆかったり、点滴のチューブが気になったりするのかもしれません。見えないようにチューブをできるだけ固定したり、文字が読める場合には点滴台やサイドテーブルに「治療のために点滴中です」と書いておいたり、点滴の挿入部のテープに「点滴中です」と書いておいてもよいでしょう。その都度、点滴をしていることを説明する必要があります。

今後の認知症施策の方向性（オレンジプラン、新オレンジプラン）と急性期医療の場での看護師の役割

　厚生労働省が2012年6月に認知症施策推進5か年計画として発表したオレンジプラン（表1-6）では、認知症ケアパスの作成・普及をはじめ、認知症の早期診断・早期対応、地域での生活を支える介護・医療サービスの構築などの推進が示されています。特に急性期医療においては、「早期診断・早期対応」「地域での生活を支える医療サービスの構築」が関係しています。認知症のない高齢者に急性期病院で認知症の症状が出現したときに、早期診断や治療が行われる必要があります。

　その後、現在の認知症施策推進5か年計画（オレンジプラン）に変わる新戦略として、2015年1月27日、政府は認知症対策についての関係閣僚会合を開き、認知症施策推進総合戦略（新オレンジプラン）を策定しました。10年後の2025年には、認知症患者が約700万人（約5人に1人）まで増加するとの推計を発表し、厚労省だけではなく、12の関係府省庁による横断的な対策を打ち立

表1-5 認知症の行動・心理症状（BPSD）に対する看護のポイント

- 認知症高齢者の行動・心理症状（BPSD）は、認知症高齢者の言葉にならない訴えであり、原因が必ずある
- 認知症高齢者のBPSDは認知症看護の質を反映するものであり、その原因が解決すれば症状が緩和することが多い

表1-6 認知症施策推進5か年計画：オレンジプラン
（平成25年度から29年度までの計画）

❶ 標準的な認知症ケアパスの作成・普及
❷ 早期診断・早期対応
❸ 地域での生活を支える医療サービスの構築
❹ 地域での生活を支える介護サービスの構築
❺ 地域での日常生活・家族の支援の強化
❻ 若年性認知症施策の強化
❼ 医療・介護サービスを担う人材の育成

（厚生労働省、2012年6月18日）

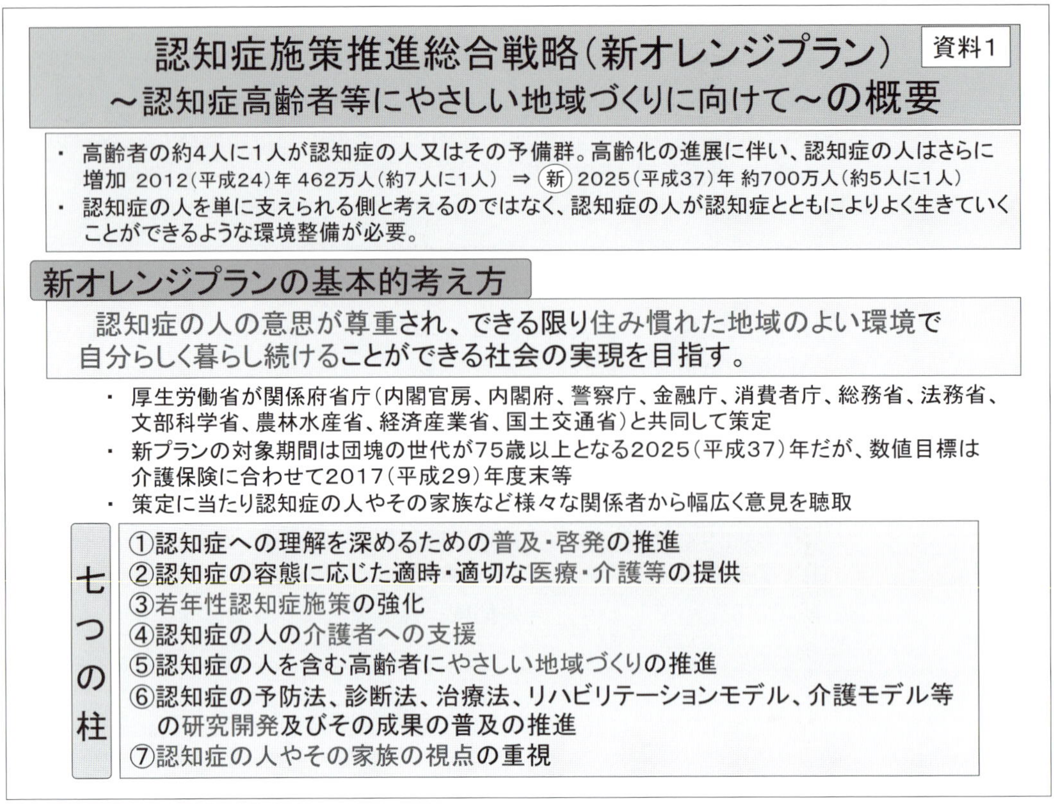

> **認知症施策推進総合戦略（新オレンジプラン）** 資料1
> **～認知症高齢者等にやさしい地域づくりに向けて～の概要**
>
> - 高齢者の約4人に1人が認知症の人又はその予備群。高齢化の進展に伴い、認知症の人はさらに増加　2012（平成24）年　462万人（約7人に1人）⇒ (新) 2025（平成37）年　約700万人（約5人に1人）
> - 認知症の人を単に支えられる側と考えるのではなく、認知症の人が認知症とともによりよく生きていくことができるような環境整備が必要。
>
> **新オレンジプランの基本的考え方**
>
> 認知症の人の意思が尊重され、できる限り住み慣れた地域のよい環境で自分らしく暮らし続けることができる社会の実現を目指す。
>
> - 厚生労働省が関係府省庁（内閣官房、内閣府、警察庁、金融庁、消費者庁、総務省、法務省、文部科学省、農林水産省、経済産業省、国土交通省）と共同して策定
> - 新プランの対象期間は団塊の世代が75歳以上となる2025（平成37）年だが、数値目標は介護保険に合わせて2017（平成29）年度末等
> - 策定に当たり認知症の人やその家族など様々な関係者から幅広く意見を聴取
>
> **七つの柱**
> ① 認知症への理解を深めるための普及・啓発の推進
> ② 認知症の容態に応じた適時・適切な医療・介護等の提供
> ③ 若年性認知症施策の強化
> ④ 認知症の人の介護者への支援
> ⑤ 認知症の人を含む高齢者にやさしい地域づくりの推進
> ⑥ 認知症の予防法、診断法、治療法、リハビリテーションモデル、介護モデル等の研究開発及びその成果の普及の推進
> ⑦ 認知症の人やその家族の視点の重視

図 1-5　認知症施策推進総合戦略（新オレンジプラン）―認知症高齢者等にやさしい地域づくりに向けて―の概要
（厚生労働省）

ています。

　こうした背景をもとに、新オレンジプランでは7つの柱が掲げられ、「認知症の人の意思が尊重され、できる限り住み慣れた地域のよい環境で自分らしく暮らし続けることができる社会の実現を目指す」ことを基本的考え方に据えています（図 1-5）。特に7つの柱のうちの「②認知症の容態に応じた適時・適切な医療・介護の提供」においては、認知症の行動・心理症状（BPSD）や身体合併症などへの適切な対応のために、新たに看護職員の認知症対応力向上が組み込まれました。身体合併症などがみられても、医療機関・介護施設など最もふさわしい場所で適切なサービスが提供されるための体制整備が急がれています。急性期病院の看護師には、従来のように急性期の治療に関する知識だけではなく、認知症に関する専門的な知識も必要になってきたのです。

引用文献
1) 認知症介護研究・研修大府センター：認知症高齢者の在宅介護の家族に対するパーソン・センタード・ケアに基づく支援プログラム開発事業報告書，平成21年度独立行政法人福祉医療機構長寿社会福祉基金（一般分）報告書，p.37，2009.
2) ドーン・ブルッカー（水野　裕 監）：VIPSですすめるパーソン・センタード・ケア―あなたの現場に生かす実践編，クリエイツかもがわ，2010.

参考文献

1) 水野 裕：実践パーソン・センタード・ケア―認知症をもつ人たちの支援のために，ワールドプランニング，2008．
2) 認知症介護研究・研修大府センター：「パーソン・センタード・ケア」の視点を活かした，認知症のご本人と介護家族のための「大府センター式」コミュニケーションパック，2009．
3) ブラッドフォード大学認知症ケアグループ（水野 裕ほか 訳）：DCM（認知症ケアマッピング）8版マニュアル 理念と実践，認知症介護研究・研修大府センター，2012．
4) マルコム・ゴールドスミス（寺田真理子 訳）：私の声が聞こえますか―認知症がある人とのコミュニケーションの可能性を探る，雲母書房，2008．
5) Moyle, W. : Acute care management of older people with dementia: a qualitative perspective, J Clin Nurs, 20 (3-4) : 420-428, 2011.

（鈴木みずえ）

2 身体的治療を受ける認知症高齢者の看護実践に必要な専門知識

認知症高齢者の理解と対応

認知症の症状

1. 認知症とは

認知症とは、慢性あるいは進行性の脳の疾患によって、記憶、思考、見当識、理解、計算、学習などの脳の機能が障害され、生活するうえで支障が生じている状態をいいます(表2-1)。医学的な診断では、もの忘れなどの現病歴、改訂長谷川式簡易知能評価スケール(HDS-R)[*1]やMMSE(ミニメンタルステート検査)[*2]などの認知機能検査、CTやMRIなどの画像診断から判断されます。

加齢によるもの忘れや術後などによるせん妄は、認知症と症状が似ていますが、原因が異なっているので注意が必要です。もの忘れが頻繁になったり、せん妄症状が激しくなって認知症に移行する場合もあるので、症状や経過を注意深く観察する必要があります。

2. 認知症の初期の症状と適切なアプローチ

自宅ではもの忘れがあっても何とか自立して生活していた高齢者でも、入院してからの環境の変化により認知機能が悪化して、認知症を発症することがあります。その際に、看護師はその変化を的確にアセスメントし、対応していくことが重要です。最近では、記憶障害だけでなく、認知領域の機能レベルの低下とそれによる日常生活の支障についても重視しています。図2-1に示すような症状がある場合は、主治医に相談するなど、認知症に関しても適切な

*1：改訂長谷川式簡易知能評価スケール（HDS-R）
最高得点30点、最低得点0点で、20点以下は認知症の疑いありと評価される。
詳細はp.71を参照。

*2：MMSE（ミニメンタルステート検査）
最高得点30点、最低得点0点で、27〜30点は正常値、22〜26点は軽度認知障害の疑いあり、21点以下は認知症などの認知障害がある可能性が高い、と評価される。
詳細はp.71を参照。

表2-1 認知症の診断基準（DSM-5）

A	1つ以上の認知領域（複雑性注意、実行機能、学習および記憶、言語、知覚-運動、社会的認知）が以前の機能レベルより低下している
B	認知機能の低下が日常生活に支障を与える
C	認知機能の低下はせん妄のときのみ起こるものではない
D	他の精神疾患（うつ病や統合失調症等）ではない

（米国精神医学会：DSM-5の定義，2013より筆者改変）

診断や治療を受ける必要があります。

認知症は疾患であり、加齢によるぼけやもの忘れとはまったく異なります。適切な治療やケアを受けることで、症状が緩和したり、進行を抑制することが可能になってきています。認知症に関しても早期診断・治療が重要です。

3. 認知症の中核症状──認知症高齢者の症状の特徴を理解しよう

認知症の症状には、記憶障害や見当識障害などの認知症の中核症状と、その中核症状があることによって認知症高齢者がストレスを感じたり、生活しにくくなることで出現する周辺症状があります。中核症状に起因して引き起こされる症状ということで、周辺症状と呼ばれてきましたが、近年、周辺症状は「認知症の行動・心理症状（BPSD）[*3]」とほぼ同じ意味で使用されていますので、本書でもBPSDと示します。

*3：認知症の行動・心理症状（BPSD）
詳細はp.27を参照。

❶記憶障害──すべての記憶がなくなるというわけではない

認知症高齢者は、記憶の障害（表2-2）により、新しいことをおぼえたり、学習することが困難になります。記憶することがまったく不可能というわけではなく、うれしいことや楽しいこと、悲しいことは、細かな内容をおぼえていなくても感覚は記憶に残りやすいようです。最初は、看護師から根気よく自己紹介をしながら話しかける必要がありますが、何度か話したりよい関係を維持することで、顔なじみの関係になることもできます。

また、短い時間や一時的な記憶に関する短期記憶障害と、昔からしてきたことに関する長期記憶障害に分けられます。認知症の初期では短期記憶障害がたびたびみられ、食事をしたのに「食べていない」と言ったり、家族が面会に来ても「家族に会っていない」と言ったりします。食事をした場合はカレンダーなどに○印を付けたり、家族の面会があったときは書き留めたりすることで、安心して納得してもらえる場合もあります。高齢者1人ひとりに合った方法を工夫するとよいでしょう。短期記憶は障害されるのに対して、長

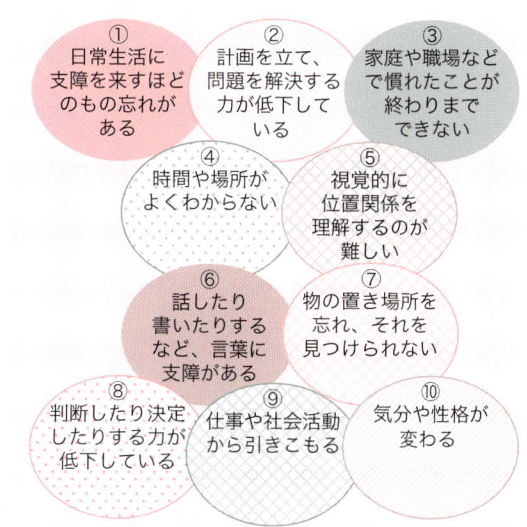

図2-1 認知症を疑う10の症状
（三宅貴夫：認知症ぜんぶ図解―知りたいこと・わからないことがわかるオールカラーガイド, p.10, メディカ出版, 2011）

表2-2 記憶障害の分類

短期記憶障害	昼食を食べたことや入院したことを忘れる
長期記憶障害	子どもの頃の体験の記憶をおぼえている
時間や場所の見当識障害	現在の日時や場所がわからなくなる

2　身体的治療を受ける認知症高齢者の看護実践に必要な専門知識　　13

期記憶は比較的残って、現在がまるで昔に戻ったような錯覚を起こす場合もあります。

　記憶の内容からは、過去の経験や思い出として記憶されるようなエピソード記憶、本で学習したことを知識として記憶する意味記憶、自転車に乗ったりマッチで火を点けるなど身体でおぼえる手続き記憶に分けられますが、認知症の悪化に伴って、これらも障害されてきます。自分にとってつらかったり、苦しかった戦時中のことなどのエピソード記憶は、比較的詳しくおぼえていたりします。その人その人で記憶の障害の症状も違っていますし、落ち着いているときと混乱しているときで記憶の障害の程度が異なることも多いのです。

❷実行機能障害、失行、失認、失語――いままでできた日常生活が障害されてくる

　記憶障害とともに、注意したいのが実行機能障害、失行、失認、失語です（表2-3）。これらの4つの症状のうち、どれか1つがみられることが認知症の診断の条件になっています。トイレの場所がわからず、ゴミ箱に用を足してしまうこともあります。このような障害があっても、文字は読めることが多いので、トイレの場所をわかりやすく「便所」と書くことで理解できたり、ゴミ箱には「ゴミ箱」と書いておくことで区別ができることも多いようです。認知症高齢者を責めたり、間違いを追及するよりも、誤った行動を起こさないように、さりげない、わかりやすい環境づくりが必要になります。

表2-3　実行機能障害、失行、失認、失語

実行機能障害	物事を順序立てて考えて実施することができない状態 例：鍋を焦がすなど、以前していた料理ができなくなる 　　トイレの後始末の方法がわからない
失行	麻痺などの身体の障害がないのに、以前はできていたことができなくなる状態 ●観念失行：目的にかなった行動ができなくなる 　例：歯ブラシがうまく使えない ●着衣失行：衣服の着かたがわからなくなる 　例：ズボンを後ろ前に履く ●構成失行：絵を書いたり、積木など物を形づくることができない
失認	視力に異常がないのに、対象を認識したり区別したりできなくなる状態 ●側空間無視：空間の半分の側の物体や文字が見えなくなる ●物体失認：ゴミ箱と尿器の区別がつかなくなってしまう、など ●相貌失認：人の顔が認識できず、家族の顔も認識できなくなる、など
失語	言語の理解障害や表出障害を来した状態 ●流暢性：滑らかに会話できるが、内容が間違っていたり、決まった表現を繰り返す ●錯誤：言い誤りが多くなり、語性錯誤を起こす 　例：とけい→めがね　音韻性語性錯誤（例：とけい→とでい） ●喚語障害：何であるのかよくわかっているのに、その言葉が思い出せない ●保続：同じ反応が繰り返される　　例：わたし、わたし ●失文法：文法操作が困難、助詞や助動詞の障害が顕著 　例：今日、天気、よい ●残語：全失語でほとんど発語がみられない。ごく少量の単語が例外的に発せられる　　例：タン・タン ●新造語：意味作用をもたず無意味音節からなる単語様の言葉 　例：つねさきがね、つねさきっていうのも変ですけど ●ジャーゴン：錯誤が多くなり、症状がひどくなると、意味のわからない音を羅列するようになる

急性期医療における
パーソン・センタード・ケアの活用

　キットウッドの死後、パーソン・センタード・ケアをさらに発展させたブルッカーは、パーソン・センタード・ケアを「V（価値）」「I（個人の独自性を尊重する）」「P（その人の視点に立つ）」「S（相互に支え合う社会環境を提供する）」の4つの主な要素が同等に揃うこと、と定義しています（表2-4）。パーソン・センタード・ケアはこれら4つの要素がほかよりも優先されるわけではなく、同じ程度に含まれたものなのです。

　したがって、看護における"個別ケア"とは、「I」の個人の独自性を尊重したアプローチに近いものですが、「V（人々の価値）」「P（認知症の人の視点）」「S（人間関係）」が欠けているためパーソン・センタード・ケアではありませんし、認知症高齢者のニーズに対応するためのケアにならないのです。

　近年、イギリスではブルッカーらによって、パーソン・センタード・ケアは医療者と認知症の人と家族の相互作用とコミュニケーションを導くための体系化されたガイドラインに使用されています。医療スタッフが認知症の人と家族に対するパーソン・センタード・ケアを実践するために、適切に実践を自己評価する振り返りの視点として、VIPSに沿った24の指標を開発しています（表2-5）。これらのVIPSは、認知症の人とコミュニケーションをとったり、医療処置や日常生活の介助などのケアプランで具体的に活用されています。パーソン・センタード・ケアが医療現場で実践されるように、医療スタッフがパーソン・センタードであるかを評価するためのものであり、わが国の急性期現場においても活用が可能でしょう。

　パーソン・センタード・ケアを実践するためには、管理者はスタッフに医療提供者の組織全体にわたって時間の確保などを保障する必要があります。また、それぞれの要素には異なったレベルのリーダーシップ、つまり「V（価値）」には組織を導くために責任をもつ管理者レベルの人のリーダーシップ、個人の独自性には組織におけるケア現場の基準や手順に責任をもつ人のリーダーシップが必要です。ケアを提供する現場においては認知症の視点が、社会環境では毎日のケアを管理したり、提供する人のリーダーシップが必要です。

　医療現場においては、パーソン・センタード・ケアの導入は難しいといわれ

表2-4　パーソン・センタード・ケアの4つの要素（VIPS）

V（価値）	● 人と接する際の行動やマナーにおいて、その人に対して敬意をはらい、価値を認め、尊敬の念を抱いていることをきちんと表現しているか？
I（独自性）	● 私はその人を独自の個人として扱っているか？
P（その人の視点）	● 援助しようとしている人の視点に立って、自分の行動を真剣に振り返っているか？ ● 自分の行動は、その人にどのように理解されているか？
S（社会環境）	● 私の行動やかかわりは、その人が社会的な自信の回復や孤独でないと感じるために役立っているか？ ● 大切にしている活動に参加できるよう確認しているか？

表 2-5 医療におけるパーソン・センタード・ケアを実施するための指標

V. 私たちの職場は、認知症をもつ人やその家族の体験に対して、価値や敬意を示しているか？
1. 私の職場は、認知症をもつ人やその家族を温かく受け入れようと意識しているか？
2. 私の職場は、認知症をもつ人やその家族に対する質の高い直接的なケアを大切にしているか？
3. 私の職場は、認知症をもつ人やその家族に対して、スタッフが関心をもって対応できるように支援しているか？
4. 私たち職員には、認知症パーソン・センタード・ケアを提供する能力があるか？
5. 一般的に私たちの身体的・社会的なサービス環境は、認知症をもつ人やその家族にとって利用しやすいものか？
6. 私の職場は、認知症をもつ人とその家族のニーズと不安を把握し、それに対応しているか？

I. スタッフが認知症をもつ人のことを知り、その人がほかにはない大切な個人であると感じられるようなシステムになっているか？
1. 私は、その人の強みとニーズを把握しているか？
2. 私は、その人の心身の変化に対して注意をはらっているか？
3. 私は、その人にとってどのような個人の持ち物が重要なのかを把握しているか？
4. 私は、その人にとって好きなこと、嫌いなこと、そして毎日の日課の好みを把握しているか？
5. 私は、その人の経歴や人生における重要な出来事を知っているか？
6. 私は、その人が楽しめるような活動を通して、その人とかかわる方法を知っているか？

P. 私たちは、認知症をもつ人やその家族の視点を理解するために時間を費やしたか？
1. 私は、認知症をもつ人やその家族の好み、同意、意見を確かめているか？
2. 私は、その人がどのように感じているかを想像する努力をしているか？
3. 私は、その人たちにとってできる限り心地よい物理的環境づくりをしているか？
4. 私は、その人が表出できていない可能性のある身体的ニーズに関して注意をはらっているか？
5. もし、その人にいわゆる「問題行動」がある場合、私はその人が伝えようとしている訴えとその理由を理解する努力をしているか？
6. 私は、認知症をもつ人の権利を同じ状況にある他の人々の権利と同様に重要に扱っているか？

S. 私たちは、認知症をもつ人が社会的に自信をもち、孤立を感じないように、援助的な心理社会的ケアを提供しているか？
1. 私は、その人が会話の仲間に入っていると感じたり、話を中断されたと感じないように努力をしているか？
2. 私は、叱りつけるような口調で話したりレッテルを貼ったりしないで、常にその人に敬意をもって対応しているか？
3. 私は、冷たく無関心ではなく、温かく思いやりをもってその人に接しているか？
4. 私が人々のさまざまな恐怖感に対して真剣に向き合い、感情的苦痛にある人を長い時間1人にしないということを、人々は知っているか？
5. 私は、コミュニケーションなしに一方的に援助することを避けて、人々が自分自身のケアや活動に対して可能な限り積極的に参加できるよう支援しているか？
6. 私は、人々が大切にしている人間関係を維持できるよう支援し、その人たちが関係をもち続けている人々や大切にしている活動について把握しているか？

(Brooker, D. : Understanding dementia and the person behind the diagnostic label, Intl J Person Center Med, 2 (1) : 11-17, 2012／鈴木みずえ：急性期医療における看護実践に活かすためのパーソン・センタード・ケアの理念と実践，看護，64(10)：60-63，2012 より改変)

ていますが、ブルッカーはパーソン・センタード・ケアの理念に基づいたケアバンドルという手法を導入し、転倒や感染症が減少したと報告しています[1]。わが国では高齢者の入院割合が高いため、認知症高齢者医療においてパーソン・センタード・ケアを用いることで、ケアの質が改善する可能性が高いのです。

認知症高齢者の尊厳を守るために考えていきたいコミュニケーション方法

　認知症高齢者には、「ここがどこなのか」「何のために入院しているのか」という不安があることを看護師が理解して、温かいメッセージを示したコミュニケーションをする必要があります。

　認知症高齢者は、記憶が障害されても豊かな感性は十分残されています。自分を受け入れてくれる人であるかをいつも判断しており、「受け入れてもらえない」と認識されると話をしてもらえなくなってしまいます。認知症高齢者にとって、看護師のコミュニケーションはとても大切になってきます（表2-6）。看護師は最初に自分の名前を名乗り、自己紹介して、なじみの人間関係をつくることが必要です。急性期病院では、痛みを伴う採血、点滴など、さまざまな治療が行われます。このような治療の場合は、事前にきちんと説明して行います。「どうせわからないから」と押さえつけて行ってしまうと、信頼を失い、その後のケアを受け入れてもらえなくなります。

個人の価値を低める行為（PD）と高める行為（PE）

　認知症高齢者のニーズを満たすために、どのようなかかわりをもったらよいでしょうか。看護師は、認知症高齢者を"物扱いする""無視する""わかろうとしない"というようなかかわりをしていないでしょうか。認知機能の検査時や検温時に、何のために行うのかを説明せず、今日の日にちも伝えない、といったことはないでしょうか。

　このようなことはその病院におけるケアの文化であり、個人の看護師の問題というわけではありません。しかし、個人の価値を低める行為は、意識的または無意識にスタッフが行っているものなのです。これらのケアを積み重ねることで、認知症高齢者の意欲を低下させたり、何をしてもわかってもらえないと思うことで無気力にさせ、結果として認知症の悪化を引き起こしてしまいます。

　個人の価値を低める行為（Personal Detraction；PD）（表2-7）については、「無視

表2-6　認知症高齢者とのコミュニケーション

- 自己紹介は、認知症高齢者に人としての敬意を示すメッセージである。名前とその日のどのような役割をするのかを簡単に話す。1回だけでなく、印象に残るまで何回か行う。認知症高齢者がコミュニケーションのモードに入るには時間がかかるため、認知症高齢者のペースと時間に合わせる必要がある
- 看護師の表情の明るさやアイコンタクトがとても重要である。認知症高齢者は「受け入れられている」「安心できる」といった気持ちになる
- 病院に入院していることが理解できない認知症高齢者にとって、看護師は見知らぬ人として、認知症高齢者を脅かす可能性があるため、温かなメッセージを示すようなコミュニケーションを行う
- ケアを行うときは、ていねいにその理由をわかりやすく説明する。特に痛みを伴うケアの場合は、その理由を認知症高齢者が理解してから行う必要がある
- 表情や動作などから身体的な苦痛をアセスメントし、苦痛があることを十分配慮する

表 2-7　看護師がよく行う個人の価値を低める行為（PD）

物扱いすること	● 看護師は検温のたびに「今日は何日ですか」「ここはどこですか」と尋ねている。一生懸命考えながら「わかりません」と答える認知症高齢者に対して、今日の日付や病院のことなどは一切説明をしない
無視すること	● 「お腹を見せてくださいね」と言いながら、看護師は認知症高齢者の返事を待たずに、寝間着の上着をあげて腹部に聴診器を当てる
わかろうとしないこと	● 認知症高齢者は、体調が悪くてそのことを何とか訴えようとするが、「痛い」としか表現できない。その高齢者に対して、「そこは昨日、先生にも診てもらったし、痛いはずはないから大丈夫！大丈夫！」と言って、対応しない

すること」が病棟でよく見受けられます。例えば、認知症高齢者本人の前で、看護師同士がその人の体調や実施したケアについて話をしていますが、本人は目の前にいるのに本人には決して尋ねません。それぞれの看護師はその人の状況をとても心配しているのですが、大切な会話の輪からその人は無視されているのです。認知機能が低下するほど感性の部分は豊かになっていく傾向にあるので、自分の話を自分抜きにされていることは感覚的に察知できますし、自分抜きに話されていることを知ったら、とても深く傷つきます。このような状況は、筆者自身もパーソン・センタード・ケアに出会う前には知らず知らずのうちに実践していたことでもあり、愕然としました。この行為には、「認知症高齢者は何を言ってもわからない」という医学モデルに基づいた考え方が根底に潜んでいます。

　個人の価値を低める行為(PD)から個人の価値を高める行為(Personal Enhancer；PE)へとケアを転換することで、参加者のニーズが満たされることになります(表2-8)。例えば上述の場面では、認知症高齢者に会話の中に入ってもらい、話し合うだけでもよいでしょう。これはPEの「共にあること」と呼ばれる行為であり、認知症高齢者のニーズを満たすことにつながります。ちょっとしたことですが、PDとPEの考え方を知るだけで、認知症看護を単なる治療に関連した援助から、認知症高齢者のニーズを満たす援助へと転換することができるのです。

　PEとPDは、認知症高齢者のニーズに沿って分類されています(図2-2)。分類することで、何気なくしているケアの意義が理解できます。また、PDとPDはそれぞれ対になっているので、ケアを検討する際にとても便利です。認知症高齢者とのコミュニケーションやかかわりは、心理社会的要因としても重要なものです。急性期医療においても特に意識して認知症高齢者に実践していく必要があります。

認知症の行動・心理症状はケアによって緩和される —— BPSD には必ず原因がある

　認知症の主な症状である記憶障害、見当識障害、実行機能障害は中核症状と呼ばれており、私たちが人間としてよりよく生きるために最も重要な能力です。それが障害されることで、さまざまな認知症特有の症状が起こります。BPSD

は中核症状を背景に、認知症をもつ人に混乱や不安、心身のストレスが蓄積することで出現する行動や心理症状であり、一般的には、不安、不眠、抑うつ、興奮、幻覚、妄想などの症状です（表2-9、図2-3）。混乱や不安、心身のスト

表2-8 個人の価値を低める行為（PD）から個人の価値を高める行為（PE）へのケアの転換

物扱いすること（PD） →共に行うこと（PE）	○検温の時間に看護師は認知症高齢者に「今日は何日ですか」と聞いた。高齢者は「わからない」と答えたが、看護師はそれに対して何も返事をしなかった ●検温のときに看護師は認知症高齢者に「今日は何日ですか」と聞いた。今日の日付がわからないことを確認した。今日の日付を伝えてから、カレンダーを用意して、「今日の日付のところにこれから○をつけましょう。終わったら×をいっしょにつけましょうね」と本人に伝えた
無視すること（PD） →共にあること（PE）	○検温のときに「お腹を見せてくださいね」と言っても、本人から返事がない。そこで看護師はさっさと高齢者の寝間着をたくし上げ、腹部を観察した ●検温のときに「お腹を見せてくださいね」と言っても、本人からの返事がない。そこで「お腹の様子を確認しますので、寝間着をあげてください」と言って、本人が自分であげられるように、いっしょに手を取って上着をあげた
わかろうとしないこと（PD） →共感をもってわかろうとすること（PE）	○何を聞いても「痛い」としか表現できない認知症高齢者に対して、「いつもと同じね」と思い、痛みについて尋ねようとはしない ●認知症高齢者は、体調が悪くてそのことを何とか訴えようとするが、「痛い」としか表現できない。その高齢者に対して、「どんな調子なのですか」と尋ね、本人の痛みと訴える理由は何なのかを熱心に聞いて、その原因をわかろう、理解しようとしている

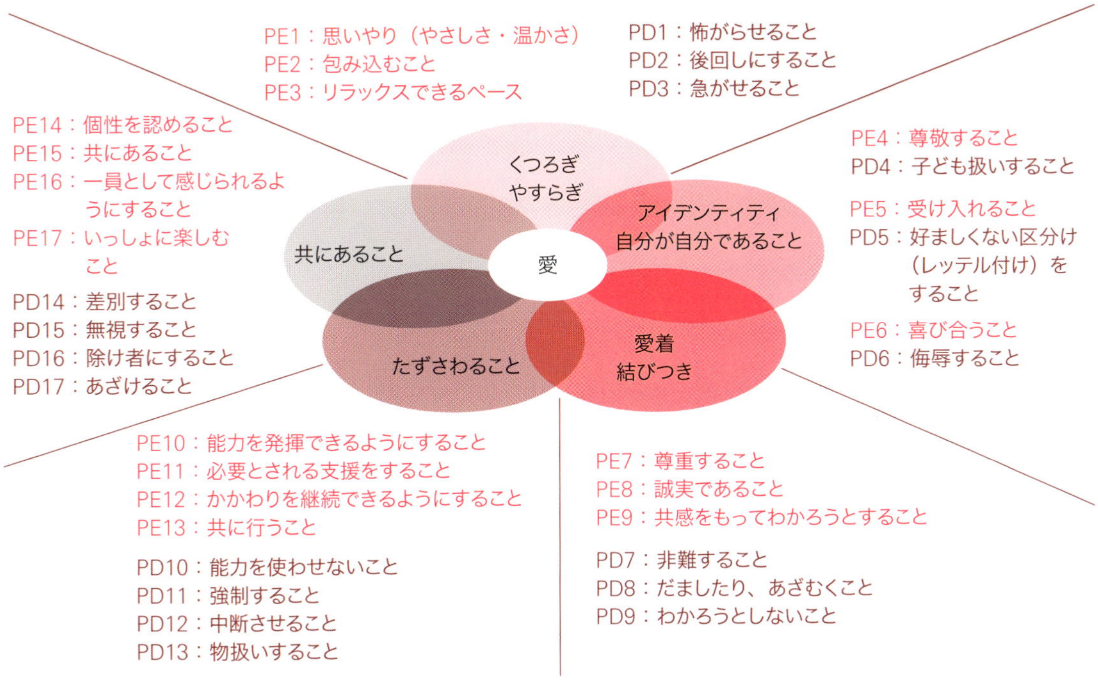

PE1：思いやり（やさしさ・温かさ）
PE2：包み込むこと
PE3：リラックスできるペース

PD1：怖がらせること
PD2：後回しにすること
PD3：急がせること

PE14：個性を認めること
PE15：共にあること
PE16：一員として感じられるようにすること
PE17：いっしょに楽しむこと

PE4：尊敬すること
PD4：子ども扱いすること

PE5：受け入れること
PD5：好ましくない区分け（レッテル付け）をすること

PD14：差別すること
PD15：無視すること
PD16：除け者にすること
PD17：あざけること

PE6：喜び合うこと
PD6：侮辱すること

PE10：能力を発揮できるようにすること
PE11：必要とされる支援をすること
PE12：かかわりを継続できるようにすること
PE13：共に行うこと

PE7：尊重すること
PE8：誠実であること
PE9：共感をもってわかろうとすること

PD10：能力を使わせないこと
PD11：強制すること
PD12：中断させること
PD13：物扱いすること

PD7：非難すること
PD8：だましたり、あざむくこと
PD9：わかろうとしないこと

くつろぎ やすらぎ
アイデンティティ 自分が自分であること
共にあること
愛
たずさわること
愛着 結びつき

図2-2 個人の価値を低める行為（PD）と個人の価値を高める行為（PE）
（ブラッドフォード大学認知症ケアグループ［水野 裕ほか 訳］：DCM（認知症ケアマッピング）8版マニュアル 理念と実践，認知症介護研究・研修大府センター，2012より医療法人社団和恵会パーソン・センタード・ケア推進委員会作成）

レスが放置されると、BPSD は持続して増悪していきます。すべての症状が出現するわけではなく、人によっては出現しない症状があったり、まったく出現しない場合もあります。また、BPSD は便秘や発熱などの健康状態により引き起こされる場合もあります。

BPSD は、認知症の中核症状、性格、健康状態や環境などから引き起こされる症状でもあります。ここでの環境とは、社会的な対人関係でもある看護師や医療職との関係も含まれており、質の悪いケアによって引き起こされる場合もあります。一方的な治療や身体拘束は、興奮や攻撃的な行動を引き起こしてしまいます。入院中の認知症高齢者の症状が悪化しているようならば、その原因が何かを明らかにする必要があります。また、几帳面で他人から介助を受けたくない人は、介助を受けることで興奮したり攻撃的な行動をするかもしれません。認知症高齢者の BPSD を問題行動としてとらえずに、その人の訴えとし

表 2-9 認知症の行動・心理症状（BPSD）

行動症状	暴力・暴言	●ちょっとしたことでカッとなり、殴ったり、蹴ったりする
	徘徊	●突然何か思いついたかのように素早く外出してしまい、どこへ行ったかわからない
	言いふらす	●「うちの嫁は私にご飯も食べさせない」と近所に言って歩く
	不潔行為	●大便を壁に塗っている ●トイレの場所がわからず、廊下や玄関でしてしまう
心理症状	抑うつ	●「こんなバカになってしまって、生きていても仕方がない」と毎日暗い表情で訴える
	不安	●今日は何月何日か、何回も確認する
	幻覚	●いまその場にいない人の声が聞こえている ●目の前に誰もいないのに話をしている
	妄想	●物がなくなると、家族を泥棒だと思ってしまう
	睡眠障害	●眠れない ●昼夜逆転になる

＊認知症の人すべてに起こる症状ではない

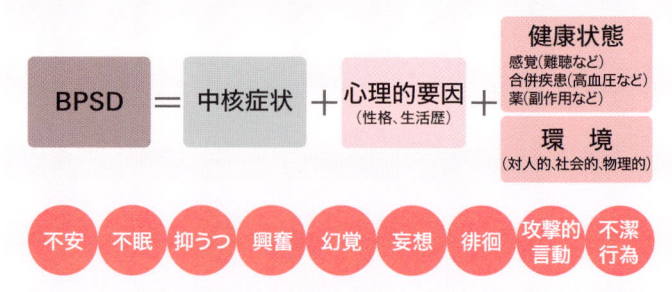

図 2-3 認知症の行動・心理症状（BPSD）の原因
（認知症介護研究・研修大府センター：「パーソン・センタード・ケア」の視点を活かした、認知症のご本人と介護家族のための「大府センター式」コミュニケーションパック，2009）

てその人の視点でみていくと、その原因や解決方法もわかりやすくなります。

　認知症高齢者のBPSDといわれる不可解な行動の裏には、実はさまざまなその人が訴えられないニーズが隠されています。認知症になると、記憶の障害、言語の障害などのために、自分自身のニーズを他者に伝えることが非常に困難になってきます。BPSDも実は、認知症高齢者の潜在的なニーズを満たしてほしいという言葉にならない訴えでもあるのです。その原因は必ずみつけることができ、その原因が解決すればBPSDの症状も緩和されます。このような認知症高齢者の特性を看護師として理解し、急性期医療の中で、少しでも落ち着いたその人らしい生活を送ることができるように支援していく必要があります。

せん妄と認知症を区別しよう

＊4：せん妄 p.35も参照。

　認知症とせん妄[*4]は異なる疾患ですが、症状が似ているため、病院では混同されることが多いようです。しかし原因が異なるので、区別が必要です（表2-14[p.36]参照）。認知症高齢者が睡眠薬などを内服した場合、夜間にせん妄が合併することもあり、認知症との鑑別が困難となることも多くみられます。認知症では主に記憶が障害され、せん妄では主に注意力が障害されます。

　せん妄は、急激かつ一過性に意識水準が変化した状態で、1日の中でも状態は変動します。意識障害、認知機能障害に加えて、BPSDに類似の症状が出現しますが、一過性ものもで、回復すれば症状は消失します。病院では、緊急入院して生活環境が一気に変化したときや、術後や全身状態の悪化に伴って発症します。高齢者の生活の場の変化、疾患・治療に伴う苦痛・制限、生活パターンの流れに注意しながら、せん妄を予測し、予防する必要があります。看護師など信頼できる人間関係の強化や、継続したスタッフの親密なかかわり、コミュニケーションを重視したケアなどによって、軽減する場合もあります。

認知症の種類とケアの特徴

1. 軽度認知機能障害(MCI)

　認知症は突然起こるのではなく、もの忘れや記憶の障害から徐々に生活に支障を来すようになります。現在もの忘れがひどくても生活に支障を来さない程度であれば、認知症ではなく、軽度認知機能障害(Mild Cognitive Impairment；MCI)と診断されます。

　軽度認知機能障害には種々の病態が含まれており、認知症に進行する場合や、進行せずに正常に回復することもあります。高齢者の場合は、特に低酸素血症や循環器不全による脳血流量の低下などから軽度認知機能障害の症状を起こす場合もありますので、その後の経過観察とフォローが大切です。軽度認知機能障害の診断基準を表2-10に示します。

　認知症を発症した患者の継時的な認知機能の変化を図2-4に示しました。正常加齢と認知症の間のグレーゾーンといわれる認知症と診断されない時期が、軽度認知機能障害の時期です。入院中の高齢者は、加齢の影響や治療による安静のために軽度認知機能障害の時期にある人も多いようです。

表2-10 MCIコンセンサス会議（1999年,シカゴ）で提案された健忘型軽度認知機能障害の操作的診断基準

❶もの忘れを自覚していて、本人または家族からの訴えがある
❷新しいことをおぼえられない、維持できない、思い出せないことなどの記憶障害がある
❸その他の全体的な認知機能は保たれている
❹日常生活は基本的にできる
❺認知症ではない

(Petersen, R.C. et al. : Current concepts mild cognitive impairment, Arch Neurol, 58 (12) : 1985-1992, 2001／荒井啓行：軽度認知機能障害と痴呆症の早期診断，老年期痴呆研究会誌，14：134-138, 2007を参考に作成)

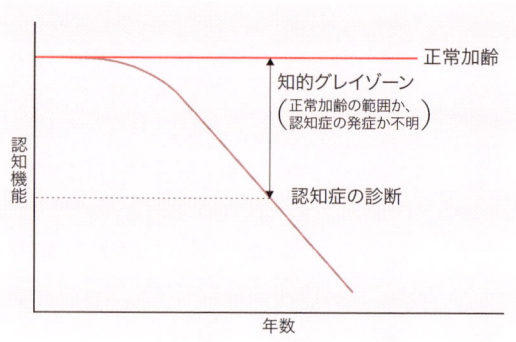

図2-4 認知症を発症した患者の継時的な認知機能の変化
(荒井啓行：軽度認知機能障害と痴呆症の早期診断，第125回日本医学会シンポジウム記録集「アルツハイマー病」，p.22, 2003より改変)

表2-11 アルツハイマー型認知症の重症度による症状の特徴

軽度	健忘症状、徘徊などの空間的見当識障害や多動
中度	記憶障害、失語、失行、失認、実行機能障害、筋固縮などの錐体外路症状
重度	重度の記憶障害、反復運動、錯語、反響言語などの言語障害

表2-12 脳血管性認知症の特徴

精神症状	夜間せん妄、妄想・幻覚、意欲低下、うつ症状、感情失禁
神経症状	片麻痺、言語障害、視空間認知障害

　この時期の対応や経過によって、認知症が発症したり改善したりするので、実はこの時期の対応がとても重要です。経過を観察しながら専門的な治療が受けられるように担当医に相談し、入院中から相談や治療を受けられるようにしていきます。この時期の高齢者を認知症に移行させないように、現実見当識訓練、回想法、運動療法などさまざまな予防を目的とした取組みがあります。退院後も経過観察する場合には、近くの「もの忘れ外来」など、気軽に相談できる施設や機関を紹介するとよいでしょう。

❖軽度認知機能障害（MCI）のある高齢者のケアのポイント
①高齢者の記憶の障害による不自由さや生活しにくさに関する訴えを引き出す
②早期に受診できるように、もの忘れ外来などのある病院を紹介する
③どの部分を援助すればうまく生活していくことができるかを、共に考える
④できる場面を多くし、自信につながるような楽しい活動に参加する
⑤コミュニケーションの機会をできるだけつくり、相互理解が深められるようにする

2. アルツハイマー型認知症

　アルツハイマー型認知症は、病理学的には、神経原線維変化と老人斑の特徴的な変化によってβアミロイドの沈着を徐々に来し、神経ネットワークが障害されて認知症を発症するものです。そのため、画像診断では脳萎縮や脳室の拡大がみられます。認知機能の低下に伴い、失行、失認や実行機能障害が起こってくるため、生活障害やADLの低下を起こしやすいのが特徴です。アルツハ

イマー型認知症の重症度による症状の特徴を表2-11に示します。

認知症によってできなくなることばかりではなく、手続き記憶・意味記憶などは残っているため、できることやわかる場面をできるだけ多くし、できないことやわからないことに関しては無理にさせないようにすることを心がけましょう。認知症の進行に伴って、できないことが多くなってくるので、定期的に認知機能検査やADL評価を行い、援助方法を再検討する必要があります。

看護師間で援助方法が統一されていないと、転倒などの事故を引き起こしやすくなります。認知症の進行に伴った居心地のよい環境づくりが必要です。失行・失認・実行機能障害が認められたら、できだけ本人が生活しやすい環境をつくるようにします。

3. 脳血管性認知症

脳血管性認知症は、動脈硬化を基盤とした脳血管障害によって起こりやすい認知症で、脳梗塞などを繰り返すことで段階的に悪化していきます。障害される脳の部位によって、歩行障害、構音障害、嚥下障害などを伴うことも多く、記憶の障害だけではなく、全般的な生活の援助が必要になります。脳血管性認知症の症状の特徴を表2-12に示します。

特徴的な精神症状としては、夜間せん妄、幻覚、妄想などがあります。夜間せん妄は、病院に入院した日など環境変化のあった日に起こりやすく、夜間、興奮して歩き回ったりするため、昼夜リズムが障害されることが多いようです。

脳血管性認知症の高齢者は、病識について自覚していることが多く、自分の認知機能が低下した状況を悲観してうつ傾向になりやすいといわれています。また、質問に対してうまく答えられない場合には、弁解したり、関係のないことを受け答えすることもあります。

4. レビー小体型認知症

レビー小体型認知症は、1970年に精神科医の小阪憲司によって発見されました。パーキンソン病に似た症状がみられ、わが国ではアルツハイマー型認知症や脳血管性認知症と並び三大認知症とよばれていますが、全体の1割前後と少ないのが現状です。レビー小体とは、パーキンソン病患者の脳にみられる特殊な物質ですが、レビー小体型認知症患者の大脳皮質にも広くみられることから命名されました。

レビー小体型認知症は、認知機能障害だけでなく、パーキンソン病のような運動機能障害があるのが特徴で、ありありとした幻視がみられ、「子どもが部屋にいる」「天井にヘビが這っている」などと具体的な内容を詳細に訴えます。初期には記憶障害は軽度であることが多く、認知機能も日によって変化します。また、自律神経障害のため起立性低血圧を起こしやすく、パーキンソン症状もあるため、転倒などが発生しやすくなります。

❶レビー小体型認知症の特性

レビー小体型認知症の特性は、変動する認知機能と精神症状にあります。認知症の初期はもの忘れの症状で始まることが多いのですが、レビー小体型認知症では、初期より幻覚、特に幻視が現れます。気分や態度の変動が大きく、一

＊5：レビー小体型認知症
Dementia with Lewy Bodies；DLB
p.39も参照。

表 2-13　前頭側頭型認知症の特徴

- 自分自身に対する関心が少なくなり、身だしなみに無頓着になる
- 社会的な抑制が欠如し、落ち着きのなさ、悪ふざけや暴力などを起こしやすくなる
- 社会に対する関心が低下し、万引きのような軽犯罪を引き起こすことがある
- 物事に対するこだわりが異常に強くなり、好き勝手に行動しているようにみえる

見まったく穏やかな状態から、無気力状態、興奮、錯乱といった症状を1日の中で繰り返したり、日中に傾眠傾向であったりします。パーキンソン病に症状が似ているため、認知症の中でも最も転倒を起こしやすいといわれています。

❷パーキンソン症状に関連した運動機能障害

レビー小体型認知症高齢者は、パーキンソン病に似た手指の振戦、筋硬縮、姿勢バランス障害、小股歩行などのため、アルツハイマー型認知症患者と比べて転倒・骨折の危険が高く、転倒予防の対策が必要といえます。

■自律神経障害

起立性低血圧など血圧の調節障害、便秘や尿失禁がみられます。起立性低血圧は、立ち上がったときに血圧の大幅な低下がみられる症状で、ひどい場合には失神を起こしたり、立位歩行が困難になる場合もあります。

■レム睡眠行動障害

レム睡眠時に、不快感や恐怖感を伴う夢の中で大声を上げ、起き上がったり、手足を激しく動かしたりすることがあります。

5. 前頭側頭型認知症

前頭側頭型認知症は、ほとんどが65歳以下の若年で発症することが多く、前頭葉や側頭葉前方の萎縮が目立つのが特徴です。記憶障害よりも、性格変化と社交性の消失や反社会的な行動などが初期からみられることが特徴的です。徐々に記憶障害が目立ってきますが、自発的な言動が少なくなり、同じ言葉を繰り返すようになります。性格の変化や激しいこだわり、不穏、多動などを顕著に起こすため、在宅介護は大変であるといわれています。

前頭側頭型認知症の特徴を表 2-13 に示します。

急性期病院における認知症高齢者のケアのポイント

本書の第2章ではさまざまな認知症ケアの工夫が示されていますが、ここでは認知症高齢者に共通した急性期病院におけるケアのポイントをあげます。

①潜在的な心理的ニーズを満たすことができるように、できるだけ同じ看護師がかかわり、親密な人間関係が保てるような体制づくりを行う。

［理由］　心理的なニーズが満たされることで、人として周囲に受け入れられているという安心感が得られ、落ち着いた生活を送ることができる。

［例］　同じ担当看護師が継続的にかかわり、できるだけ会話の時間を保つことで、安心感がもたらされ、BPSDやせん妄が緩和する。

②認知症高齢者の生活の価値観や生活のこだわり、生活のスタイルなどについて、本人や家族から情報を得て、急性期病院においても生活の中にそれを生かせる方法を検討する。

[理由] 認知症高齢者の価値観やこだわりを無視することで、生活リズムが障害され、せん妄や転倒を起こしやすくなる。

[例] 独特の生活のパターンなどがあれば、それを把握して、病棟でもそのパターンをできるだけ再現する。

農家で朝5時に起きて農作業をしていた高齢者が、早朝1人で着替えようとして、転倒した。→5時に更衣や早朝のモーニングケアを行うことで、落ち着き、転倒することがなくなった。

③認知症高齢者は、日常生活における食事、排泄、清潔、睡眠などの基本的な生活のニーズに関して、言語的に表現できないことがあるため、患者の言語だけでなく、表情や行動のサインからニーズを把握する。また、重度の認知症高齢者の場合は、言語的な表現はその人の本当のニーズを表していないこともあるので、注意が必要である。

[理由] 生活のニーズや心理的不安を言語的に表現できず、無視されて放置されている認知症高齢者は多い。ニーズが放置されていることで生活の質を低下させている。

[例] もぞもぞしてズボンを触る。→排泄のサインなので、そのような動作がみられたら、すぐにトイレに誘導する。

「おしっこ」という言葉を繰り返す。→「おしっこ」と言うとスタッフが来てくれるので、不安なときに「おしっこ」と叫ぶようになった。

④記憶障害の程度をアセスメントするとともに、それを補う方法を検討する。

[例] ベッドサイドに「トイレに行くときはナースコールを押してください」と書いた紙を貼っておけば、1人で行動できるかどうか検討する。そのような張り紙をすることで本人のプライドを傷つけないかも、同時にアセスメントする。

⑤急性期治療に関しては、苦痛や痛みのない方法を選択する。あるいは、治療に関する苦痛や痛みの時間をできるだけ最小限にする。

[理由] 認知症高齢者は苦痛や痛みを表現できない場合が多い。苦痛や痛みから逃れようとして、治療に対して抵抗してしまうことがある。

[例] 点滴は24時間だけではなく、看護師が観察できる短時間とする。

⑥生活リズムの障害は、BPSDや転倒事故の原因になりやすい。生活リズムが整うように、昼間は日光浴をしたり、家族や他の高齢者との交流の場面などをつくる。楽しい時間や何かに集中できる時間を短時間もてるように工夫する。

[理由] 1日の中で短時間でも活動ができることで、BPSDや精神的・身体的な廃用症候群を予防する。

[例] 家族や看護助手、理学療法士などと連携して、病棟の食堂などで他の高齢者といっしょにゲームに参加できる時間をつくる。

⑦危険な行動を起こす場合には、その原因を明らかにして、原因を除去する方法を検討し、行動が安定するように援助する。身体拘束は行わない。

[理由]　一時的な安全を優先させて身体拘束を行うことで、その後の BPSD の悪化や転倒リスクの危険性が高くなる。

[例]　車いすから急に立ち上がるような場合は、本人にその理由を尋ねてみる。車いすで長期間座位姿勢をとっていることから生じる苦痛が理由のことが多いので、立位になれるようであれば、立位訓練や歩行訓練を行う。

引用文献
1) ドーン・ブルッカー：パーソン・センタードな認知症ケアを急性医療の現場に導入できるか？ ニュークロス認知症ケアバンドル，平成 24 年度浜松医科大学看護学科社会貢献事業資料，2012.

参考文献
1) 水野 裕：実践パーソン・センタード・ケア―認知症をもつ人たちの支援のために，ワールドプランニング，2008.
2) ドーン・ブルッカー（水野 裕 監）：VIPS ですすめるパーソン・センタード・ケア―あなたの現場に生かす実践編，クリエイツかもがわ，2010.
3) ブラッドフォード大学認知症ケアグループ（水野 裕ほか 訳）：DCM（認知症ケアマッピング）8 版マニュアル 理念と実践，認知症介護研究・研修大府センター，2012.
4) Brooker, D.：Understanding dementia and the person behind the diagnostic label, Intl J Person Center Med, 2 (1)：11-17, 2012.
5) 鈴木みずえ：認知症ケアマッピングの発展的評価が認知症の人に及ぼす影響．村田康子ほか 編：認知症ケアマッピングを用いたパーソン・センタード・ケア実践報告集 第 2 集，p.30-39，クオリティケア，2010.
6) 山口晴保 編著：認知症の正しい理解と包括的医療・ケアのポイント，第 2 版，協同医書出版社，2010.
7) 荒井啓行：軽度認知機能障害と痴呆症の早期診断，老年期痴呆研究会誌，14：134-138，2007.
8) 中島健二 編：痴呆症―基礎と臨床の最前線，金芳堂，2001.
9) 大友英一：老年期痴呆への対応，改訂第 3 版，永井書店，1998.

（鈴木みずえ）

認知症の行動・心理症状(BPSD)と薬物療法

*1：認知症の行動・
心理症状(BPSD)
p.18も参照。

　まず、認知症の行動・心理症状(Behavioral and Psychological Symptoms of Dementia；BPSD)*1の定義を確認してみましょう。国際老年精神医学会の定義では、その内容は、身体的攻撃性、喚声、不穏、焦燥、徘徊、文化的に不適切な行動、性的脱抑制、収集癖、ののしり、つきまとい、シャドーイングなどの行動症状や、患者や親族との面談によって明らかにされる、不安、抑うつ気分、幻覚、妄想などの心理症状が含まれる、とされています[1]。何となく怖い感じがして、皆さんが急性期の医療現場で働いている場面でこんなことがあったら、やっていけないだろうな、という気分になるかもしれません。

　しかし肝心なことは、ここに書かれているのは、いま目の前に表れている状態を示しているだけであって、原因、理由、これらが起きてくる背景などは示されていないことです。認知症になって、短期の記憶や場所の感覚が弱くなり、人に言われた動作がうまくやれなくなっていくと、自然と攻撃や喚声が起きるのでしょうか？　実際には、記憶障害、見当識障害と呼ばれる認知機能障害に加えて、何らかの影響を受けることによってはじめて、このようなBPSDと呼ばれる状況が起きるのだと思います。

　しかし、理由の如何を問わず、怒ったり、つきまとったりしたら、BPSDと言われかねませんし、「とにかく薬でコントロールしよう」という発想になりがちな状況があります。筆者は、まずは、BPSDと思われている状態が本当に認知症から起きているのか、ひょっとしてさまざまな影響を受けて起きているのではないか、を検討することから、本当に必要な薬物療法の第一歩が始まると思っています。実際に起きた事例をあげながら、どのようにすればこのような混乱した状況が避けられるか、本当に必要な薬剤とは何かを、皆さんといっしょに考えてみましょう。

入院している高齢者の状況を知ること

1. 認知機能障害が起きやすい状況にあることを知る

　腹痛や骨折といった、本来その病気で入院治療となった疾患については、皆さんは毎日勉強していますので、いま入院となった高齢者についてもかなりの知識をおもちでしょう。では、その人たちの理解力や注意力などについては、どうでしょうか。

　ある女性の例を出して説明します。最近意欲がなく「認知症ではないか」と娘が心配して受診となりました。認知機能障害の程度を評価するMMSE*2(ミニメンタルステート検査)と呼ばれる尺度では、30点満点中15点で、認知機能障害があることは明らかでした。一方、血液検査で貧血と低カリウム血症を認めたため、まずは内科で身体的治療を行うこととしました。内科的治療で数値が

*2：MMSE（ミニメンタルステート検査）
最高得点30点、最低得点0点で、27～30点は正常値、22～26点は軽度認知障害の疑いあり、21点以下は認知症などの認知障害がある可能性が高い、と評価される。
詳細はp.71を参照。

改善した後に再びMMSEを行うと、22点にアップしており、顔色も良くなっていました。

これは、認知症が治ったのではなく、注意力・集中力が改善したためです。要するに、意識障害などのせん妄がなくとも、高齢者は身体的不調（糖尿病、貧血等さまざまな身体疾患）により、注意力・集中力が低下した状況になりやすいのです。そして、急性期病院に入院している高齢者は、当然、身体的不調で入院するのですから、ほぼ全員がこのような状況になっている可能性があることを意識する必要があります。

2. 視力・聴力の減退と不安感

これらの状況に加えて、目が見えにくい、耳が遠いといった高齢者特有の身体状況を抱えている人がほとんどです。どんなにていねいに話をされても、早口の説明であれば聞き取りづらく、理解が不十分になる可能性が高いでしょう。相手の表情をうかがい知ろうと思っても、マスクをしている医療者の顔色を見ることはできないでしょうし、異様で機械のような印象を与えるかもしれません。また、冷暖房完備の快適な空間は、別の見かたをすれば、暑い・寒いといった自然な季節感を感じる手がかりがないということです（真冬でも、医療者の多くは半袖で走り回っていませんか）。

皆さんは、旅行先などで深夜に目覚め、一瞬「ここはどこか」ととまどったことはないでしょうか。そんなとき私たちは、天井の色や部屋の景色などを手がかりに、「あ、家ではなくて、いまは○○さんと旅行に来ているんだった」と、すぐにわかるでしょう。しかし、身体的な苦痛に加えて、理解力が低下し、目が見えづらく、手がかりとする情報が閉ざされていたら、不安や恐れを感じるのは当然といえば当然です。不安感から、（安静にしていなければならないのに）その場から逃げようとしたり、大きな声を出すかもしれません。そしてそれらは、徘徊や奇声といわれてしまい、さらに無機質な部屋に移動させられ、身体拘束されることになるかもしれないのです。「わからなかったら、聞いてくれればいいのに」と思う人がいるかもしれません。しかし、自分の思うような行動がうまくとれなかったり、言葉がうまく出なくなっている可能性がある認知症の人には、こちらから彼らの陥っている状況を察する努力が求められていると思います。

3. 不安感と錯覚

90歳代の男性が、幻覚と夜中に妻に暴力を振るうという理由で、息子に連れられ、筆者の外来に来ました。筆者は高齢患者にはいつも、目や耳がどのくらい見えるか、聞こえるかを簡単にチェックします。名札に大きく印刷されている「水野」の字を指さして読んでもらうと、両眼ともあまり見えないようです。結果的には、認知症といえるほどの認知機能障害はなく、弱視といってもよいほどの視力低下があり、夜間、目が覚めたとき、隣で寝ている妻がかぶっている布団が何か別のものに見え、怖いので手元にあった杖でつついたり、叩いたりしたということがわかりました。視力低下、難聴、不安感が重なると、このようなことが起こりうるという例です。この例では、"視力低下だ

けで、認知症ではない"と聞いた妻が安心し、それ以来、幻覚のような行動はまったく消失しました。本当の認知症ではない高齢者でも、ある状況が重なれば、BPSDといわれるようなことが起こりうるのですから、アルツハイマー型認知症などのような認知症の高齢者ならば、なおさらでしょう。

　耳が遠く、目が見えづらいことは、孤立を深め、不安感を高めます。目が見えづらいことに不安感が加わると、皆さんにとってはきれいな観葉植物であっても、深夜起きたときに子どもの人影に見えてしまい、何度も見に行ったところ、家族から「幻覚」「徘徊」と言われて、受診された人もいました。正確にはこれらは幻覚とはいわず、何かが別の怖いもののように見えたのですから、錯覚です。視力低下、難聴や認知機能障害、不安感が重なり合えば、実際は些細な錯覚なのに幻覚と誤解され、意味もわからず止めようとして、無用な興奮、混乱となることも多いのです。

"自分も同じように輪に入っている"という気持ちが、無用な興奮を減らす

　現在の医療界では、インフォームド・コンセントが徹底しているでしょうから、入院期間中、さまざまに説明をする場面があるでしょう。そのとき、高齢で難聴があったり、認知症が疑われたりして、本人ではなく、家族に代わりに説明をするという場面があるかもしれません。

　そのような場合、本人がその場にいるのに、家族とだけ話すということは、極力避けたほうがよいと思います。たとえ、がんの手術形式や化学療法などといった難しい説明をする場合でも、耳が遠かったり、すべて理解不可能だなと思っても、数分に一度程度は本人の顔を見て、「お腹を切るけど、痛くない方法を考えているからね」などと、いま何について家族や医師、看護師が話し合っているのかを知らせる努力が必要です。医師が家族への説明を中心に行っているのであれば、看護師の皆さんはぜひ、ときどきでも、本人が置き去りにならないように声をかけてあげてください。

　いままでに、筆者はさまざまな失敗をしてきました。ある認知症の高齢女性の頭部MRIや脳血流検査、各種の神経心理検査の結果を、本人がかなりの難聴だったため、つい、同行してきたお嫁さんだけに話し、「じゃあ、薬を出しますから、終わりです」という部分のみ、本人にわかるような声で話したところ、「何にも、わからん！」と言って、怒って席を立たれたことがありました。筆者は、"本人がわかるか、わからないかよりも、その人に話そうという態度がないと、それに対して立腹するんだ"と反省し、その人のカルテの表紙に、「本人に話しかけること」と赤字で書き、次からは耳が遠くても、本人に必ず話しかけるように心がけました。考えてみると、誰にもそうすべきなので、いまでは全員にそうしています。

　これは、家庭の中でも同様のようです。ある70歳代のアルツハイマー型認知症の男性は、家族の名前もわからず、着替えやトイレも自分ではできない重度の方でした。しかし、妻と息子が話していると、本人と関係のない内容でも何かを感じるようで、落ち着かなくなったそうです。そこで、本人を交えて話

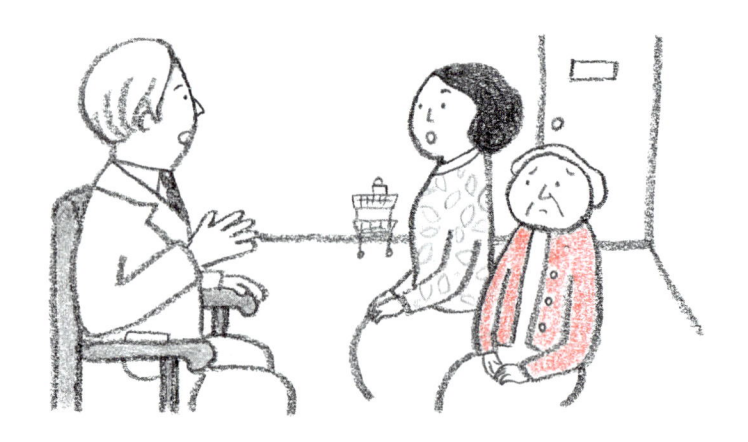

すようにしたところ、不安な行動がなくなったということでした。要するに、「理解できる能力がないのなら、別の人に話せばよい」という合理的な考えを超えた問題だと思うのです。誰かが自分のことを話しているらしいのに、それがわからないことで、いらぬ不安感や、時には興奮(結局、BPSDといわれてしまうでしょう)といった形で目の前に表れることもあるのです。そのような状況を避けるためには、本人を交えて話す場面を多くつくることです。

　ですので、筆者の外来や病棟では、どんなに記憶障害がひどい人にも、採血やX線検査などを行うときは、「たまには、健康診断のレントゲンでも撮ろうか」などと説明し、「そうやな」などと返事を聞いてから実施します。大声で一生懸命話す医療者を見て、「言ってもわからないし、すぐに忘れるから言わなくてもいいです」と言う家族もいますが、さっさと(何も言わず)やろうとして、本人が不安や恐怖を感じ、そのために興奮したり、暴力的になることも多いですから、多少時間がかかっても、本人なりに、たとえ一瞬でもわかってからやるほうが、実際スムーズに運びますし、余計な興奮や暴力の発生は防げることが多いと思います。忙しいからといって、さっさと黙って服を脱がせ、結局興奮してしまってから、何人もスタッフを集めて、暴れるのを抑える、ということが意外と多いのではないかと思います。このような医療現場にいると、"暴れた"という結果だけをみて、「だから、認知症は暴れるから嫌いだ」と思い、次に似たような場面があると、「もっと大勢で抑えなければ」という頭しかないことになってしまいます。その原因は、実は医療者が引き起こしていたのかもしれない、というふうには、あまり考えないものです。

基本をおろそかにしない
――食事、トイレ、整容の大切さ

　筆者は医師で、看護をしていませんから、食事やトイレの介助、洗髪などのタイミングや具体的な援助についてはわかりません。しかし、これらを怠ったために、結果としてBPSDが引き起こされたという多くの経験を通して、これらの重要性は嫌というほど身にしみてわかっているつもりです。また、例をいくつか出してみましょう。

最近、アルツハイマー型認知症の女性が大腿骨骨折を負い、救急病院に搬送されました。術後、回復期リハビリ病棟で、暴言や興奮が多いうえに、食欲が低下し、介護施設への入所もすぐには困難で、認知症病棟に入院となりました。食事は、プリン食と呼ばれるゼリーのようなものですが、1割しか食べないとのことで、身体拘束のうえ、点滴となっていました。

　入院時、髪はボサボサで、病衣と思われる寝巻も、失礼ですがかなり汚れた感じで、顔色も悪く、無表情でした。早速、衣類を替えたり、身体にけがや床ずれなどないか、身体全体を担当看護師が見たところ、「パンツに便がたくさん固まっていて、2〜3日見ていない感じ。あれでは気持ち悪かったでしょうね」ということでした。身体をきれいにしてもらいさっぱりしたのか、当日からほぼ普通のおかずと米飯をパクパク食べて、笑顔が戻りました。しばらく様子を見ていると、家族が「これならば施設に行かなくても、自宅でやれます」と言い、結局、自宅に帰られました。この方は、日付や短期の記憶障害が著明でした。退院の前日、「足は大丈夫？」と筆者が聞くと、骨折のことは記憶にないようでしたが、「大丈夫。歩けんかったら、先生におんで（おぶって）もらうで、エエワ！」と冗談を言い、全員を笑わせるくらい元気になっていました。入院中、興奮や暴言はありませんでした。

　排泄、更衣、整容を適切に整えることで、認知症の方たちが快い気分となり、興奮・暴力といった負の連鎖から抜け出し、明るく元気な状況に戻ったのです。このほかにも、「髪をセットしてあげると、ニコッとした」「デイサービスで、洗髪をしてもらえなかったり、風呂にちゃんと入らなかった日は、調子がよくない」と言う家族もいます。認知症で、思うようにトイレや食事の好み、更衣などのニーズを訴えることができないがために、何かのきっかけで興奮・暴力などとなってしまう例がかなりあるような気がします。

体調の変化を見逃さない

　高齢者ですから、入院目的となった病気以外にも別の病気をもっていたり、さらに入院期間中に別の病気になる人もいます。1つの病気の治療に集中すると、つい別の身体的不調に対する意識が薄れがちです。徘徊・興奮を理由に入院要請を受けたある高齢者は、入院後、夜間に排便があった後にひどい痔が飛び出ていることがわかりましたが、認知症のためにそれをうまく伝えられず、這って歩き回っていたので、"徘徊"とされていたことがわかりました。

　筆者の施設の認知症病棟でも、同じようなことがあります。普段おとなしい人が、ある週末から、まわりの人を叩くようになり、「困ったな」と思っていたところ、一瞬「肩が痛い」と言ったので、肩を見ると、内出血がありました。「ひょっとして転んだのならば、ほかにも外傷があるかも」と全身を見ると、右下肢にも青あざが見つかりました。こらえようのない痛みのために、あたり構わず叩いていたことがわかり、痛み止めを1日数回服用するようにしたところ、暴力はなくなりました。身体を心地よい状態に保つためには、適切なケアとともに、ほかに体調不良の原因はないかを常に考える姿勢が必要だと思います。

「管理！管理！」が回り回って医療者自身を苦しめる

　上記の転倒の例のように、「入院加療中に高齢者が転倒し、骨折などをしたら大変だ」と心配する気持ちはよくわかります。しかし、動いたらすぐに止める、夜間ベッドで寝返りを打ったら、ナースステーションでブザーが鳴って、動くことを禁じられる、という状況で、暴言・暴力が発生しやすいことも事実です。

　前医で興奮・暴力や頻尿がみられ、どんなに泌尿器科の薬や精神安定剤を出してもだめだったということで筆者の施設に入院となった高齢女性は、2日間ほどていねいな観察を続けたところ、車いすで何とかトイレに移動でき、危なっかしいものの多少の手伝いがあれば便座に座ることができました。ベッドに移るときも同様で、あまり手を出すと怒ることがわかりました。おそらく前の病院では、すべて医療者がやろうとして、かえって興奮・暴力となってしまったのだろうと思います。

　医療者は、すべて手伝うことがよいサービスであり、ていねいなことだと思ってしまう場合があります。しかし、できることは本人にやってもらい（このほうが時間がかかって辛抱が必要かもしれませんが）、本人が助けてほしいと思う部分だけにタイミングよく手を貸すことが重要なのではないかと思います。

薬剤について

　ここまで、薬剤を出して興奮・暴力を抑えるというよりは、それらを起こさない環境をつくることを重点に話してきました。しかし、薬剤が必要となる場面もありますから、少しそれについて話をします。薬剤の処方は医師がするものですから、看護師にはどうすることもできない事柄の1つでしょう。しかし、薬剤が基本的にどのような作用をもっており、逆に副作用にはどのようなものがあるかを知っていることは、患者の観察において重要な意味をもちます。

1. 認知症に対して投与される薬の作用と副作用

　アルツハイマー型認知症に対して処方される薬剤の多くは、脳を活発にさせる作用をもっています。記憶力をアップするというよりは、集中力・意欲を増すような効果があると思えばよいでしょう。ですので、適切な効果が得られれば、「何かしっかりしてきた」「草取りをするようになった」などという感想が家族から得られることが少なくありません。

　しかし、人によっては、作用が強く現れる場合があります。脳の活動が活発化しすぎる状態であり、いらいら、怒りっぽさ、不眠などの副作用がみられます。当然、このような状態となれば、薬剤を減量するか中止して、他剤に変更などをしなければなりません。

　けれども、「怒りっぽくなった」と家族やスタッフから聞き、「進行しているのだから、薬を増量しよう」と思ってしまう医師もいます。薬剤の作用が出すぎて興奮しているのに、さらに増量すれば、興奮が増えることは自明です。な

かなか難しいのですが、進行することによって、いらいらなどが増えることも事実であり、症状によるものか、副作用によるものかを見極める必要があります。

　脳血管性認知症を起こす原因の1つである、脳梗塞などに投与されることの多い脳代謝賦活剤も同様の副作用をもっています。「服用してから、なぜか、毎晩のように電話を何回もかけてくる」などの過活動が起き、薬の中止によって収まるというようなケースが典型的な例です。パーキンソン病を基盤にもつ認知症患者に対して、抗パーキンソン病薬が投与されることがありますが、これは抑うつや幻覚などを引き起こす場合が少なくありません。時にひどい幻覚・妄想を来し、パーキンソン病の専門家でも、「精神病になった！」と言って、精神科病院への入院を依頼してくることがあります。「殺される！」と言って、外に飛び出し、パトカーを呼ばれてしまうような人が、抗パーキンソン病薬を変更することによって軽快したという経験もあります。これらも、「この症状は、現在投与中の薬剤の副作用ではないか？」という頭がなければ、鎮静薬や向精神薬を多量に投与しようという、単純な発想に終始してしまいます。

2. 不眠に睡眠薬とは限らない

　「（認知症をもつ人が）寝なくてうろうろしているから、睡眠薬を出してほしい」という言葉を、家族にもスタッフにもよく言われます。その場合、その場面をよく見て、考えることが大切です。中には、高齢男性に多い前立腺肥大症で、一度に少量の排尿しかなく、布団に入ってもすぐ尿意を感じて、トイレに行こうとして、迷ってうろうろしているというパターンも多くみられます。「他の病院から睡眠薬をもらったけれども、ヨロヨロして転んで危ない」と受診された方は、よく聞くとこのパターンでしたので、泌尿器科の薬剤を出したところ、十分睡眠がとれるようになりました。

3. 興奮といっても……鎮静薬とは限らない

　"興奮"といっても、実はその内容はいろいろです。しゃべりすぎる多弁を意味する場合もありますし、何かが気になって、ベルを何度も何度も鳴らしたり、怒るという場合もあります。前者は、機嫌よく多弁な一方、急に怒り出すといった感情障害（躁状態）の可能性があり、感情調整薬を投与します。後者は、こだわりが強い強迫性障害の可能性があり、ある種の抗うつ薬が効果的といった具合です。これらは、高齢者の精神症状に詳しい医師に相談する必要がありますが、どんな場面で、どんなふうに怒るのか、その状況と内容を詳しく、まずは看護師がとらえる必要があります。どんなに専門の医師がいても、その場の状況に立ち会うことはまずありませんから、状況の詳細を看護師が伝えることが治療の第一歩となります。

＊　＊　＊

　ほぼ終日、大声をあげ続けていたり、誰がどう接しても、手当たり次第に噛

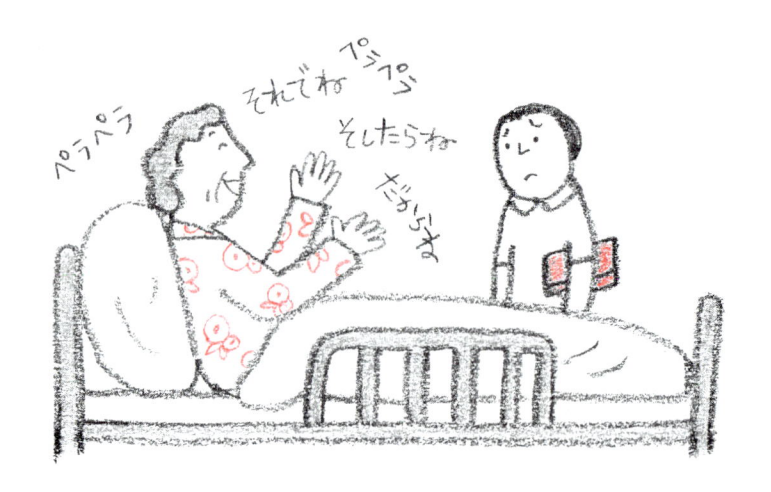

みついたりする認知症の方もいるにはいますが、そのような方が、身体的な急性期治療を行う総合病院に入院となるケースは、おそらくそう多くないでしょう。やはり、入院してから、その日の夜中から徘徊しだしたとか、数日は静かだったけれども、その後から急にスイッチが入ったように興奮し、スタッフに暴力があった、というような例が多いのではないかと思います。

　いままでお話ししてきたことは、BPSDが起きた後、どう抑えるか(管理の仕方)ではありません。常日頃から上述のような対応をしていれば、BPSDと表現されるような興奮、混乱は起きにくいでしょうし、それこそがBPSDへの対応の基本となると思います。厳しい言い方をすれば、「BPSDの人が多くて大変です」と嘆く病院のスタッフは、いままでお話ししてきたような基本的な対応ができていない可能性が高いのかもしれません。まずは、自分たちの日常を振り返る必要があると思います。

引用文献
1) 国際老年精神医学会(日本老年精神医学会 監訳)：BPSD 痴呆の行動と心理症状, p.15, アルタ出版, 2005.

(水野 裕)

せん妄と認知症

せん妄とは何か

せん妄は、軽い意識障害のため精神活動の中身が変容した状態[1)]といわれています。臨床現場では、せん妄というと「昼間静かに点滴を受けていたのに、自分で抜いてしまう」「急に大声で叫び出す」「夜間になると急に了解が悪くなり、安静の指示が守れない」「何か見えると言う」など、精神活動の変容を患者の行動の変化で理解していると思います。

注意が散漫で、さっき話したこともすぐに忘れてしまうなど、せん妄は一見すると認知症とよく似た症状を示すため、見分けることが困難な場合もあります。せん妄は、軽い意識障害を伴い急激に発症します。優先されるべき対策は、身体症状の異変の早期発見と治療です。身体症状や意識障害の改善に伴い、脳機能は元のレベルに戻るという特徴があります。また、見当識障害や記銘力の低下、注意機能障害、行動のまとまりのなさなどが突然発生し、覚醒水準が動揺することも、せん妄の大きな特徴です(表2-14)。

せん妄の種類

せん妄には、過活動型と低活動型があります。一般に、せん妄として臨床現場において問題視されるのは過活動型です。過活動型せん妄は軽い意識障害で、Japan Coma Scale (JCS)で1桁の場合をいいます。周囲の刺激に対して過度に敏感になるほか、前兆としては、そわそわしていつになく落ち着かない様子として見受けられます。看護師が「何となく変」と直感を働かせ、早期に発見されることもよくあります。ただし、意識レベルが少し深い水準に移行したJCSレベルで2桁の低活動型のせん妄は、「落ち着いた」と誤解され、見逃される危険性があります。

せん妄の病態生理については、「過活動型せん妄では、脳幹網様体賦活系の機能低下による意識障害に加えて、大脳辺縁系などの機能亢進が起こっていると推測されている。低活動型せん妄では、脳幹網様体賦活系の機能低下による意識障害に加えて、より広範な大脳機能の低下が想定される」[2)]といわれています。つまり、2種類のせん妄をJCSのレベルで考えると、過活動型せん妄はJCSレベル1～3で、低活動型せん妄はJCSレベル3～20と考えることができます(表2-15)。

このようにせん妄の病態をとらえると、意識レベルの低下時と回復の途上にせん妄は発生しやすいと考えられます。低活動型は、一見落ち着いたようにみえても、生命の危機に瀕する身体症状の悪化が潜んでいる危険な状態ともいえます(図2-5)。また、せん妄と脳内物質との関係では、セロトニン系およびアセチルコリン系の機能低下とドパミン系およびノルアドレナリン系の機能亢進

表 2-14　せん妄と認知症の違い

特徴	せん妄	認知症
発症の時期	急激に発症（発症した日時がわりと明確）、夜間にみられる	徐々に進行、年単位
1日の変化	あり。日中落ち着いていても、夜間に悪化	通常なし。1日中ほぼ同じ状態
症状の持続	数時間から数週間	数か月から数年以上
経過	通常は可逆的	徐々に悪化
意識レベル	意識の混濁や周囲に対する注意を集中する能力が低下	ほとんど影響なし
見当識障害	時間の障害が強い	時間・場所・人物の順に障害
記憶障害	主に短期記憶の障害	短期記憶・エピソード記憶の障害
知覚	視覚性の錯覚・幻覚が多い	多くは異常なし
覚醒水準	動揺する	動揺なし
薬剤の関与	多い。睡眠薬、抗不安薬などが関連する	少ない
誘因	脱水、感染、低酸素脳症など	少ない
治療の可能性	ほとんどが可能	基本症状は困難

表 2-15　Japan Coma Scale（JCS）とせん妄の段階

観察項目	スコア	反応	せん妄
III．刺激で覚醒しない（3桁の意識障害）	300	痛みにまったく反応せず	
	200	少し手足を動かしたり、顔をしかめる	
	100	払いのける動作をする	
II．刺激で覚醒する（2桁の意識障害）	30	痛み刺激を加えつつ呼びかけを繰り返すと、かろうじて開眼する	
	20	大きな声、または身体を揺さぶることにより開眼する	低活動型
	10	普通の呼びかけで容易に開眼する	
I．覚醒している（1桁の意識障害）	3	自分の名前、生年月日が言えない	過活動型
	2	見当識障害がある	
	1	だいたい意識清明だが、いまひとつはっきりしない	

　の関与が示唆されています。治療に用いられている抗パーキンソン病薬や三環系抗うつ薬などは抗コリン作用があるため、せん妄を誘発するようです[3]。

　実際、終末期がん患者では身体症状の改善が望みにくいため、合併したせん妄の改善も困難なことが多い[4]といわれています。また死亡率も、過活動型に比べて低活動型のほうが高く、予後も悪いとする報告も多いようです[5]。よって、せん妄が発症した場合、まずバイタルサインの確認を行い、身体症状の異変を早期に発見していく必要があるといえます。

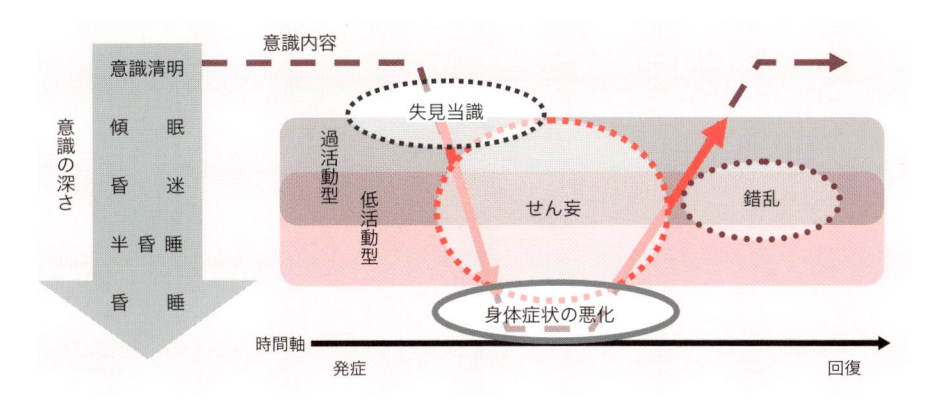

図2-5　意識の深さとせん妄の内容の分類

認知症をもつ高齢者がせん妄を発症しやすい理由

　認知症をもつ高齢者がせん妄を発症しやすい理由として、日常生活を送っていくために必要な認知機能が低下しているため、身体的不調をうまく伝えられずに、見逃されやすいことがあげられます。「認知症が急に悪化して、暴れる。どうにかしてほしい」と家族から訴えがあり、認知症の行動・心理症状（BPSD）の悪化のために救急受診されることもよくあります。しかしバイタルサインを測定してみると、呼吸状態が速く発熱がみられ、肺炎の悪化と診断を受ける事例も稀ではありません。

　もう1つの理由として、以下のことがあげられます。認知症の進行に伴い、脳機能自体が日々変容していくのですが、脳の認識は"周囲が日々変容していく"ような感覚に陥るため、認知症をもつ高齢者は、日々の生活を滞りなく送るために多大なエネルギーを費やします。入院などの新しい環境下で夕暮れにせん妄を発症しやすいのは、脳が日中に環境に適応しようと努力し続け、エネルギーを使い果たし疲労したことにより、夕方には覚醒度が落ちてしまうためです。

せん妄とBPSDの関係

　次に、せん妄とBPSDとの関係について説明します。一般の高齢者の場合、加齢によって人の話の聞き漏らしなどがあったとしても、再確認などを自ら行うことで、外部環境との調整を行い、適応していきます（図2-6）。そう考えると、認知症の中核症状によって情報処理と判断が困難になったとしても、それでも外部環境に何とか立ち向かい、適応しようとする反応行為によって起きた結果がBPSDと考えられるのではないでしょうか（図2-7）。

　せん妄とは、生体の内部環境の不均衡によって起きた軽い意識レベルの低下した状態そのものです。混乱や興奮などの精神症状は、脳機能の低下した状態が外部環境に対して不適応を起こした結果と考えてください。この状況が起きた場合、せん妄が軽度認知症と間違えられる場合（図2-8）や、軽度認知症にせ

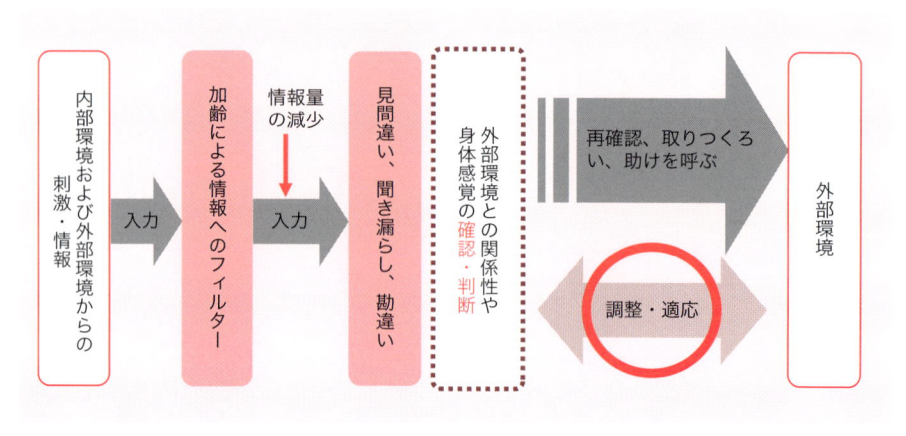

図 2-6　認知症をもたない高齢者の外部環境への適応の仕方

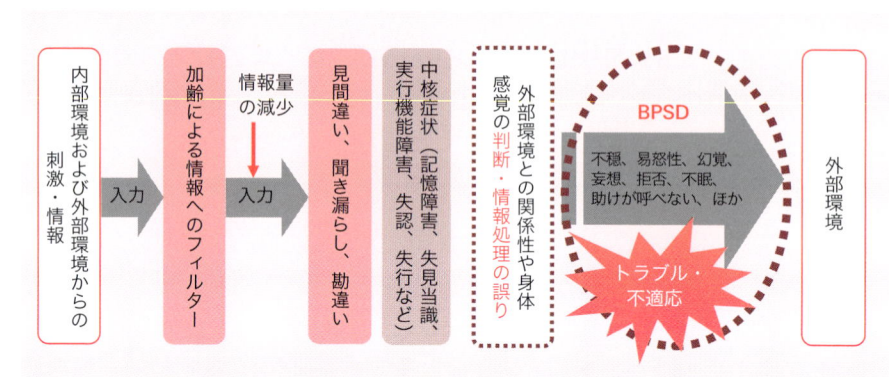

認知症をもつ高齢者の BPSD とは、情報処理、判断がうまくできないまま、外部環境に何とか立ち向かい適応しようとする反応行為といえる

図 2-7　認知症をもつ高齢者の外部環境への適応の仕方

＊1：改訂長谷川式簡易知能評価スケール（HDS-R）
最高得点 30 点、最低得点 0 点で、20 点以下は認知症の疑いありと評価される。
詳細は p.71 を参照。

＊2：MMSE（ミニメンタルステート検査）
最高得点 30 点、最低得点 0 点で、27〜30 点は正常値、22〜26 点は軽度認知障害の疑いあり、21 点以下は認知症などの認知障害がある可能性が高い、と評価される。
詳細は p.71 を参照。

＊3：日本語版ニーチャム混乱・錯乱状態スケール（J-NCS）
最高得点 30 点、最低得点 0 点で、24 点以下はせん妄発症状態、19 点以下は中等度〜重度の混乱・錯乱状態と評価される。
詳細は p.78 を参照。

ん妄を合併することで重度認知症と間違えられる場合（図 2-9）があります。そのため、家族などが、在宅での様子などについて、わかる範囲で状況を把握していくことが重要です。せん妄が治る認知症のカテゴリーに入るのと同様に、BPSD を"起きた現象"ととらえることもできます。

せん妄のアセスメントスケール

せん妄を判断するためのアセスメントスケールには、改訂長谷川式簡易知能評価スケール（HDS-R[*1]）や MMSE（ミニメンタルステート検査[*2]）、CAM-ICU などの質問式のものと、せん妄評価尺度 98 年改訂版（DRS-R-98）やせん妄スクリーニングツール（DST）、日本語版ニーチャム混乱・錯乱状態スケール（J-NCS[*3]）などの観察式のものがあります。

質問式のものでは、主に日時や場所などの見当識、記憶や注意力などについてアセスメントを行うことができます。観察式のもの、特に J-NCS においては、認知・情報処理（注意力、指示反応性、見当識）、行動（外観、動作、話し方）、生理学的コントロール（生理学的測定値、生命機能の安定性、酸素飽和度の安定性、

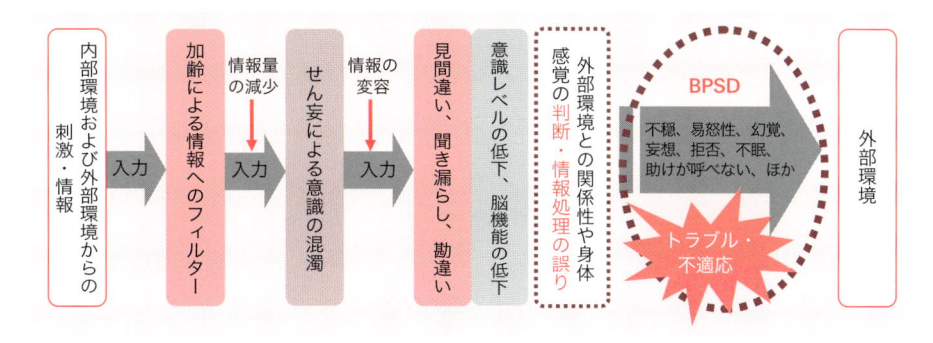

図 2-8　認知症をもたない高齢者がせん妄を発症し、BPSD で軽度認知症と間違えられる例

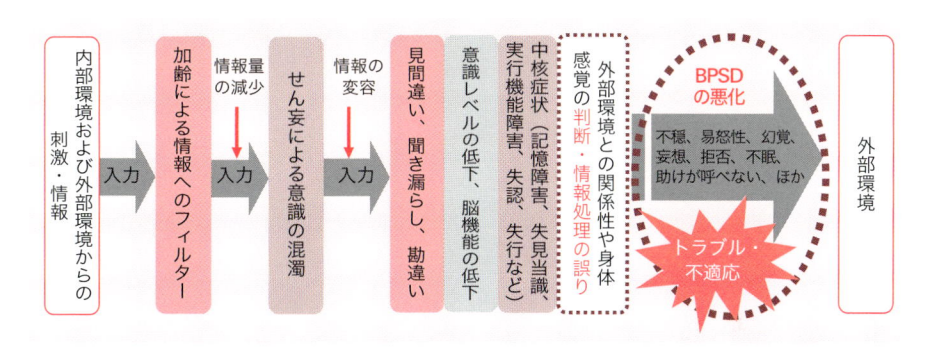

図 2-9　軽度の認知症をもつ高齢者がせん妄によって BPSD の悪化を起こし、重度認知症と間違えられる例

排尿機能コントロール)についての評価を、日常生活援助を通して簡便に行うことができ、かつ、重症度とリスクについても評価がしやすいように思います。

せん妄とよく間違われるレビー小体型認知症

*4：レビー小体型認知症
Dementia with Lewy Bodies；DLB
p.23 も参照。

　レビー小体型認知症[*4]の中核症状はせん妄の症状とよく似ていますが、向精神薬の使用によってかえって悪化するため、特に鑑別が必要です。向精神薬の使用後にパーキンソン症状や幻視等のせん妄様症状が悪化した場合は、向精神薬の継続・追加投与などは避けます。このような場合は、向精神薬はやめて、ごく少量のドネペジル製剤や抑肝散、メラトニン製剤のラメルテオンなどの使用が選択されます。以下の症状の観察を行い、医師に伝える必要があります。
　①生々しい幻視を翌日にもおぼえている。
　②突然の意識消失と繰り返す転倒が観察される。
　③錯視がある。
　④奥行き判断能力の低下がある(立方体の図や重なり合った錯綜図の模写や把握ができない)。
　⑤起きているのかと思うような大きな寝言などのレム睡眠行動障害などの症状がみられる。
　⑥記憶障害は比較的軽い。

2　身体的治療を受ける認知症高齢者の看護実践に必要な専門知識　　39

せん妄の観察ポイント

　せん妄の観察ポイントは、身体症状の異変にいち早く気がつくことです。バイタルサインを観察することで、かなりのことがわかります(表2-16)。
　その他、血液検査結果では、電解質、血中アンモニア、血糖、CRP、貧血の有無、BUNなどの異常がないかをみます。また、X線画像などあれば、以前に撮影されたものと比較して、悪化の徴候がないかや、胸部X線画像などに写った腹部のガス像などをみて、便秘による苦痛などがないかもいっしょに確認します。

ケアと対応の基本方法

1. せん妄症状の改善

　せん妄の出現時は、まずは身体症状の改善が優先されます。しかし、精神の興奮状態が収まらず治療に影響を及ぼすと医師が判断したときは、向精神薬の利用を少量から始めます。その場合、J-NCSなどのスケールを用いてせん妄状態の観察を定期的に行うことで、過鎮静の予防に努めます。
　せん妄が原因でBPSDが出現した場合には、認知症をもつ高齢者は必ず苦痛を感じています。ただ、その苦痛をうまく表現できないため、医療者の気づきが遅れてしまうのです。まずは、認知症をもつ高齢者の苦痛を上記の観察項目の中から探し、ケアを行うことが、せん妄症状改善の近道です。

2. 日中の覚醒を高めるケア

　また、昼夜逆転や夕方の易怒性の亢進は、体力の消耗によっても起こります。それは、日中の離床時間が長すぎて、疲労に耐えうる体力の限界を超えたため、アドレナリンが分泌され、興奮状態を招き、睡眠を妨げてしまうためです。離床時間のサイクルはとても重要で、食事時間に適度な覚醒がないと、摂取量が減ってしまいます。高齢者は体力が低下しているので、朝起きて洗面し、食事を摂った後、昼までずっと起こしたままにするのではなく、午前中に15〜30分程度と午後は15時までに15〜30分程度の午睡をとることが重要です。午睡後の覚醒をよくするためには、休む前にお茶などカフェインの入った飲み物を少量摂ると、30分後くらいにはカフェインの血中濃度が上がり、覚醒の手助けになります。カフェインの作用時間は4時間程度とされていますが、個人差があるため、その都度調整が必要です。
　そのほか、日中の覚醒を高めるケアには、時間のオリエンテーションを行うこと、口腔ケア、洗面、ラジオ体操などがあります。特に、日光浴は覚醒を助けることができるほか、夜間に向けてメラトニン分泌の準備を行うため、良質な睡眠にもつながっていきます(図2-10)。夜間の足浴やホットミルクの利用は、高齢者の冷え切った身体をいったん温めるため、熱放散の準備ができ、核心体温を適度な幅をもって低下させ、睡眠をより深くする手助けとなります。

表 2-16　せん妄発症時の身体観察ポイント

観察項目	観察ポイント
呼吸	[呼吸困難の判断] ● 10回以下/min または 24回以上/min の場合 ● 努力様呼吸（呼吸補助筋を使った呼吸） ● 聴診器を使わなくても呼吸音の異常が聞こえる ● パルスオキシメーターを使用し、大気呼吸 SpO_2 85％以下または酸素投与下 SpO_2 90％以下の場合 ＊呼吸状態の悪いときに、不眠だからと睡眠薬が投与されると、呼吸抑制が起こり、さらに不眠やせん妄症状の悪化を来す
気道音	● 呼吸に伴う音が聞こえるか？ ・スースー→正常　　・いびき→舌根沈下 ・ゴロゴロ音→痰などの分泌物による気道閉塞
口腔内の確認	● 舌苔や乾燥、口臭などのほか、軟口蓋・硬口蓋に痰や古い粘膜が乾燥してこびりついていないか、出血等はないかなど、誤嚥性肺炎のリスクを確認
歯と歯茎	● う歯や口内炎などのトラブルはないか　　● 食欲不振の原因を探す
循環	[ショックの徴候] ● 顔面や皮膚の蒼白、冷感、冷汗 ● 皮膚が冷たく、湿っている→ショック ● 皮膚の蒼白や冷感、冷汗がなくとも、爪床圧迫テストで2秒以上→末梢循環不全 ● 温かみはあるが、爪床圧迫テストで2秒以上→敗血症ショック [脈拍] ● 頸動脈のみ触知可能→血圧 60mmHg ● 鼠径部で触知可能→血圧 70mmHg ● 橈骨動脈で触知可能→血圧 80mmHg 以上
下肢腫脹	● 循環不全　　● 深部静脈血栓症（ホーマンズ徴候の確認）
体重	● 3週間前からの継続的な体重の増減の有無 ● 下肢が腫れ、体重が増加、夜間臥床してすぐに起き上がる→心不全徴候
皮膚・粘膜	● 体重減少や皮膚や口腔内の乾燥→脱水傾向 ● ツルゴール→脱水傾向 ● 体熱感や血管に沿うような赤みや疼痛など→蜂窩織炎 ● 爪のトラブル
排泄	● 排尿時間の延長と尿の切れの悪さ→前立腺肥大などによる残尿の可能性 ● 日中の頻尿（少量ずつ）と夜間の大失禁→前立腺肥大による溢流性尿失禁の可能性 ● 尿混濁と急激な発熱→膀胱炎など尿路感染 ● 早朝の排尿に伴う不穏→尿路結石の可能性 ● 排便の有無→便秘、下痢に伴う腹痛 ● 聴雑音：5回以上/min →正常　　4回以下/min →胃腸機能低下 　　　　　常に聴取→腸炎など　　腹鳴なし→麻痺性イレウスなど ● イレウスの確認：心窩部に聴診器を当て、腹部を揺らし、水の跳ねる音（チャプンチャプン） ● 腹部打診：太鼓のような音→腸管内にガスが溜まっている
薬剤	● 睡眠薬などを服用後の本人の行動・日中の覚醒状況の確認：薬剤性せん妄 ● 肩関節や手指の歯車用硬直→向精神薬服用後のパーキンソン症状の出現の可能性
疼痛	● 痛みの訴えがないときこそ、動作時の表情が一瞬でもゆがんだような苦痛用表情がないか確認する
睡眠状況	● 24時間の睡眠と覚醒状況を継続的に記録し、サーカディアンリズムや活動と休息のバランスがとれているかを観察する
環境	● 感覚遮断が起きていないか 　日中の照度不足／時計やカレンダーなど見当識の手がかりがない／眼鏡・補聴器など日常生活で必要なものはあるか／周囲との適切な交流ができているか ● 環境の刺激が強すぎないか 　注意の転動性の亢進はないか／注意の維持・分配は可能か／静かな時間を過ごせる環境か

3. せん妄発症時における対応方法

　認知症をもつ高齢者のBPSDについて、情報処理や判断がうまくできないまま、外部環境に何とか立ち向かい適応しようとする反応行為と説明しましたが、認知症をもたない高齢者のせん妄発生時も、同じ理由でBPSDを起こします。しかしなぜ、激しい攻撃性や泣き出すなど感情の起伏が激しくなり、ケアに抵抗を示すようなことが多くなるのでしょうか。

　大脳辺縁系には4つの感情が存在します[6]。この感情は種族保存のために必要な感情でもあり、「怒り」を表現することで敵から種族を守り、「恐怖」を感じ逃げ出す行動で、種族が絶えることを避けています。また、「嫌悪」することで、自分に合わない種を仲間として受け入れることを避けます。逆に、「愛情」を感じることで、居場所の確保や自分たちにとって居心地のよい集団を残そうとします。この4つの感情は動物のもつ原始的な感情ですが、進化を遂げた大脳皮質をもつ私たち人間は、この原始的な感情をコントロールし、社会生活が営めるようにしています。

　しかし、せん妄発症時は意識が混濁するため、大脳皮質の脳機能が低下し、大脳辺縁系の感情をコントロールすることが困難な状況となってしまいます。そのため、ケアを拒否することが起こりやすくなり、「困った患者様」の状況がつくり上げられてしまうのです。この闘うか逃げるかの感情の高まりが、「闘争」または「逃走」の行為へとつながるわけですが、「愛情」の原始的な感情も同じように働いており、この感情が有効に働き出すと、後の3つの否定

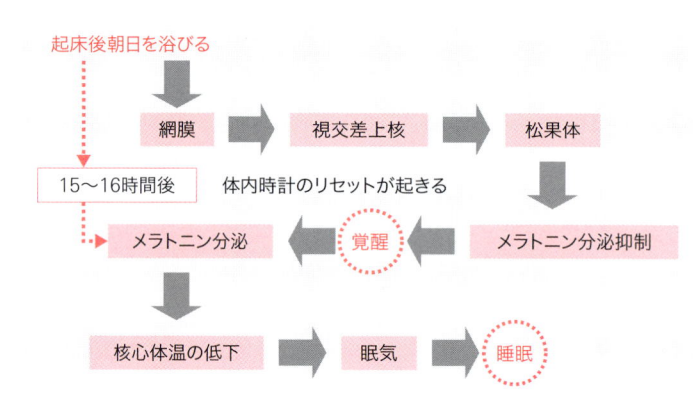

図 2-10　睡眠覚醒リズムに光が必要な理由

表 2-17　せん妄発症時における具体的な対応方法

❶ 挨拶と自己紹介を行い、目の前の人間が敵ではないことを示す
❷ 注意障害があるので、いきなり接近せず、声をかけて、こちらのほうに注意が向いてから接近する
❸ 視線を同じ高さにする
❹ 優しく（易しく）ねぎらう声かけを行う
❺ いま現在の苦痛をできる範囲で緩和する。それにより、大脳辺縁系の「闘争/逃走反応」が収まる
❻ 理由を聞き、患者が冷静に判断できる情報を提供する

＊❶～❻の順番にアプローチを行うことがポイント。先に説明や指導を行うと、否定的な3つの感情にスイッチが入り、易怒性が亢進してしまう

的な感情は驚くほど後退します。

せん妄発症時の具体的なアプローチとして、筆者がお勧めする方法を**表2-17**に示します。

せん妄改善後の精神的なフォローを必ず行う

　大腿骨頸部骨折で入院した高齢女性が一時的なせん妄状態に陥り、治療を受けて改善した後、反応が鈍く言葉を発しないため、「認知症の悪化ではないか」と相談を受けたことがありました。この女性の話を聴くと、「何かしゃべると、皆が私を認知症だと思うから、話さない。入院した後、実際に変なことを話したりしていたみたいで、家族にも迷惑をかけたようだ。面会に来た親戚もそのことを知っていて、近所でも私が認知症になったと思っているかもしれない。これ以上何か話すと認知症と思われてしまう」と、しっかりと話してくれました。せん妄が改善した後のことをすべておぼえていただけでなく、せん妄時のことも、看護師と話した内容などをところどころおぼえていました。

　このように、せん妄を発症した高齢者の中には、心に傷が残っていることがあります。激しい症状を垣間見た家族にも同様のことがいえます。このような場合、患者本人や家族の気持ちをていねいに聴き、つらい気持ちをわかろうと努力する姿勢をみせることが大切です。そのうえで、せん妄は意識の混濁から来るものであることや、一時的であり回復すること、誰にでも起こりうることをていねいに説明し、心配なことは何でも話し合える雰囲気をチーム全体でつくり上げることが、癒しへとつながっていきます。

引用文献
1) 中野今治, 水澤英洋 編：よくわかるアルツハイマー病―実際にかかわる人のために, p.15, 永井書店, 2004.
2) 和田 健：せん妄の臨床―リアルワールド・プラクティス, p.32, 新興医学出版社, 2012.
3) 前掲書2), p.36-38.
4) 前掲書2), p.29.
5) 加藤雅志：低活動型せん妄, 臨床精神医学, 42(3)：337-341, 2013.
6) 赤井信太郎：事例で見る認知症患者への対応方法：自宅に帰ろうとする, Nursing Today, 25(7)：43-45, 2010.

（赤井信太郎）

認知症高齢者に対応する際に必要な倫理的視点

認知症に対する意識の変化と急性期病院の課題

　近年、認知症に関するさまざまな取り組みが行われています。特に、若年性認知症患者は、自ら自分の病気のことや生活上の支障などを訴えて、認知症への理解を求めてきました。認知症高齢者は、記憶の障害や見当識障害が相当進行していても、感情や思いやり、自尊心などは維持されていることが明らかになってきています。これらの認知症に対する意識の変化に対応して、認知症ケアは生活そのものをケアとして組み立て、その人のもてる力を引き出し、充実した生活を送るための支援へと変換してきました。

　しかしながら、急性期病院では、認知症高齢者に対応する医療者は、従来の問題対処型のケアを継続しているのが現状です。さらには、急性期病院の入院期間の短縮化に伴う問題や、医療事故予防のための身体拘束など、急性期病院にはさまざまな課題があります。急性期医療のスピードと入院期間の短縮化は、認知症高齢者が本来求めているケアと真っ向から対立しているように思われます。身体的治療を受ける認知症高齢者への対応に関しては、以下の3点が大きな課題といえます。

❶認知症に関する専門知識をもつ看護師が少なく、自ら訴えることができない認知症高齢者は、適切な治療が受けられていない。例えば、痛みを訴えることができないために、認知症の行動・心理症状（BPSD）を増悪させていたり、体調不良を言語的に訴えることができないために、肺炎や尿路感染症などが潜在的に悪化するなど、合併症を起こしやすい。

❷急性期医療の場では、医療事故を予防しなければならないという安全管理の意識を重視するため、治療を目的とした行動制限や身体拘束が当然のように行われている。

❸急性期医療の場では治療が優先されるため、個人の生活を重視したケアを継続しにくい。そのため、病気は回復しても認知症は増悪していて、退院後に自宅に復帰できないケースが多い。

　急性期病院では、認知症高齢者の病気は回復しても、認知症が悪化したり、寝たきりになったというようなケースが多く見受けられます。治療優先主義の医療は、認知症高齢者その人の意思を否定してまでも治療を続け、人としての尊厳を侵害してまでも安全を保障しようとしています。これが本当に正しいことなのか、認知症高齢者の医療の現場を再考しなければなりません。

　急性期病院において考えなければならないのは、「自律・自己決定の尊重」という自律尊重原則、「患者の目標に照らし、善をもたらせ」という善行原則、「患者に対する危害の回避」という無危害原則、「すべての人を公平に扱え」と

いう公平原則の倫理4原則[1]です。

1. 自律尊重原則に反する場面——治療方針は家族のみが判断

詳しい治療や方針は家族にのみに説明されることが多いようですが、認知症高齢者がわかる範囲で、本人にも説明することが必要です。「認知症高齢者は意思決定ができない」と決めつけてはいませんか。慣れない環境で白衣を着た知らない人たちから矢継ぎ早に説明されると混乱することもありますが、認知症の軽度・中等度の高齢者は、安心した雰囲気でわかりやすく説明されれば、理解できることも多いのです。本人が入院していることや治療をしていることを認識していることは、治療をするうえでも大切です。例えば、点滴や内服薬などがなぜ必要なのか、その都度根気よく説明することで、治療に対して理解を示し、受け入れてくれることも多いです。反対に、説明なしに点滴などの治療が実施されることは、本人にとっては何よりも苦痛になりますし、抵抗しようとするでしょう。治療に対する説明も、家族にだけではなく、本人も含めて説明する時間をもつことが重要です(図2-11)。さらに、家族と本人が話し合える機会をつくることも必要です。

認知症が進行した重度の時期で、本人の意思が確かめられない場合は、元気だった頃の本人の意思や価値観なども考慮しながら、家族に判断していただく場面もあると思います。家族のみに判断してもらう時期でも、本人の価値観や生き方の視点から考えてもらいます。一般の成人患者における治療の選択の状況とは異なり、認知症高齢者には、治療に伴う苦痛や、行動の制限による身体機能の低下、その後の予後も含めて、本当にその治療がふさわしいのかどうか、方針を説明する必要があります。積極的な治療を選択しないという判断をする場合は、家族も精神的な葛藤を抱えていることが多いため、家族のサポートが必要になることもあります。

2. 善行原則に反する場面——認知症高齢者のニーズの放置とBPSDの悪化

認知症高齢者が入院した場合、医療者は、この人は何を困難と感じていて、何をしてほしいと思っているのか、理解できていないことがあります(図2-12)。「認知症だから、何も考えていない、感じていない」という認識をしている医療者が多いのが現状です。特に看護師は、"ニーズ"というと、食事、排泄、入浴のことしか頭に浮かびません。急性期病院では特に、治療のみに関心が集

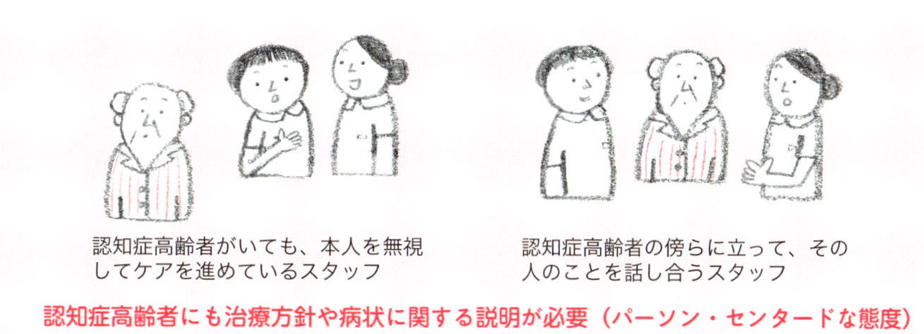

認知症高齢者がいても、本人を無視してケアを進めているスタッフ

認知症高齢者の傍らに立って、その人のことを話し合うスタッフ

認知症高齢者にも治療方針や病状に関する説明が必要（パーソン・センタードな態度）

図2-11 認知症高齢者へのパーソン・センタードの視点に立った説明

中し、前項でもあげた認知症高齢者が潜在的にもっているニーズに対して、看護師が気づかないことが多くあります。

認知症高齢者のニーズに十分に対応していないことは、実はさまざまな問題を引き起こしています。看護師の考えている認知症高齢者のニーズと、その人が望んでいる本来のニーズは、異なっていないでしょうか。ほとんどの急性期病院では、認知症高齢者が必要とされるケアがなされず、放置されているといっても過言ではありません。その結果、つくられた問題であるBPSDが発症しやすくなっているのです。

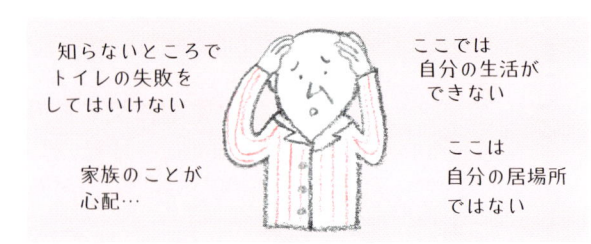

図 2-12　認知症高齢者の心の中

3. 無危害原則に反する場面——身体拘束や睡眠薬の処方

　介護保険制度では高齢者の尊厳が重視され、介護保険施設においては身体拘束が禁止されています。しかしながら、急性期病院では転倒事故を恐れるあまりに、行動範囲を制限したり、身体拘束が当然のように行われています。医療の現場では、生命の危機にかかわるという名目での身体拘束でもありますが、一度始まるとそれを中止することができなくなり、必要性がなくても継続されていることが多いようです。また、身体拘束が解除されたときに、廃用症候群が進展していると転倒事故につながるケースもみられ、転倒のリスクをさらに増強させています。

　夜間に点滴を抜去したり、歩き回る高齢者に対して、睡眠薬などを処方してもらうように担当医に依頼したりすることも、薬剤を使った身体拘束になります。さらに、睡眠薬の副作用により、歩行・バランスが障害され、転倒のリスクが高まります。医療者は、点滴抜去や徘徊する原因・理由を考えずに、安易に行動を抑制することばかりをしています。点滴などの苦痛を伴う治療はできるだけ行わずに、経口投与できる薬剤があればそれに変更してもらうように主治医に相談して、検討していきましょう（図 2-13）。

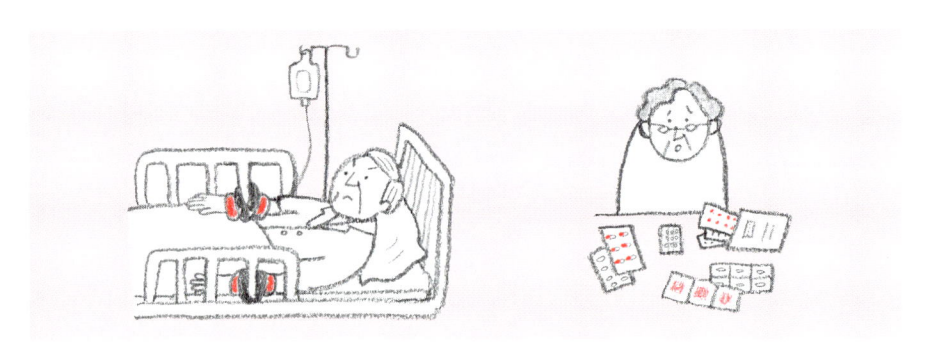

図 2-13　点滴抜去や徘徊を抑制するための身体拘束、薬剤投与

看護師のジレンマ

　急性期の医療現場では、認知症高齢者の自由に動きたいという意思を尊重すれば、転倒のリスクは高くなります(図2-14)。それをどのように考えればよいでしょうか。安全管理という意識があまりにも優先していないでしょうか。自分自身が高齢者になって、転倒のリスクが高いからと、身体拘束を望む人がいるでしょうか。

　介護保険施設では身体拘束は禁止されており、経管栄養チューブを装着した認知症高齢者に対しても、ケアスタッフはさまざまな工夫をして、身体拘束をしないようにしています。急性期病院は治療を目的とするところで、身体拘束は安全を保障するもの、という病院側の都合で行われることが、実は多いのです。医師から指示が出ているから身体拘束をするのではなく、個々のケースについて「自律尊重原則」「善行原則」「無危害原則」「公平原則」という倫理4原則から医療チーム全体で検討する必要があります。

身体拘束をしないための急性期認知症看護の考え方

　筆者が実施した急性期病院の看護師のBPSDに関する対処困難についての調査では、看護師の多くは、治療・看護援助を障害する行動に対処困難感を感じているようでした。特に、「チューブ類などを抜去しようとする」「立位困難であるのに、立ったり歩いたりなど、危険行為をする」「治療に対して抵抗する」「点滴を抜去しようとする」「睡眠障害、昼夜逆転などの不眠がある」などが多くあげられました(表2-18)。

　これらの症状を示す認知症高齢者に対して、急

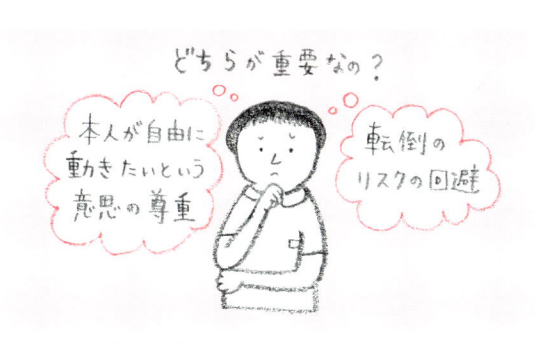

図2-14　看護師のジレンマ

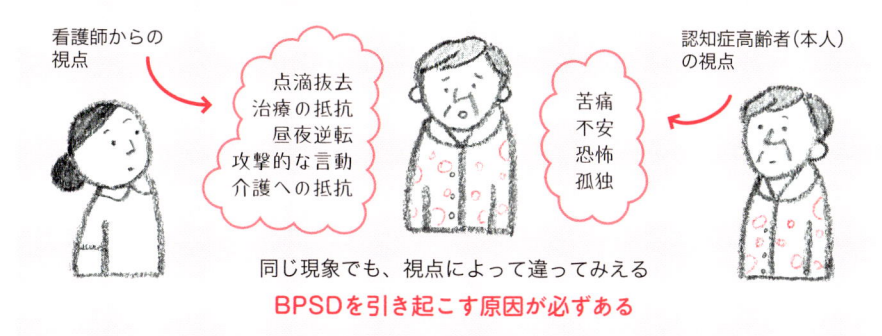

図2-15　認知症高齢者の視点と看護師の視点

表 2-18 治療・看護援助を障害する行動に対する対処困難感

- チューブ類などを抜去しようとする
- 点滴を抜去しようとする
- 歩行障害などのために転倒しやすい
- 治療に対して抵抗する
- 睡眠障害、昼夜逆転などの不眠がある
- 処方薬の服用を嫌がったり、拒絶するなどの拒薬がある
- 立位困難であるのに、立ったり歩いたりなど、危険行為をする
- 必要なときにナースコールを押さない
- おむつを外す、便を触るなどの不潔行為をする
- 落ち着きなく、あるいは興奮して、手足を動かす
- 食事を拒否する
- 世話をされるのを拒否する

表 2-19 急性期病院入院中の認知症高齢者の生活を整えるポイント

1. 生活リズム障害に関しては、夜間の睡眠だけに着目するのではなく、1日の様子を把握して、日中覚醒して過ごせるようにする。日光を浴びられるように、サーカディアンリズムを整える
2. カレンダーや時計などを目につく場所に置いて、日時がわかり安心して生活できるようにする
3. 食事、排泄、睡眠に関する認知症高齢者の生活習慣や価値観を取り入れたケアを確実に行い、苦痛や不快感を生じないようにする
4. 急性期病院での入院生活でも、1日1回はほかの人と楽しく交流できる機会をつくるようにする
5. 本人の気持ちを察しながら、大切にされている、安心できると思ってもらえるようなコミュニケーションを心がける

性期の現場では身体拘束が実施されています。しかし、身体拘束で一時的な治療を行うことはできても、認知症高齢者にとっては、手袋をさせられたり、車いすに縛られたりといった、人として脅かされる苦痛の体験しか残りません。このようなことは悪循環を残すばかりか、認知症高齢者の尊厳を無視し、予後を悪化させることにもなります(図 2-15)。

認知症高齢者の生活のニーズや潜在的な心理的ニーズを考えたり、認知症高齢者の視点から、なぜそのような行動を起こすのか、理由を考えて、できるだけ身体拘束はしない方向で検討する必要があります。行動を制限するのではなく、認知症高齢者の心理的ニーズをきめ細やかに分析する必要があるのです。認知症高齢者のニーズに対応するためには根気や努力が必要ですが、それが看護の原点でもあります。基本的な生活の援助を確実に行ったり、生活を整えたりすることが大切です(表 2-19)。

引用文献
1) 箕岡真子, 稲葉一人：わかりやすい倫理―日常ケアに潜む倫理的ジレンマを解決するために, ワールドプランニング, 2011.

参考文献
1) 諏訪さゆり：認知症ケアにおける倫理, 日本認知症ケア学会誌, 10 (4)：454-461, 2012.

(鈴木みずえ)

3 身体的治療を受ける認知症高齢者に対する急性期病院と地域との連携

入院直後から治療・退院の経過で高齢患者が起こしやすい認知症の症状とその変化
——認知症高齢者からみた入院による課題

　高齢者が急性期病院へ入院することが決定すると、病棟の看護師は、病名のほかに、認知機能の状態について救急外来に確認します。病棟の看護師にとっては、高齢者の入院が増えている現状において、記憶や判断力の障害の有無やその程度が重要な入院時情報の1つになっています。認知機能に障害がある高齢者が入院してくると、①何度も同じことを聞かれ、そのたびに説明を行う、②処置やケアを拒否するため、すべてのケアに時間や人手がかかる、③興奮が強いときには暴力を受ける、④点滴やルート類を自己抜去する、⑤手術や外科的処置後の安静が保持できない、⑥転倒・転落等の事故のリスクが高い、など、ケアに多くの時間や配慮が必要になるためです。

　入院目的を達成するには、具体的には、①治療にどの程度協力できる状態であるのか、認知機能をアセスメントする、②考えられるインシデント・アクシデントの対策を行う、③入室する病室の選択と調整を行う、などの対応があげられます。しかし、これらの現状はあくまでも、ケアを提供する側の見解です。本項では、認知症高齢者の視点で、①入院をすること、②治療・ケアを受けること、③退院をすること、という3つの出来事を、認知症の症状と関連づけてとらえてみました。

入院をすること

　入院をすると、それまでの生活リズム、家庭や社会での役割などが大きく変化します。最も大きな変化は、物理的な環境です。におい、音、壁、天井、

カーテンの色、調度品など、いつもの見慣れた人や場所とはまったく異なる空間となります。さらに、病気やけがはいつ治るだろうか、いつになったら家庭や職場に戻れるだろうか、家族やペットはどうしているだろうかなど、緊張と不安感でいっぱいになると思います。けれども、認知機能が正常な人は、きちんとした説明や周囲の支援により、今後のなりゆきやとるべき行動がイメージでき、その状況に適応していきます。

　認知症があると、記憶障害や判断力の低下から、知らない人や見知らぬ場所にいること自体が理解できず、常に大きな不安と恐怖を抱いており、いつも混乱している状態にあると考えられます。また、精神的には極度の緊張状態となっているため、急に後ろから声をかけられるだけで、状況を瞬時にとらえることができず、とっさに危害を与えられると思い込んでしまった結果、暴力や大声となってしまうのです。さらに、認知機能は病態や個人によっても大きく異なります。

　認知症の病態期は、おおよそ初期、中期、後期の3期に分類されますが、ここではアルツハイマー型認知症の"中期"の人を想定して考えてみます。この時期は、身体的な機能障害は少なく、間違いが多くなるものの、日常生活は誰かの手助けがあれば何とか行えるといわれています。また、個人の症状の違いや変動が大きくなる時期でもあります。自分と他者との関係においても、折り合いをつけようとする言動や行動が、看護師からみれば理解できない、つじつまの合わない行動や言動となり、周囲は対応に苦慮するのです。

　入院による帰宅欲求やケアの拒否、点滴などの治療に必要なルート類の自己抜去、転倒・転落などの事故、昼夜逆転、せん妄、攻撃的な言動・行動などが周囲の困り事として表出します。入院により起こりやすい症状と推測される理由を、認知症の中核症状に沿って考えてみましょう（表3-1）。

　以上のように、認知症高齢者にとって"入院"という出来事は、環境や身体的な変化を理解できないことから、常にその心理状態はどうしてよいかわからない"不安感"と、見たことがない人に何をされるのかわからない"恐怖"の中にあり、"混乱"しやすい状態といえます。また、入院治療が必要なほどの身体的な苦痛は、病状を理解できないがゆえの、"混乱"を増幅させてしまいます。いつもとは異なる環境に加えて、点滴や手術、傷の消毒、薬剤の服用、採血や胃内視鏡などの治療や検査を受ける際は、痛みや苦痛を伴うため身体的なストレスも加わり、症状が強調されて出現してしまうと推測されます。

　"混乱"したままでは、治療を安全に受けることができなくなりますし、「認知症だから医療は受けられない」という不利益を生じることにもなりかねません。ケアを提供する側は、表出されている症状に目を向けるのでなく、推測される理由に着目して対応を考えることが大切です。

治療・ケアを受けること

　認知症高齢者には、点滴や処置のときにじっとしていない、ケアに協力したり、指示どおりの行動ができない、身体に入っているルートを引っ張って抜く、酸素マスクを外すなど、生命にかかわる状況も含めてさまざまな症状が現れま

表 3-1　入院により起こりやすい認知症関連症状と推測される理由

	起こりやすい症状	推測される理由
記憶障害	❶何度も同じことを言う ❷何度も同じことを聞く ❸困った表情やいらいらがある ❹怒りっぽい ❺黙ってしまう ❻そわそわと落ち着かない ❼眉間にしわなど緊張した表情 ❽白衣を着た人が近づくと大きな声を出す、突然怒り出す、暴力を振るう ❾「家族に会いたい」「家に帰る」と繰り返す ❿ルートを引っ張って抜く	●入院の理由をおぼえられない ●説明された内容を思い出せない ●入院までの出来事を思い出せない ●いまいる場所がどこなのかおぼえられない、なぜここにいるのかわからない ●まわりの人がみんな自分をだましていると思う ●知らない人ばかりで不安になる ●わからないことが多く、不安が強い ●自宅までの道のりが思い出せない ●処置やケアの理由をすぐに忘れてしまう ●腕に刺さっているもの（点滴）が何であるか忘れてしまう ●人の名前や職業をおぼえられない ●白い服装の人が痛いことや嫌なことばかりするし、怖いと思う
見当識障害	❶ベッドから抜け出そうとする ❷時間に関係なく病室や病棟から出て行く ❸自分の病室に戻れなくなり、迷う ❹ドアがあると開けてしまう（部屋でない場所、ロッカー等に入る） ❺自宅はこの隣、あるいはすぐそこにあると言う ❻そわそわと落ち着かない態度 ❼異性の病室にも平気で入る ❽夜活動し、昼間休息をとる ❾隣のベッドのタオルを使う ❿下膳車にある食べ物を食べる	●いまいる場所がどこなのか、わからない ●安全な場所なのか、わからない ●いまが何時頃で、季節がいつ頃なのかわからない ●対象物が空間のどこにあるか、位置関係や大きさなどが認識できなくなる ●適切な衣類や履き物を選べない ●転倒につながるリスクに気づけない ●自分の物と人の物との区別がつかなくなる ●自分がいた部屋やベッドの場所を忘れる
実行機能障害	❶点滴や処置時にじっとしていない ❷ケア時に協力的な行動ができない ❸指示どおりの行動ができない ❹危険を回避できない ❺話し手に注意を向けられず、じっとして聞くことができない ❻行動が衝動的で、がまんしない ❼間違っていることを修正できない ❽ナースコールを押して違和感や疑問を訴えることができない（マイクのようにもって話をする）	●治療を受けて病気やけがを治すための計画を立てることができない ●なりゆきがわからないため、順序立ててものごとを考えられない ●周囲より行動を促されても、開始や中止、継続ができない ●見たことや聞いたことから結果を踏まえた行動を起こすことが難しい ●援助の結果を予測できない ●ナースコールの使い方がわからない

す。看護師は、何度も説明したり、ルートを抜かれないような工夫をしたり、見守りを24時間続けるなど、多くの時間と労力を要します。実際、事故なく治療目的を達成するのは容易ではありません。

　これらの出来事の理由を認知症高齢者の視点で考えてみると、①自ら治療を受け、病気やけがを治すための計画を立てることができない、②その後のなりゆきがわからない、③順序立ててものごとを考えられない、などの"実行機能の低下"によるものと、④腕に刺さっているもの（点滴）が何であるか忘れてしまう、⑤処置やケアの理由をすぐに忘れてしまう、などの"短期記憶障害"によるものが考えられます。

認知症高齢者が"混乱"と"不安感と恐怖"の状態から、"安心で穏やか"な状態になるには、以下のことを実施してください。

1. 基本的な姿勢
❶決して否定的な対応をせずに、いまの気持ちに寄り添う
①いま、何を感じているのか。
②いま、どんな気持ちでいるのか。
③いま、何をしようとしているのか。
④いま、何をしたいのか。
❷周囲には困り事である理解不能な行動は、その人の力ととらえる
①症状や障害であるが、残された部分の反応だととらえる。
②理解し適応しようとしている力(代償行動)ととらえる。

2. 基本的なコミュニケーション
❶入院時
　初対面の人と会うときには、挨拶を交わし、自己紹介を行います。入院時がそのときです。その際に、その人の社会性やコミュニケーション力の程度がわかります。
①目線を合わせる。
②「看護師の○○です」「お名前を教えてください」「□△さん、どうぞよろしくお願いいたします」と手を差し出す。
＊このとき、名前を言え、スッと手を差し出せるならば、言葉による意思疎通はある程度可能なことがわかる。
③症状を聴くときにも、目線を合わせてしっかりとうなずき、こちら側の「知りたい」という意思を伝える。
＊傾聴的態度を強調することで、つながることができる。
④質問と異なる答えが返ってきても、さりげなく修正する。
＊答えようとする力がある、ととらえることができる。
❷お互いに知り合えた頃
①積極的に話しかけ、やり取りを積み重ねる。
②楽しみや習慣、趣味、大切にしていることなど、興味をもったり、笑顔がみられたり、心がやわらぐ瞬間を見逃さず、笑顔になる時間をつくる。
③考えや思い、これまでの人生史や価値観などを知ろうとする姿勢をもち、注意して観る。
④家族や施設の職員などから情報を得る。
⑤過去と現在をさりげなくつなぐ会話を行う。
⑥あきらめてしまっている「本当は○○したい」ことを表現してもらう。
＊あきらめてしまった理由：誰も自分の語りを聞いてくれないから話さなくなった、思うような言葉が出てこない、など。

3. リアリティオリエンテーション
　リアリティオリエンテーション(RO)とは、人や時間、場所などに対する見

当識障害を補うための対応です。1日の時間の流れをケア提供者が伝えていく生活に沿ったROを24時間ROといいます。

　入院時は、緊張や不安感が強く混乱をしていると推測されるため、24時間ROを行い、記憶障害を常に補う必要があります。よって、毎回会うたびに以下のことを実施します。

①自己紹介：「○○さん、こんにちは。私は看護師の○○です。どうぞよろしくお願いいたします」。
②時計や景色を見せながら、日時や時間、季節や天候などをさりげなく伝える。
　　例：「今日は○月○日です」「今日は△▲の日です」
　　　「今日は梅雨の晴れ間ですね。外はよいお天気ですよ」
　　　「いまは朝の8時です。朝ご飯の時間です」
③笑顔で、目線を合わせて話をする。
④ゆっくり、はっきりと、聞こえる大きさ、声(やや低い)で話す。
⑤簡単な単語と短い文章を使う。
⑥身振り手振りを交えて、大きく行う。
⑦不安感が強い人やさびしい様子のときには、そっとタッチングを行う。背中や後頭部、手の甲、足のすねなどのあたりを優しく円を描いてタッチする。
⑧痛むところや具合の悪そうなところを予測して、問いかける。
⑨「いつでもそばにいますよ」という姿勢をもちながら、声をかける。
⑩これから行うケアについて話をする。
⑪ケアを受け入れてもらったお礼を伝える。

4. 入院の経過による症状の変化

　認知症高齢者は、"混乱"の中でも周囲の環境になじもうとします。例えば、周囲に対して「ご飯まだ？」と聞いたり、「家に帰る」と何度も同じことを繰り返すことは、周囲に関心を向けている姿です。

　自宅とは異なる環境に少しでもなじむには、そのときにケアする人が、「ご飯まだ？」という表出された言葉をうのみにせず、何度も同じことを言うのは「空腹感」だけでなくほかの理由があるかもしれないと考えるなど、その言葉の真の意味を理解しようとすることが大切です。導いてくれる人がいれば、"混乱"の期間は短くなります。例えば、「お腹が空いたんですか？　いま、つくっています。もう少し待ってくださいね」「いまは夜ですから、今日はここにお泊りください」などというのが、自分なりに返事を理解しようとしている態度です。つまり、看護師が認知症高齢者のうまく表現できない感情をくみ取り、それを察するような言葉がけや、認知症高齢者のことを考えているような言葉がけをすると、認知症高齢者は「自分のためにご飯をつくってくれている。うれしい」「明日までがまんする」などと考えたり、判断することができます。その結果、いまいる環境の中に楽しみをみつけたり、落ち着きを取り戻すことができると思います。

5. 環境調整

　認知症高齢者にとって、入院環境はただ見慣れない場所であるだけでなく、

さまざまな弊害を引き起こしていると考えられます。例えば、病室の番号をおぼえられず部屋を間違えたり、入院パンフレットに記載されている文字が読めても、文章の意味を理解できず、うなずいてはみたものの、医療者に説明された言葉の意味がわからなかったり、普段ならトイレで排泄できるのに、トイレの場所がわからないためうろうろしていると、危険だからという理由で車いすに乗せられてしまうことなどは、よくみられる光景です。認知症高齢者にとっては、自分でできることを奪われてしまう、大変"居心地の悪い環境"であると考えられます。

また、認知機能の障害の程度によっては、周囲の人の話し声がガチャガチャした騒音に聞こえていらいらしたり、意識が集中できずに食事を摂れなかったりなど、心身に与える影響が大きくなります。さらに、毎日が不規則な生活リズムでは、精神的な安定がはかれず、周辺症状を引き起こす要因になります。

個別性をとらえた環境調整が望ましいとはいえ、患者の年齢、病状、認知レベルなどはさまざまであり、置かれている施設の状況も異なるため、すべてを完全に行うことは不可能です。しかし、認知症高齢者にとって、認知症である自分について理解を示し、いっしょに行動してくれたり声をかけてくれる人が1人でもいたならば、たとえほんの一瞬でも穏やかに過ごせる"居心地のよい環境"になると思います。認知症高齢者に適した環境を調整することとは、ケアする人の姿勢でもあり、重要なケアであるといえます。"居心地のよい環境"につながる方法を、表 3-2 に示します。

6. 起こりやすい症状への対応

❶帰宅欲求の原因から対応を考える

帰宅欲求は入院初期に発生しやすい症状です。見知らぬ場所に行くと、誰しも落ち着かない経験があると思います。居心地の悪くなる落ち着かない環境が"帰宅欲求"の要因にあります。認知症高齢者には、その人に合った環境を調整しながら対応していく必要があります。

身体的な不調や空腹感などの表現をうまくできない人にとっては、「帰りたい」という言葉につながることがあります。ただ「帰りたい」という言葉に対応するのでなく、身体側面のアセスメントと、環境調整を含めた対応を同時に行います。

表 3-2 居心地のよい環境につながる方法

- 音、採光、におい、温度、湿度等を、その人にとって「穏やかに過ごせる」状態であるのか、常に気にかけ、声かけや調整を行う
- 安全面への配慮を行う。わかりやすくはっきり見える表示・文字の大きさ・色を使用する
- 見守りが必要なときは、医療チームで話し合い、対応方法を検討し、統一する
- 日課表を作成し、規則正しい生活リズムを基本に、散歩・会話・体操などを取り入れる
- 決めたこと以外に、外部との交流を促したり、他者と交流できる環境を調整するなどして、心身の活性化をはかる
- 病室の設備や様式、個人のためのスペースや配置されている物・場所は、個人が落ち着けるように工夫する
- 意識が集中できない場合、人影や音などを遮断する工夫をする

表 3-3　帰宅欲求がある認知症患者のケア目標と中核症状別の対応

[目標]
＊身体の調子がおかしいため、治療を受けに来ていることが何となくわかる
＊いまいる場所は、安全で安心できると感じてもらう

起因	中核症状	対応
記憶障害	❶入院の理由をおぼえられない ❷説明された内容を思い出せない ❸入院までの出来事を思い出せない ❹なぜここにいるのか、わからない	●入院初期は、理由を何度も簡単な言葉で説明する ●何となくいつもとおかしい、痛い、苦しい、腫れている部位がある、などがあれば、見せたり、感じてもらったりする ●X線画像や人体の絵などを見せて、視覚に訴える
見当識障害	❶いまいる場所がどこなのか、わからない ❷安心できる場所なのか、わからない	●病院らしい場所に連れていく（X線撮影室、検査室など） ●安心感をもってもらえるように、笑顔で気持ちを受け止めるように接する（お茶、食事、菓子などを出す、話し相手になるなど）
実行機能障害	❶なりゆきがわからないため、順序立ててものごとを考えられない ❷見たことや聞いたことから、結果を踏まえた行動を起こすことが難しい	●「○○になったら退院できますよ」と伝える ●実際に自宅に帰る方法を聞いて、現実に可能であるか、いっしょに考える

　ケア目標と中核症状別の対応を表 3-3 に示します。
❷処置やケアの拒否・抵抗の原因から対応を考える
　判断力が低下していて、援助してもらう動作を予測できなかったり、援助してもらう動作の結果を予測できないことから、不安になって拒否的となる場合があります。よって、少し先のことが予測できるように工夫します。
　また、切迫感や緊張が相手に伝わらないように、処置やケア時にはそのなりゆきや進行状況を伝え続ける必要があります。つまり、不安感が強ければ強いほど、説明をしながらの実施が必要となるのです。これから行うことについては必ず簡単に説明し、本人に同意を得てから実施するようにします。
　ケア目標と中核症状別の対応を表 3-4 に示します。

7. 家族指導

　日常生活での失敗を取りつくろうと言い訳が多くなり、間違ったことをしてもごまかしたり、都合の悪いときは身近な人のせいにしたりするなどの症状があると、「もしかしたら認知症かもしれない」と家族は疑います。また、認知症高齢者も、何となく自分自身の変化には気づいているものの、出来事の原因を正しく認識できないため、自分の問題としてとらえることは困難です。さらに、自己が崩壊する強い不安感から、ごまかしや言い訳が発生しますが、これは自己防衛の1つと受け取れます。
　家族がそんな姿を目の当たりにすると、"驚愕"と同時に、「そんなはずはない、あんなにしっかりしていた人が認知症になるはずがない」と、"否認"の感情が起こります。配偶者の立場では、長年連れ添い苦労を共にしたかけがえのない人であり、娘や息子の立場では、尊敬する大切な存在です。実際には、家

表 3-4　処置やケアの拒否・抵抗がみられる認知症患者のケア目標と中核症状別の対応

[目標]
＊ほんの一瞬でも処置やケアに協力できる
＊いま何をやっているのか、その結果やなりゆきがわかる

起因	中核症状	対応
記憶障害	❶処置やケアの理由をすぐに忘れてしまう ❷腕に刺さっているもの（点滴）が何であるか忘れてしまう ❸人の名前や職業をおぼえられない ❹白い服装の人が痛いことや嫌なことばかりする、怖い人だと思う	●リアリティオリエンテーションを行う ●実施する前に簡単に説明し、承諾を得る ●優しい、安心できる人として印象づける
見当識障害	❶いまいる場所がどこなのかわからない ❷安心で安全な場所なのかわからない	●「大切にします」「安心してください」という態度で接する ●病院であること、安心できる場所であることを強調する
実行機能障害	❶治療を受けて病気やけがを治そう、と計画を立てることができない ❷援助の結果を予測できない	●処置やケアを受けた後の結果を伝える（「治ります」など） ●治療を受けることのつらさを伝えながら、「いっしょにがんばりましょう」と伝える

　族が異変に気づき受診するまでには、1年以上が経過するという報告もあります。その後、"抑うつ""怒り""あきらめ"などの感情が行きつ戻りつする非常に苦しい状況が日々存在します。したがって、家族が介護してよかったと思える"適応"にできるだけ早くつながるような支援が必要といえます。

　入院中に認知症と診断された場合は、「どうしてよいかわからない」「もう面倒はみられない」と思ってしまいがちです。よって、家族の複雑な心理を受け止め、正しい対応方法を説明したり、指導をする必要があります。また、退院が決定しても、①家族が考える退院の時期が医療者と異なる、②家族に被害者意識がある、③迷惑をかけていて申し訳ないなどと家族が思う、といったことが多いため、医療者には家族に配慮した対応が求められます。さらに家族は、決定能力の乏しい本人に代わって治療に関する意思決定をしたり、いままでの生活の変更を余儀なくされる危機的状態となり、多くの葛藤が生じます。したがって、看護師の役割は、患者と家族の関係性がずれないように橋渡しをしながら、家族の混乱を少なくすることにあると思います。

　家族は葛藤の中にあるため、常に傾聴的態度で感情を受け止めることが必要です。折をみて以下の事柄について説明を行い、安心して相談できる存在になりたいものです。

　①今後の病状のなりゆきについての具体的な症状を含めた説明
　②認知症高齢者にとってのわかりやすいコミュニケーションの方法
　③身体的な介護が必要な場合のケアの方法
　④褥瘡や肺炎などの予防や具体的なケアの方法
　⑤介護者自身の身体的・心理的負担を軽減するコツ
　⑥介護保険の申請と活用方法
　⑦地域の資源や福祉サービスの紹介
　⑧家族の会の紹介

退院をすること

　入院環境になじんだ頃に退院になると、認知症高齢者から「行きたくない」「ここにいたい」と言われることがあります。この場所がどこなのかはよくわからなくても、ここは"居心地のよい"ところで、「皆が優しく親切だった」という感情が、"早く帰りたい場所"から"ここにいたい場所"に変化するのです。

　退院先が自宅であれ、施設であれ、記憶障害や見当識障害により混乱が発生します。そのことを退院時に説明し、対応方法を伝える必要があります。また、退院先が入院時と異なる場合、特に施設や他院への転院・移動の場合は、施設間・スタッフ間で以下の内容が継続して行われるように確認することが重要です。

　①認知症高齢者に対する認識の違いを減らす。
　②ケア目標を共有する。
　③高齢者のその人らしさや背景を考慮したケア方法を継続する。

　そのためには、認知症高齢者の個人の背景が記載されたサマリーが必要です。単にADLの項目をチェックした内容を継続看護のサマリーとするのではまったく不十分です。入院中に得た"その人らしさ"の情報、例えば、どのように生活したいと願っているか、本人のこだわりや関心事、困り事の症状が出現した際に、落ち着いて過ごせる具体的な対応やケアの方法などをきちんと文章化して、次に転院・入所する病院・施設に看護を継続していくことが必要です。

＊　＊　＊

　認知症高齢者は、治療の側面だけでなく、日常生活に支障を来している状況においても看護を必要としています。そのため、その特徴を知り、援助することがポイントとなります。

　また、質の高い看護の実践には、「自分の経験に固執し、柔軟性のない、認知や身体機能が低下した老人」という偏見を捨て去り、「長い人生経験や社会での役割を遂行した人」であるという点に目を向けることを忘れてはならないと思います。さらに、認知症ケアを行う際には、表3-5に示すような態度が必要です。いつもすぐそばにいる看護師が表3-5に示した5つのポイントを実行することで、入院という大きな環境の変化の中にあっても、認知症高齢者が緊張しすぎて身体をこわばらせたりすることなく、その人らしい良い状態が維持できるのではないかと思います。それには、看護師1人ひとりがうまく行えたアプローチをチームで共有することが重要だと考えます。

表3-5　認知症ケアを行う際に示すべき態度

- ちょっとした目や手の動き、しぐさや表情を読み取り、意味づける
- 認知症高齢者と共に、その意味を探る
- 「何もできない」とあきらめずに、「何かができる」ように支援する
- 本人しかわからない大切な世界をわかろうとする
- 楽しそうな表情や穏やかな態度があるその瞬間を大切にする

参考文献

1) 勝野とわ子：認知症者自身の視点からみた病体験とその生活の質への影響，EB nursing，8(2)：144-149，2008.
2) 六角僚子：認知症ケアの考え方と技術，医学書院，2005.
3) 認知症ケア学会 編：第1巻 認知症ケアの基礎，第2巻 認知症ケアの実際：Ⅰ総論，第3巻 認知症ケアの実際：Ⅱ各論，日本認知症ケア標準テキスト，ワールドプランニング，2006.
4) 国際老年精神医学会（日本老年精神医学会 訳）：痴呆の行動と心理症状―BPSD，アルタ出版，2005.
5) 水野 裕：実践パーソン・センタード・ケア―認知症をもつ人たちの支援のために，ワールドプランニング，2008.

（梅原里実）

事前指示書（アドバンス・ディレクティブ）

　認知症高齢者でも軽度，中程度であれば自分の考えを伝えることができます。しかし，失語症や重度の認知症になった場合，自分の意思をほかの人に伝えにくくなります。自分らしく尊厳をもって生きるために，自分の医療について事前に意思表示をしていくことが大切です。

　人工呼吸器などの心肺蘇生術，胃瘻などさまざまな最新医学の技術は，延命を可能にしました。しかし，本人が望まない延命治療を行い，治癒の見込みのない状態で生かされることは，本当に本人の望むところであるのか，家族も悩むことが多いものです。いかに人生の最後の選択をするかが，いかに生きるかということでもあります。

　『「私の四つのお願い」の書き方―医療のための事前指示書』では，**表**に示すような4つの事前指示書を書くことを推奨しています。元気なときから自分自身が望む医療やケアを決めておこうというものです。これらは高齢者だけでなく，家族がいっしょにお互いが共に健康で判断できるときから考えなければならないことでもあります。

（鈴木みずえ）

表　私の四つのお願い

私のお願い1	私自身で医療・ケアに関する判断・決定ができなくなったとき，私の代わりに判断・決定をしてほしい "人"
私のお願い2	私が "望む医療処置" と "望まない医療処置"
私のお願い3	残された人生を "充実したものにするために" "快適に過ごすために" どのようにしてほしいのか
私のお願い4	最後に私の大切な人に知ってほしいこと

（箕岡真子：「私の四つのお願い」の書き方―医療のための事前指示書，p.11，ワールドプランニング，2011より改変）

身体的治療を受けた認知症高齢者に対する地域へとつなげるケア

日本の認知症高齢者数と社会支援の方向性・課題

　厚生労働省研究班が 2009～2012 年度に全国 8 市町で行った認知症高齢者数調査において、国内における 65 歳以上の高齢者(3,079 万人)の 15％が認知症と推測される、との結果が発表されました[1]。軽度認知機能障害(Mild Cognitive Impairment；MCI)も含めると 65 歳以上の 4 人に 1 人が認知症または認知症予備軍と考えられています。したがって、認知症またはその予備軍で身体的入院治療を受ける人が急増してくることが予測されます。

　2015 年 1 月に厚生労働省が 11 関係府省庁と共同して策定した「認知症施策推進総合戦略(新オレンジプラン)」では、認知症の人の意思が尊重され、できる限り住み慣れた地域のよい環境で自分らしく暮らし続けることができる社会を目指した 7 つの柱で構成されています。その 6 番目に「認知症の予防法、診断法、治療法、リハビリテーションモデル、介護モデル等の研究開発及び成果の普及の推進」が掲げられ、その人の容態の変化に応じて、医療・介護等が有機的に連携し、適時適切に切れ目なく提供できる体制が期待されています。その体制整備のために、介護・看護職のみならず、医師・歯科医師・薬剤師の認知症対応力向上、認知症疾患医療センター等の整備、認知症初期集中支援チーム設置、認知症ケアパスの積極的活用、医療介護関係者の情報共有の推進が掲げられています。

　しかし、現在の診療報酬体系をはじめ種々の医療保険制度の仕組みから、独居や老老介護世帯のため、自宅がきちんとした療養環境にない場合であっても、いわゆる社会的入院はできないのが現状であり、円滑な退院および在宅生活移行支援は重要な課題となってきています。一方、生活支援方法である介護保険制度が有効に機能し始め、高齢期になってもあきらめずに積極的治療を望む人が増えてきているとともに、栄養状態などの改善により、身体的衰退が遅くなり、前向きな生活をする意欲が持続されてきている傾向にあります。

　ところが近年、介護保険が医療以外の支援をすべて負ってくれるという大きな勘違いを生み、医療と介護の移行期に混乱を来している場合があります。つまり、誰が何を支援するのかが明確でなく、それぞれの立場を尊重した支援が実行されていないことが多くみられるのです。

　本項では、内科系あるいは外科系病棟に入院し、治療を受けた認知症高齢者の在宅移行に関する方法について(管轄行政によって多少の支援の差はありますが)、基本的な内容について整理し、示しました(医療機関によっては、地域連携室が設置され、医療ソーシャルワーカー (社会福祉士、精神保健福祉士)や看護師らが医療現場と在宅生活の総合仲介調整をしている場合もあります)。

入院中の"生活状況からの発見"は、今後の生活への指針となる

　入院治療している高齢者で、認知症の診断名がついていないケースが増えています。認知症の早期発見・進行抑制の啓発活動が進み、早期診断される人も増えてきてはいますが、高齢化の速さには追いついていないのが現状です。もの忘れや判断力の低下は正常な老化現象だと医療機関や家族に決めつけられている人も、いまだにみられます。

　また、認知症の人は病識が欠如していたり、認知症であることを認めたくない心理があり、未受診が多くなっています。入院時に療養上の規則（安静指示、歩行、食事、排泄方法など）を守ることができないために、認知症の発症が確認されることがあります。入院という急激な環境の変化に追いついていけず、一時的にさまざまな認知症様症状が出現する場合がありますが、病気としての認知症であるケースも少なくありません。増加傾向にある独居や老老介護世帯の場合は認知症と気づかないことが多く、入院時点で「傷病名：認知症」と書かれていることは少ないのが現状です。

　退院後の在宅療養生活は、入院時とは異なり、生活と療養という2つの課題をこなさなくてはなりません。認知症の人は支援者へ自分の意向を伝えにくかったり、認知症というみえない障害のために、入院時のような手厚い支援は得られない場合が多いのです。そのため、不安定な精神状態となったり、意欲が低下する場合もあります。入院中にその人に寄り添うことで、生きる力（＝残存能力＋意欲）をみつけて、それも合わせて退院時に伝達することで、その後に介護保険制度、医療保険制度、障害によっては障害者総合支援法、家族や地域の支援力を利用して、"その人らしく生きる場"を得るための重要な基本情報となります（図3-1）。

　また最近は、認知症の人のために院内のさまざまな場所で、「かわいらしい部屋の目印」「忘れないように明記された張り紙」などの工夫がみられます。退院後に医療指示に従って生活を継続するためには、支援が必要です。入院時の認知症症状の発見の経緯や対応方法は、退院後の大切な情報になります。口頭で伝達するのは困難ですので、退院時看護サマリーに明記し、退院後の生活支援者に伝えてください。

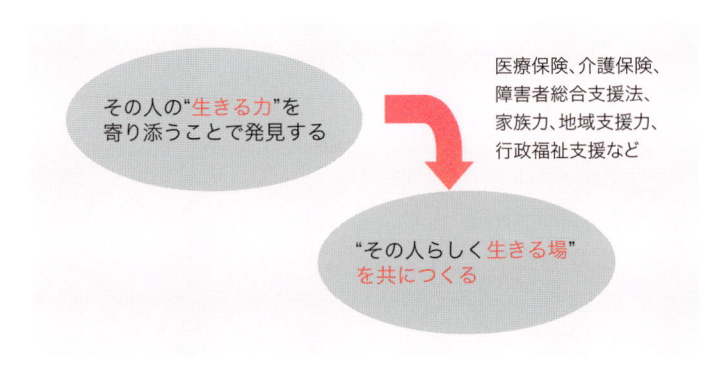

図3-1　認知症の人が在宅療養を継続するための要件

介護支援専門員への情報伝達の重要性

　在宅移行時に、"入院中に気づいた認知症と思われる症状"を伝達すべき次の支援チームの代表格は介護支援専門員(ケアマネジャー)です。これまで医療保険のみを利用してきた人の場合、65歳以上であっても介護保険の利用ははじめてです。その場合、退院時カンファレンスに出席を依頼することの多い介護支援専門員は、契約して間もないことになります。病気やけがによって入院という状況で不安が多い中で、在宅生活をするために退院時にはじめて会う介護支援専門員には、患者・家族は多くのことを語りません。

　最近は、退院を契機に介護保険申請をして、在宅生活コーディネーター役の介護支援専門員が決まるケースが増えてきています。そのとき、選任された介護支援専門員は、療養中の病状やこれからの在宅生活上の諸注意について、退院前連絡や病院での退院前カンファレンス時、退院時看護サマリーを通じて得ることになります。新しい関係をもつことになった"認知症のその人"からは、それを得ることは困難だからです。

　以前から認知症と診断されていた人は、入院という環境変化と社会的刺激の減少により、症状が増悪していることも考えられます。その場合は、入院中に把握できた「いま、できること、できないこと」について伝えることは、よりいっそう重要な情報となります。介護支援専門員は、それを重要な情報として、在宅生活移行支援のための居宅介護支援計画に盛り込んでいきます。

病型と認知症症状に合わせた退院時情報提供を

　認知症は、脳の障害部位によってその症状が違う[3]ということを常に意識し、退院前の在宅療養指導に反映させなくてはなりません。アルツハイマー型認知症で短期記憶力の低下が認められる人の場合は、「正しく薬を飲むことができない」「予約日に通院することができない」「療養上の諸手続きの説明を受けても実行できない」、前頭側頭型認知症の人の場合は、「病識がない」「おぼえていても、療養上の指示に従わない」「初期では記憶力は低下していないが、言語理解力、抑制力、注意力が低下しているので、返事はするが、何をしてよいかはわからない」などの症状がみられます。これらの症状が原因で、退院後の療養生活が困難になる症例が多いのです。その人の病型に合わせた退院後の療養指導方法を、次の在宅支援チームにつなぐことを心がけてください。

　認知症の病型を知るためには、"脳の障害部位を知る"ことが基本です。それが入院中の看護および在宅療養生活移行を円滑に行う秘訣となります。脳の障害部位を知る方法を表3-6に示しました。これを参考に、かかわっている患者から得られている情報と照らし合わせ、障害部位を知ったうえで、残存能力を早い時期に発見し、それに合わせたケアの実践をしてください。

1. 主治医からの情報

　医師の問診結果はすべての基本となります。最近では画像診断機器の整備が

表 3-6　脳の障害部位を知る方法

❶ **主治医からの情報**
　・問診結果　　・画像診断結果　　・薬物情報書
　・神経心理テスト（MMSE、改訂長谷川式簡易知能評価スケール）
❷ **ケア情報**
　・身体状況　　・運動機能　　・排泄状況　　・精神状態　　・栄養および水分摂取状況
❸ **個人の生活歴**

（浜松人間科学研究所）

進み、その情報によって脳の障害部位を知ることができるようになってきました。障害されてない部位の能力（＝残存能力）を知り、それを利用して生活力を高めていきます。

また、脳の障害発生の結果である現在の能力の変化の度合いを、神経心理テストによって知ることができます。MMSE（ミニメンタルステート検査）[*1]、改訂長谷川式簡易知能評価スケール（HDS-R）[*2]などの結果は、総合点を確認するだけではなく、どの項目が障害されてできないかを確認することが可能です。つまり、その人の認知症によって生じた"苦手なこと"を知ることができるのです。この考え方は、どの神経心理テストであっても同様です。

2. ケアの情報

入院中の療養生活支援の中から、身体機能の変化だけでなく、精神状態の変化、食行動の変化、排泄に関する変化などがみられた場合は、時間経過を含めて記録に残してください。今後の在宅療養にあたっての重要な情報となります。医療情報では非常に重篤であっても、その人が精神的に安定していたり、意欲があり生活能力レベルが高い場合もあるので、入院中の生活観察情報は今後の在宅生活支援計画にとって貴重な情報になります。

3. 個人の生活歴

個人の生活歴はさまざまです。一般的に認知症と疑われる場合の多くは、意思疎通がとれ、こちらの問いかけに対して正しい応答が得られるかどうかで判断されます。その人の人生の中でまったく体験のなかったことに関する問いが投げかけられても、正しい応答は不可能です。しかし、これは認知症の重症度には反映されません。高齢期になり、意欲が低下していると、その傾向がより強くなっていきます。

ぜひその人をよく知り、医療情報を基本に、脳の障害部位とその度合いを理解してください。現場でのケアの情報や個人の生活歴から、新たな脳の障害部位が発見される場合や、生活力の低下がみつかる場合もあります。その際に

*1：MMSE（ミニメンタルステート検査）
最高得点30点、最低得点0点で、27～30点は正常値、22～26点は軽度認知障害の疑いあり、21点以下は認知症などの認知障害がある可能性が高い、と評価される。
詳細はp.71を参照。

*2：改訂長谷川式簡易知能評価スケール（HDS-R）
最高得点30点、最低得点0点で、20点以下は認知症の疑いありと評価される。
詳細はp.71を参照。

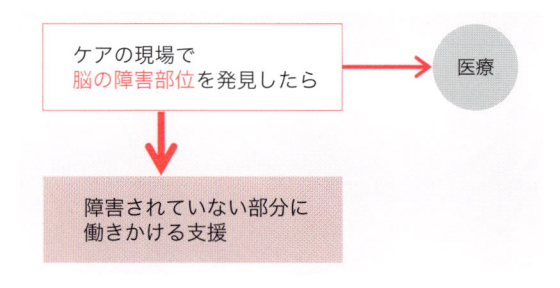

図 3-2　脳の障害されていない部分に働きかける支援
（浜松人間科学研究所）

ケアの現場で**脳の障害部位**を発見したら → 医療
↓
障害されていない部分に働きかける支援

は、主治医をはじめ医療チームへ迅速な伝達を行うとともに、脳の障害されていない部分に働きかける看護および介護支援を行ってください(図3-2)。

在宅生活支援の担い手とは

1. 多職種協働による実践(IPW)

多くの場合、退院前に介護保険利用申請を行い、その制度によって退院準備をして、在宅生活が開始となります。生活の場の支援者とは、医師、介護保険サービス提供者としての介護支援専門員、訪問看護ステーションに所属する看護師・理学療法士(PT)・作業療法士(OT)、訪問介護ステーションに所属する介護福祉士・ヘルパー、通所リハビリテーション事業所の看護師・PT・OT、訪問リハビリテーション事業所のPT・OT・言語聴覚士、居宅療養指導薬剤師などで、介護保険制度が開始されたことで、家族のみならず、たくさんの人々がかかわるようになってきています。病院で施された治療の成果を継続し、再発・再燃とならないように多くの専門職が在宅生活支援を行っています。

多職種が連携して支援することを"多職種協働による実践(Inter-Professional Work;IPW)"[4]といいます(図3-3)。このように、それぞれの立場を上から見渡して、お互いの立場と仕事を知り、理解したうえで連携を進めていくことが重要です。

認知症高齢者が利用できる制度としては、介護保険制度、医療保険制度、障害者総合支援法などがあります。生活保護受給者の場合は、医療扶助や介護扶助制度を利用して在宅療養生活を継続することが可能です。それに、地域社会の協力が加わります。それぞれの制度間には隙間がありますが、それぞれの立場でのボランティア協力や行政の相談が行われ、可能な場合は他制度の運用によって、"その人らしい生活支援ネットワーク"が形成されています(図3-4)。

2. 介護保険制度と医療保険制度の隙間

認知症高齢者(または高齢者)の場合は、さまざまな専門職や支援者の役割を理解したり、依頼することは非常に困難です。介護支援専門員については広報が進んだ結果、多くの人に知られる福祉専門職となりました。一般には、「何でも相談でき、決めてくれる便利な人」と認識されているようですが、最近は医療機関においてもそのような認識の場合があります。

けれども、介護支援専門員には介護保険運用手続きの責務と権利はありますが、それ以外の制度については情報提供しかできません。たとえば、退院後の通院介助については、家から病院までの同行介助は可能ですが、院内は医療保険制度で運用される施設であり、病院が介助することになりますから、介護保険制度による訪問介助は利用できません。介護保険開始当初は制度上可能であったため、通院に関する支援をすべて訪問介護事業所に依頼するように、というような指示が舞い込むことがありますが、制度上はできないのです。通院して投薬を受ける必要がある場合は、援助者を探すことになるのですが、みつからないケースもあります。服薬して安定した状態になっている人に通院投薬は不可欠ですので、介護支援専門員の一部の人は、ボランティアで通院同行を

多職種協働実践（IPW）
→ それぞれの立場を、**上から見渡して理解する**ことが重要！

医療機関 医
医師、看護師、理学療法士、作業療法士、言語聴覚士、医療ソーシャルワーカー、精神保健福祉士

居宅介護支援事業所

介護保険サービス

訪問看護・訪問看護ステーション 医 介
看護師、理学療法士、作業療法士

地域社会資源 介
社会福祉協議会、自治会、ボランティア、市民活動団体、NPO法人など

医 医療保険制度
介 介護保険制度
障 障害者総合支援法
生 生活保護法

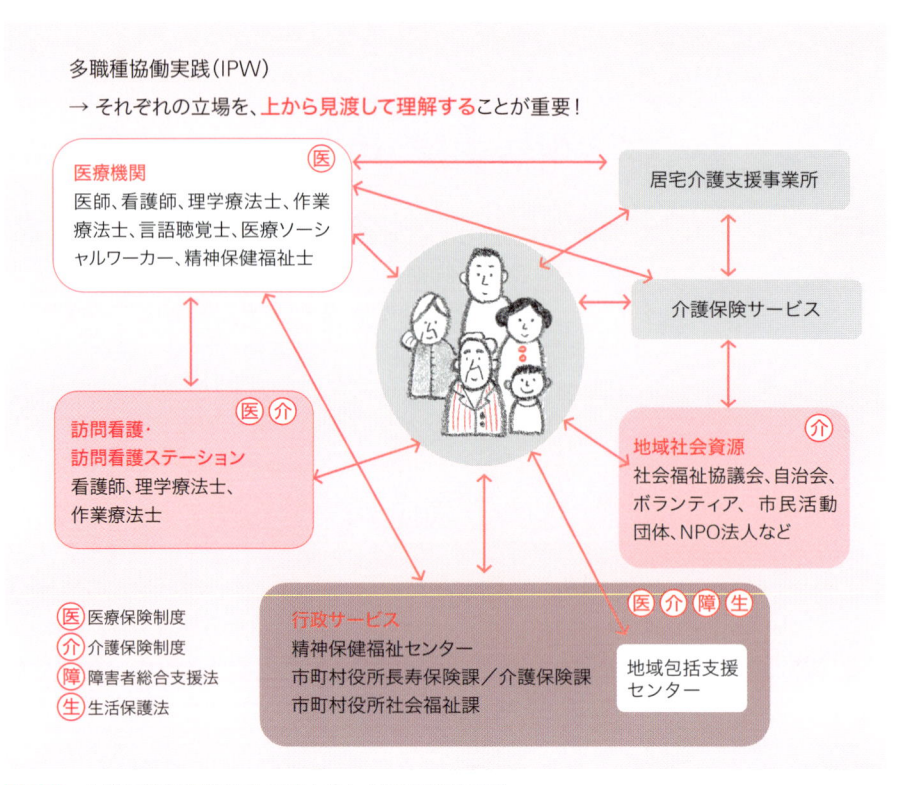

行政サービス
精神保健福祉センター
市町村役所長寿保険課／介護保険課
市町村役所社会福祉課

地域包括支援センター 医 介 障 生

図 3-3　介護保険制度適用者の基本的な多職種協働実践

（浜松人間科学研究所）

制度間の隙間を埋めるのは**やさしさ**で！

医療保険制度 ↔ 介護保険制度
障害者総合支援法 ↔ 友人・知人
生活保護法 ↔ 地域 ↔ 社会資源

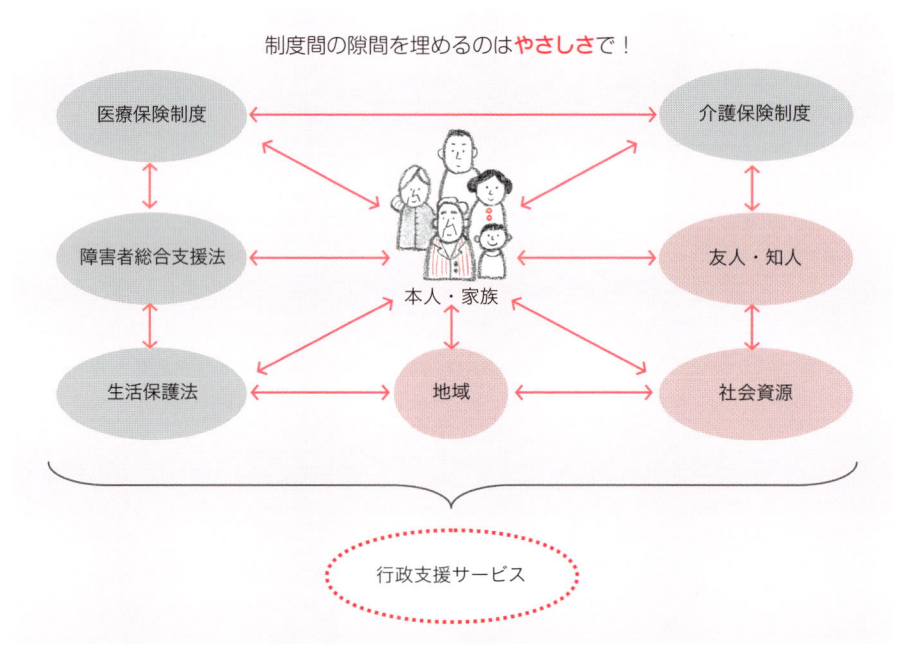

本人・家族

行政支援サービス

図 3-4　その人らしい生活支援ネットワーク

しています。介護保険制度・医療保険制度の隙間を"好意"で埋めているのです。個々の制度は社会制度の一部として機能してはいますが、隙間が多いことも認

識し、それぞれの立場としてできることのすり合わせが課題となっています。

3. 介護保険制度の課題

　もう1つ大きな課題となっているのは、「介護保険制度はそれぞれの人の支援必要度に応じて、単位枠が決まっている」ということです。その単位枠内は1割の自己負担ですが、それを超えた場合は全額自己負担となり、非常に高額となります。高額医療費のような払い戻し制度もないので、多くの人は期待するすべての支援を受けることはできません。ですから、退院時に、院内で行ってきた生活の工夫を在宅でも応用して、介護保険制度の枠内での生活方法を考えなくてはなりません。つまり、入院時生活情報は貴重なのです。

　さらに別の課題があります。平成23年度の介護支援専門員実務研修受講試験の合格者の保有資格の8割以上が介護福祉系（介護福祉士、介護等業務従事者、社会福祉士）[5]となりました。つまり、医療職は2割を切ったのです。したがって、退院時カンファレンスなどでは、介護支援専門員は専門用語で行われる内容に関して理解できないというケースが増えることが考えられます。介護支援専門員研修の内容については検討会で再検討され、個々の介護支援専門員も努力研鑽はしていますが、医療専門教育を受けていないハンディは簡単には改善できません。安全な在宅生活支援のためにも、わかりやすい情報提供や理解できたかどうかの確認が必要な時代となったのです。

認知症地域連携パス

　2012年6月、厚生労働省認知症施策検討プロジェクトチームは、日本の高齢化と認知症患者数増加を懸念し、「今後の認知症施策の方向性について」の検討結果[2]が報告されました。過去10年間に検討報告されてきた認知症ケア施策を再検証したうえで、今後めざすべき基本目標と実現方法が提示されたのです。

　この中で、認知症になっても住み慣れた地域で暮らし続けるために、「認知症の人は精神科病院や施設を利用せざるをえない」という考え方を改め、「認知症になっても本人の意思が尊重され、できる限り住み慣れた地域のよい環境で暮らし続けることができる社会」の実現をめざすという基本目標が掲げられました。そして、その目標を推進するにあたり、医療福祉および社会環境を整える立場の者に対し、それぞれの立場で、どのように活動を推進したらよいかが、「標準的な認知症ケアパス」で示されました（図3-5、表3-7）。「自宅→グループホーム→施設・一般病院・精神科病院」という「ケアの流れ」を、本人または家族が希望する場合は在宅で過ごすことができるような適切なサービス提供の流れを構築するために、わかりやすいケアパスが提案されたのです。

　いままでは連携がうまくとれていなかった医療と介護福祉ですが、認知症の人の在宅生活支援を協働して行っていく時代となりました。それぞれの立場と役割がわかりやすく図式化された「標準的な認知症ケアパス」の概念を理解し、医療現場での責務と実施に向けての参考としてください。また、認知症の人に対するケアマネジメントが十分発揮でき、包括的に医療・介護サービスを提供

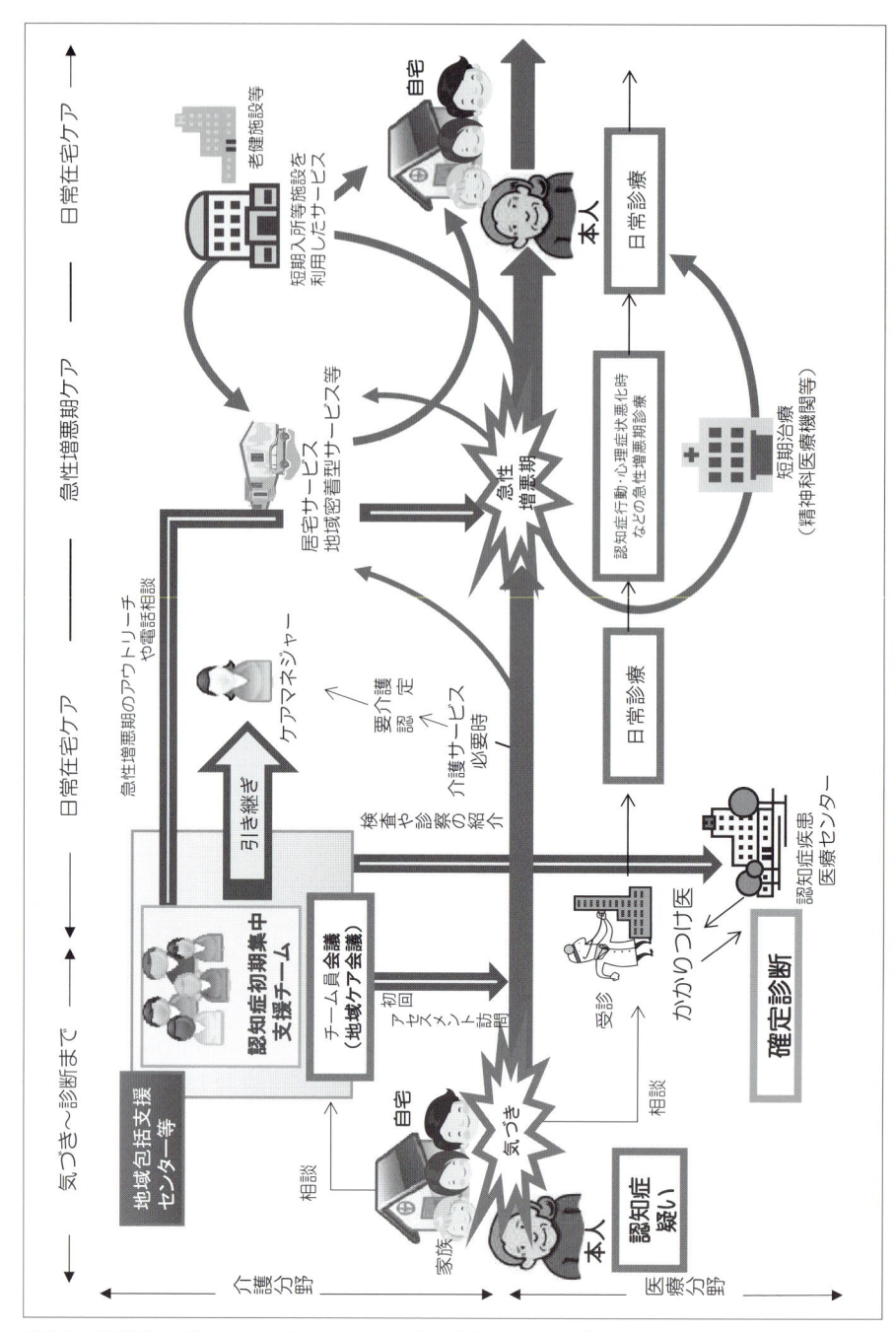

図 3-5 標準的な認知症ケアパスの概念図―住み慣れた地域で暮らし続けるために

(厚生労働省認知症施策検討プロジェクトチーム)

できるような協力体の要が医療専門職であることも意識してください。認知症は、「入院加療状況の把握と伝達」「意思表示」「指示事項を記憶し守る」などができにくい疾患であることを踏まえると、医療現場からのバトンタッチが円滑であれば、その結果として、入院加療した患者の在宅での再燃・悪化が減少すると考えます。現在は、「標準的な認知症ケアパス」を指針として、全国各地でそれぞれの立場での準備やモデル地域での試験運用も行われています。

表3-7 「標準的な認知症ケアパス」7つの視点からの取組み

❶**標準的な認知症ケアパスの作成・普及**
　認知症の状態に応じた適切なサービスの提供

❷**早期診断・早期対応**
　かかりつけ医の認知症対応力の向上とともに、地域に「認知症初期集中支援チーム」を設置し、早期受診への橋渡しと生活に根ざした認知症ケアを実施する。また、早期診断等を担う「身近型認知症疾患医療センター」を整備し、地域と医療が早期に連結できるようにする

❸**地域での生活を支える医療サービスの構築**
　「認知症の薬物治療に関するガイドライン」を策定し、一般病院での認知症の人の手術・処置等の促進をはかるにあたって、一般病院での認知症対応力の向上を早期に実現する。また、精神科病院に入院が必要な状態像の明確化と介護福祉分野との連携を円滑にし、早期に安全な体制での退院・在宅復帰の支援を行う

❹**地域での生活を支える介護サービスの構築**
　医療・介護サービスの円滑な連携と認知症施策を推進し、認知症にふさわしい介護サービスの整備を行う。また、地域の認知症ケアの拠点としての「グループホーム」の活用の推進とともに、行動・心理症状等が原因で在宅生活が困難となった場合に介護保険施設等で対応ができるよう、関連専門職の認知症対応力の向上をはかる

❺**地域での日常生活・家族の支援の強化**
　認知症に関する介護予防の定着と推進をめざし、地域での「家族や認知症の人を支える互助組織」等への支援をはかるとともに、権利擁護の取組み、市民後見人の育成・活動支援を行う

❻**若年性認知症施策の強化**
　支援ハンドブック作成、居場所づくり、ニーズ把握等を推進し、地域に理解が得られるように取り組み、就労支援活動等も行う

❼**医療・介護サービスを担う人材育成**
　「認知症ライフサポートモデル」の策定とともに、認知症ケアに携わる医療・介護福祉従事者に対する研修を実施する

(厚生労働省認知症施策検討プロジェクトチーム資料より一部抜粋し、改変)

精神科医療における「退院支援・地域連携パス」の策定と実施状況

　2011年度障害者総合福祉推進事業として、日本精神科病院協会が「精神科病院における認知症入院患者の退院支援及び地域連携に関し、被災地支援につながるモデル連携パスの作成に関する調査」[6]（図3-6）、日本精神保健福祉士協会が「精神症状等を有する認知症患者に係る退院支援連携パス等の地域連携の推進に関する調査」[7]を行いました。

　その結果、日本精神科病院協会では、「オレンジ手帳」を作成しました。基本情報、疾患既往歴と現在状況、検査結果などが記され、他医療機関や施設での履歴がわかるようになっています（ただし、本人の同意がなければ発行や記載はされません）。これは、認知症の弱点を補う"伝達の道具"としてはよいのですが、「個人情報に関する課題」「認知症としての評価がつくことでの社会生活困難を生む可能性」「病識欠如が課題であるのに、本人が受け入れられるか」などの課題を残しています。また、連携のための道具の運用は、社会全体の理解が必要不可欠です。精神科医療のみならず、医療・介護福祉・地域全体で取り組み実施するべきものですので、社会全体を連携する情報手帳ができることを願っています。

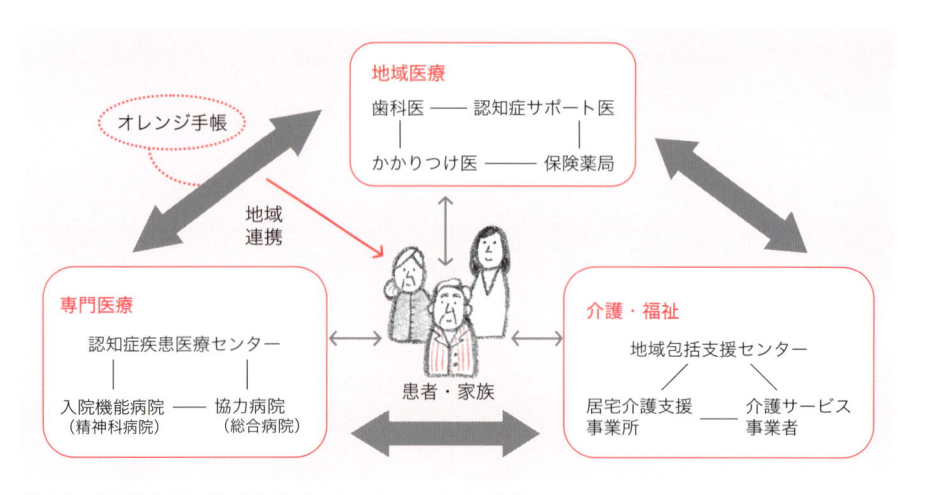

図3-6 「退院支援・地域連携パス」の策定および実施状況
（日本精神科病院協会：精神科病院における認知症入院患者の退院支援及び地域連携に関し，被災地支援につながるモデル連携パスの作成に関する調査について）

事例紹介

　認知症の病型、病後の身体状況、今後予測されることなどについて、退院時に医療機関より介護支援専門員、介護サービス事業所に情報提供し、円滑な在宅生活とリハビリテーションが開始された症例をご紹介します。
　89歳の女性Uさんはアルツハイマー型認知症です。自宅で転倒し、大腿骨頸部骨折となりました。入院前の定期検査で、認知症のスクリーニング検査であるMMSEは19点(30点満点で、20点以下は認知症の疑いあり)でした。家族には、入院して大腿骨頸部骨折の治療が行われるため、認知症の症状が進行する可能性があり、できる限り見舞って会話力を継続できるように提案しました。
　認知症高齢者は、認知症の中核症状である記憶障害などの影響から、入院目的や治療中の病識が薄いことが多く、入院後も回復過程で院内事故につながるケースがみられます。Uさんも、痛みが少なくなり、歩行能力が回復するとともに、夜間に離床センサーマットをまたいで、1人でトイレに行くことがたびたび起こりました。「必ずナースコールを押してね」と注意すると了解しますが、次にトイレに行く時間にはナースコールを忘れてしまうという繰り返しでした。ある夜、同様の出来事が起こり、転倒して後頭部を打撲する院内事故となってしまいました。
　この事故を教訓に、在宅生活移行準備において、在宅生活支援予定の介護支援専門員と入院医療機関スタッフとの退院準備会議(担当看護師が中心となって、在宅療養上の諸注意等の情報を伝達し、受け入れ家族の力を確認し、退院後の療養生活を円滑にするための会議)と退院前サービス担当者会議(介護支援専門員が中心となって、在宅生活開始にあたって、介護保険サービスを提供する立場の者と本人または家族が集合し、これからの生活希望の確認とサービス提供内容、連携について確認する会議)を開催しました。その際に、以下のような内容の確認を行いました。
①回復期リハビリテーションを担当した理学療法士から、身体機能評価の結果と転倒のリスク、倒れる可能性のある方向に関する情報を得て、家族介護者

および在宅生活に際して支援を受ける予定のデイサービス、ショートステイ担当者に伝達しました。
② 夜間覚醒時に、離床センサーマットを避け、ベッドサイドに設置されたポータブルトイレを使用せず、不安定な単独歩行でトイレに行くことがあることを、入院時情報として、家族介護者、ショートステイ生活相談員に伝えました。認知症高齢者は、痛みが消失し移動可能になると、「1人でできる」という心理になり、再度転倒事故を起こす危険性が高いので、気をつけなくてはならない、という基本の確認を行いました。具体的な対応としては、ⓐ就寝前にトイレ誘導する、ⓑ退院後しばらくの間は、家庭での移動能力の確認も含めて、家族も同室で就寝する、ⓒ赤外線センサーを設置し、認知症高齢者が移動したら家族の寝室にアラーム音で知らせる、などの方法を提示しながら、その家庭にあった方法がとれるよう相談を進めていきました。その結果、病棟看護師からのアドバイスを参考に、定時に見守り確認をする方法を選択されました。
③ 担当看護師から、認知症症状の進行の可能性があるという情報を得たため、退院前に院内もの忘れ外来を受診していただき、認知機能の現状について把握しました。そして、本人と家族に現在の記憶障害の程度や転倒リスクに関する説明を行いました。特に、認知機能低下による記憶障害があることから、服薬管理は家族が行うこと、夜間単独でトイレ移動の際には、転倒の危険性があることを本人にも伝え、毎日、排尿時間を夜中の2時に決め、家族に介助してもらうように家族とも相談しました。Uさんが忘れてしまっても家族が介助できるように、ベッドに掲示板を置くことを提案しました。
④ 家庭内での動線確保に際して、認知症症状と身体機能評価を加味しました。病院の作業療法士と介護支援専門員が、退院前に自宅での環境確認を行い、福祉用具などの準備をしました。

　Uさんは、入院期間中(約1.5か月)に認知症症状の悪化と思われる行動変化がみられましたが、MMSEの点数は悪化しませんでした。退院後約2年が経過していますが、入院時に医療機関から得た生活情報を基に、再度事故のないように生活しています。また、身体機能リハビリテーション目的と認知機能低下の回避のために、デイサービスを週4日利用しています。現在、MMSEの点数は以前より改善し、26点を維持しています。

　Uさんの事例の連携関係図を図3-7に示します。介護保険制度では、介護支援専門員、介護保険サービス提供者として、通所介護事業所、ショートステイ、福祉用具貸与事業所などがかかわっています。このように、介護保険制度だけではなく、医療機関との連携は大きく、中でも看護師とのかかわりは大きいといえます。また、行政制度や地域生活情報などは、それぞれの立場の人からの協力を得て、家族介護者のみに負担がかからない方法で"Uさんの望む生活"が実現しています。Uさんの認知症症状は安定していますが、高齢期のため体調不良を来す場合もあります。しかし、退院時に構築された協働連携体制のもと、医療との連携が迅速に機能し、早期対応・加療され、在宅生活が継続しています。

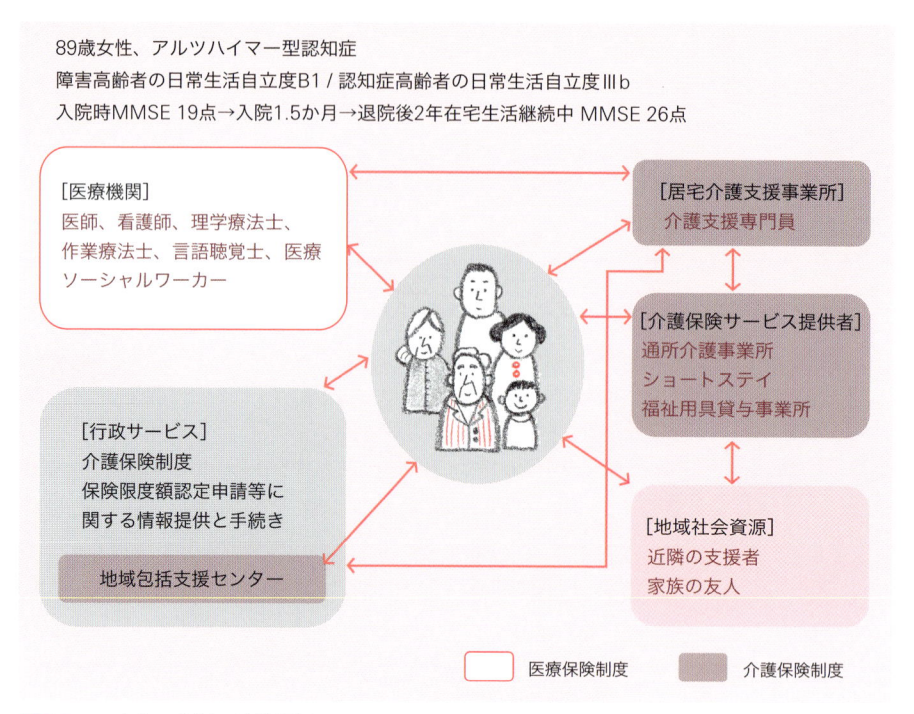

図3-7　Uさんの事例の連携関係図

引用文献
1) 朝田 隆：認知症有病率等調査について―都市部における認知症有病率と認知症の生活機能障害への対応，社会保障審議会介護保険部会，2013.
2) 厚生労働省老健局高齢者支援課認知症・虐待防止対策推進室：「認知症施策推進5か年計画(オレンジプラン)」の公表，2012.
3) 日本認知症学会 編：認知症テキストブック，p.8-14，中外医学社，2008.
4) 埼玉県立大学 編：IPWを学ぶ―利用者中心の保健医療福祉連携，p.40-54，中央法規出版，2009.
5) 厚生労働省：介護支援専門員実務研修受講試験の合格者の保有資格，厚生労働省平成23年度統計資料.
6) 日本精神病院協会：「精神科病院における認知症入院患者の退院支援及び地域連携に関し，被災地支援につながるモデル連携パスの作成に関する調査について」報告書，厚生労働省平成23年度障害者総合支援法推進事業，2012.
7) 日本精神保健福祉士協会：精神症状等を有する認知症患者に係る退院支援連携パス等の地域連携の推進に関する調査事業，厚生労働省平成23年度障害者総合福祉推進事業，2012.

(奥山惠理子)

認知症者に使用することの多いスケールの紹介

認知機能検査

改訂長谷川式簡易知能評価スケール（Hasegawa Dementia Scale, Revised ; HDS-R）[図1]

わが国で最も活用されている認知機能のスクリーニング検査である。最高点30点、最低点0点で、20点以下は認知症の疑いがあると判断される。

認知症高齢者は認知機能が低下していることを敏感に察知している。HDS-Rは認知機能の検査であり、治療やケアに生かすために検査をさせていただくことの承諾を本人から得る必要がある。検査後、できなかった項目に対して非常に心配する高齢者もいるため、フォローを忘れずに、時間をかけて訴えをじっくり聞きながら、どのような生活上での困難があるのかを合わせて把握すると、さらに看護援助に役立つ情報が得られることになる。

MMSE（Mini-Mental State Examination ; ミニメンタルステート検査）[図2]

世界で最も有名な認知機能検査といわれている。認知症の疑いがある人に対して、口頭による11項目の質問形式で行われる。記憶力、計算力、言語力、見当識を簡便に測定できる。30点満点で、27〜30点＝「正常」、22〜26点＝「軽度認知障害の疑いあり」、21点以下＝「認知症などの認知障害がある可能性が高い」の3段階で評価を行う。

行動観察評価

FAST（Functional Assessment Staging）[表1]

国際的に活用されているアルツハイマー型認知症高齢者に対する観察式の重症度評価法である。生活行動を総合的に判断して、1＝「正常」、2＝「境界域状態」、3＝「軽度」、4＝「中等度」、5＝「やや高度」、6＝「高度」、7＝「非常に高度」の7段階で評価を行う。従来の評価法では検出できにくかった境界域なども評価が可能である。

CDR（Clinical Dementia Rating ; 臨床認知症評価法）[表2]

認知症の重症度を評価する指標である。本人を直接観察したり、日常生活を十分に把握している家族や介護者からの情報を基に判断する。

0＝「健康」、0.5＝「認知症の疑い」、1＝「軽度認知症」、2＝「中等度認知症」、3＝「重度認知症」の5段階で評価を行う。

改訂長谷川式簡易知能評価スケール (HDS-R)

(検査日： 年 月 日) (検査者：)

氏名：	生年月日： 年 月 日	年齢： 歳
性別： 男／女	教育年数（年数で記入）： 年	検査場所
DIAG：	（備考）	

1	お歳はいくつですか？（2年までの誤差は正解）		0 1
2	今日は何年の何月何日ですか？何曜日ですか？ （年月日、曜日が正解でそれぞれ1点ずつ）	年 月 日 曜日	0 1 0 1 0 1 0 1
3	私たちがいまいるところはどこですか？ （自発的にでれば2点、5秒おいて家ですか？病院ですか？施設ですか？のなかから正しい選択をすれば1点）		0 1 2
4	これから言う3つの言葉を言ってみてください。あとでまた聞きますのでよく覚えておいてください。 （以下の系列のいずれか1つで、採用した系列に○印をつけておく） 1：a) 桜 b) 猫 c) 電車　2：a) 梅 b) 犬 c) 自動車		0 1 0 1 0 1
5	100から7を順番に引いてください。(100－7は？それからまた7を引くと？と質問する。最初の答えが不正解の場合、打ち切る)	(93) (86)	0 1 0 1
6	私がこれから言う数字を逆から言ってください。(6-8-2、3-5-2-9を逆に言ってもらう。3桁逆唱に失敗したら、打ち切る)	2-8-6 9-2-5-3	0 1 0 1
7	先ほど覚えてもらった言葉をもう一度言ってみてください。 （自発的な回答があれば各2点、もし回答がない場合以下のヒントを与え正解であれば1点） a) 植物 b) 動物 c) 乗り物		a：0 1 2 b：0 1 2 c：0 1 2
8	これから5つの品物を見せます。それを隠しますのでなにがあったか言ってください。 （時計、鍵、タバコ、ペン、硬貨など必ず相互に無関係なもの）		0 1 2 3 4 5
9	知っている野菜の名前をできるだけ多く言ってください。 （答えた野菜の名前を右欄に記入する。途中で詰まり、約10秒間待っても答えない場合にはそこで打ち切る） 0～5＝0点、6＝1点、7＝2点、8＝3点、9＝4点、 10＝5点		0 1 2 3 4 5
		合計得点：	

図1　改訂長谷川式簡易知能評価スケール (HDS-R)

（加藤伸司ほか：改訂長谷川式簡易知能評価スケール(HDS-R)の作成，老年精神医学雑誌，2：1339，1991）

N式老年者用精神状態評価尺度（NMスケール）[表3]

　　老年者や認知症者の日常生活の行動を観察し、点数化することによって知的機能の低下を評価する簡易テストである。HDS-Rのように口頭による質問形式で行う必要はない。
　①家事・身辺整理、②関心・意欲・交流、③会話、④記銘・記憶、⑤見当

Mini-Mental State Examination (MMSE)

検査日：200　年　月　日　曜日　施設名：　　　　　　　　　　　　　　得点：30点満点

被験者：　　　　　　男・女　生年月日：明・大・昭　年　月　日　　歳

プロフィールは事前または事後に記入します。　　検査者：

	質問と注意点	回答	得点
1（5点）時間の見当識	「今日は何日ですか」 「今年は何年ですか」 「今の季節は何ですか」 「今日は何曜日ですか」 「今月は何月ですか」 ※最初の質問で、被験者の回答に複数の項目が含まれていてもよい。その場合、該当する項目の質問は省く	日 年 曜日 月	0 1 0 1 0 1 0 1 0 1
2（5点）場所の見当識	「ここは都道府県でいうと何ですか」 「ここは何市（＊町・村・区など）ですか」 「ここはどこですか」 （＊回答が地名の場合、この施設の名前は何ですか、と質問を変える。正答は建物名のみ） 「ここは何階ですか」 「ここは何地方ですか」	 階 	0 1 0 1 0 1 0 1 0 1
3（3点）即時想起	「今から私がいう言葉を覚えてくり返し言ってください。 さくら、ねこ、電車。はい、どうぞ」 ※テスターは3つの言葉を1秒に1つずつ言う。その後、被験者にくり返させ、この時点でいくつ言えたかで得点を与える。 ＊正答1つにつき1点。合計3点満点。		0 1 2 3
4（5点）計算	「100から順番に7をくり返し引いてください」 ※5回くり返して引かせ、正答1つにつき1点、合計5点満点。 ※正答例：93　86　79　72　65 ※途中で止まってしまった場合は「それから」と促す。		0 1 2 3 4 5
5（3点）遅延再生	「さっき私が言った3つの言葉は何でしたか？」 ※質問3で提示した言葉を再度復唱させる。		0 1 2 3
6（2点）物品呼称	鉛筆、時計（又は腕時計）を見せながら「これは何ですか？」 ※正答1つにつき1点、合計2点満点。		0 1 2
7（1点）文の復唱	「今から私がいう文を覚えてくり返し言ってください。 みんなで力を合わせて綱を引きます」 ※口頭でゆっくりはっきりと言い、くり返させる。1回で正確に答えられた場合1点を与える。		0 1
8（3点）口頭指示	「今から私がこの紙を渡しますので、 右手にこの紙を持って、それを半分に折りたたんで、私にください。」 ※各段階に正しく作業した場合に1点ずつ与える。合計3点満点。		0 1 2 3
9（1点）書字指示	「この文を読んで、この通りにしてください」 ※被験者は音読でも黙読でもかまわない。実際に目を閉じれば1点を与える。	裏面に質問有	0 1
10（1点）自発書字	「この部分に何か文章を書いてください。どんな文章でもかまいません」 ※テスターが例文を与えてはならない。意味のある文章ならば正答、＊名詞のみは誤答、状態にあることを示す四字熟語は正答	裏面に質問有	0 1
11（1点）図形模写	「この図形を正確にそのまま書き写してください」 ※模写は正確に10個あり、2つの五角形が交差していることが正答の条件、手指のふるえなどははからない。	裏面に質問有	0 1

Mini-Mental State Examination (MMSE)

9．「この文を読んで、この通りにしてください」

「目を閉じてください」

10．「この部分に何か文章を書いてください。どんな文章でもかまいません」

[　　　　　　　　　　　　　　　　　]

11．「この図形を正確にそのまま書き写してください」

図2　MMSE（ミニメンタルステート検査）

(Folstein, M.F. et al.："Mini-mental state". A practical method for grading the cognitive state of patients for the clinician, J Psychiatr Res, 12(3)：189, 1975)

表1 FAST (Functional Assessment Staging)

FAST stage	臨床診断	FASTにおける特徴	臨床的特徴
1. 認知機能の障害なし	正常	主観的および客観的機能低下は認められない	5〜10年前と比較して職業あるいは社会生活上、主観的および客観的にも変化はまったく認められず支障を来すこともない
2. 非常に軽度の認知機能の低下	年齢相応	物の置き忘れを訴える喚語困難	名前や物の場所、約束を忘れたりすることがあるが年齢相応の変化であり、親しい友人や同僚にも通常は気がつかれない。複雑な仕事を遂行したり、込み入った社会生活に適応していくうえで支障はない。多くの場合、正常な老化以外の状態は認められない
3. 軽度の認知機能低下	境界状態	熟練を要する仕事の場面では機能低下が同僚によって認められる 新しい場所に旅行することは困難	重要な約束を忘れてしまうことがある。初めての土地への旅行のような複雑な作業を遂行する場合には機能低下が明らかになる。買い物や家計の管理あるいはよく知っている場所への旅行など日常行っている作業をするうえでは支障はない。熟練を要する職業や社会的活動から退職してしまうこともあるが、その後の日常生活の中では障害は明らかとはならず、臨床的には軽微である
4. 中等度の認知機能低下	軽度のアルツハイマー型認知症	夕食に客を招く段取りをつけたり、家計を管理したり、買い物をしたりする程度の仕事でも支障を来す	買い物で必要なものを必要な量だけ買うことができない。誰かがついていないと買い物の勘定を正しく払うことができない。自分で洋服を選んで着たり、入浴したり、行き慣れている所へ行ったりすることには支障はないために日常生活では介助を要しないが、社会生活では支障を来すことがある。単身でアパート生活している老人の場合、家賃の額で大家とトラブルを起こすようなことがある
5. やや高度の認知機能低下	中等度のアルツハイマー型認知症	介助なしでは適切な洋服を選んで着ることができない 入浴させるときにも何とかなだめすかして説得することが必要なこともある	家庭での日常生活でも自立できない。買い物を1人ですることはできない。季節にあった洋服を選ばず、明らかに釣り合いがとれていない組合せで服を着たりするためにきちんと服をそろえるなどの介助が必要となる。毎日の入浴を忘れることもある。なだめすかして入浴させなければならない。自分で体をきちんと洗うことができるし、お湯の調節もできる。自動車を適切かつ安全に運転できなくなり、不適切にスピードを上げたり下げたり、また信号を無視したりする。無事故だった人が初めて事故を起こすこともある。大声をあげたりするような感情障害や多動、睡眠障害によって家庭で不適応を起こし医師による治療的かかわりがしばしば必要になる
6. 高度の認知機能低下	やや高度のアルツハイマー型認知症	(a) 不適切な着衣	寝巻の上に普段着を重ねて着てしまう。靴ひもが結べなかったり、ボタンを掛けられなかったり、ネクタイをきちんと結べなかったり、左右間違えずに靴を履けなかったりする。着衣も介助が必要になる
		(b) 入浴に介助を要する 入浴を嫌がる	お湯の温度や量を調節できなくなり、体もうまく洗えなくなる。浴槽への出入りもできにくくなり、風呂から出た後もきちんと体を拭くことができない。このような障害に先行して風呂に入りたがらない、嫌がるという行動がみられることもある
		(c) トイレの水を流せなくなる	用を済ませた後、水を流すのを忘れたり、きちんと拭くのを忘れる。あるいは済ませた後、服をきちんと直せなかったりする
		(d) 尿失禁	時に (c) の段階と同時に起こるが、これらの段階の間には数か月間の間隔があることが多い。この時期に起こる尿失禁は尿路感染やほかの生殖器泌尿器系の障害がなく起こる。この時期の尿失禁は適切な排泄行動を行ううえでの認知機能の低下によって起こる
		(e) 便失禁	この時期の障害は (c) や (d) の段階でみられることもあるが、通常は一時的にしろ別々にみられることが多い。焦燥や明らかな精神病様症状のために医療施設に受診することも多い。攻撃的行為や失禁のために施設入所が考慮されることが多い
7. 非常に高度の認知機能低下	高度のアルツハイマー型認知症	(a) 最大限約6語に限定された言語機能の低下	語彙と言語能力の貧困化はアルツハイマー型認知症の特徴であるが、発語量の減少と話し言葉のとぎれがしばしば認められる。さらに進行すると完全な文章を話す能力は次第に失われる。失禁がみられるようになると、話し言葉はいくつかの単語あるいは短い文節に限られ、語彙は2、3の単語のみに限られてしまう
		(b) 理解しうる語彙はただ1つの単語となる	最後に残される単語には個人差があり、ある患者では"はい"という言葉が肯定と否定の両方の意志を示すときもあり、逆に"いいえ"という返事が両方の意味をもつこともある。病期が進行するに従ってこのようなただ1つの言葉も失われてしまう。一見、言葉が完全に失われてしまったと思われてから数か月後に突然最後に残されていた単語を一時的に発語することがあるが、理解しうる話し言葉が失われた後は叫び声や意味不明のぶつぶつ言う声のみとなる

FAST stage	臨床診断	FASTにおける特徴	臨床的特徴
7. つづき		(c) 歩行能力の喪失	歩行障害が出現する。ゆっくりとした小刻みの歩行となり階段の上り下りに介助を要するようになる。歩行できなくなる時期は個人差があるが、次第に歩行がゆっくりとなる。歩幅が小さくなっていく場合もあり、歩くときに前方あるいは後方や側方に傾いたりする。寝たきりとなって数か月すると拘縮が出現する
		(d) 着座能力の喪失	寝たきり状態であってもはじめのうち介助なしで椅子に座っていることは可能である。しかし、次第に介助なしで椅子に座っていることもできなくなる。この時期ではまだ笑ったり、噛んだり、握ることはできる
		(e) 笑う能力の喪失	この時期では刺激に対して眼球をゆっくり動かすことは可能である。多くの患者では把握反射は嚥下運動とともに保たれる
		(f) 昏迷および昏睡	アルツハイマー型認知症の末期ともいえるこの時期は本疾患に付随する代謝機能の低下と関連する

(Reisberg, B. et al. : Functional staging of dementia of the Alzheimer type, Ann NY Acad Sci, 435 : 481, 1984)
(本間 昭, 臼井樹子：Functional Assessment Staging（FAST），日本臨牀，61（増刊号9）：126-127，2003 より改変)

表2　CDR（Clinical Dementia Rating）

	健康 （CDR 0）	認知症の疑い （CDR 0.5）	軽度認知症 （CDR 1）	中等度認知症 （CDR 2）	重度認知症 （CDR 3）
記憶	記憶障害なし 時に若干のもの忘れ	一貫した軽いもの忘れ 出来事を部分的に思い出す良性健忘	中等度記憶障害、特に最近の出来事に対するもの 日常生活に支障	重度記憶障害 高度に学習した記憶は保持、新しいものはすぐに忘れる	重度記憶障害 断片的記憶のみ残存
見当識	見当識障害なし	同左	時間に対しての障害あり 検査では場所、人物の失見当なし。しかし時に地理的失見当あり	常時、時間の失見当 時に場所の失見当	人物への見当識のみ
判断力と問題解決	適切な判断力・問題解決	問題解決能力の障害が疑われる	複雑な問題解決に関する中等度の障害 社会的判断力は保持	重度の問題解決能力の障害 社会的判断力の障害	判断不能 問題解決不能
社会適応	仕事、買い物、ビジネス、金銭の取扱い、ボランティアや社会的グループで普通の自立した機能	左記の活動の軽度の障害もしくはその疑い	左記の活動のいくつかにかかわっていても、自立した機能が果たせない	家庭外（一般社会）では独立した機能は果たせない	同左
家庭状況および趣味・関心	家での生活趣味、知的関心が保持されている	同左、もしくは若干の障害	軽度の家庭生活の障害 複雑な家事は障害 高度の趣味・関心の喪失	単純な家事のみ限定された関心	家庭内不適応
介護状況	セルフケア完全	同左	ときどき激励が必要	着衣、衛生管理など身の回りのことに介助が必要	日常生活に十分な介護を要する しばしば失禁

(Hughes, C.P. et al. : A new clinical scale for the staging of dementia, Br J Psychiatry, 140 : 566, 1982)

識の5項目から評価を行う。さらに各項目を7段階（10点＝「正常」、9点＝「境界」、7点＝「軽度」、5点・3点＝「中等度」、1点・0点＝「重度」）で評価し、5項目の点数を合計して、認知症の重症度を評価する。合計得点が、50〜48点＝「正常」、47〜43点＝「境界」、42〜31点＝「軽度認知症」、30〜17点＝「中等度認知症」、16〜0点＝「重度認知症」と判定する。

非協力的な高齢者にも使用できるが、対象者の情報を十分把握していないと適切な結果が得られないので、注意が必要である。

表3 N式老年者用精神状態評価尺度（NMスケール）

	0点	1点	3点	5点	7点	9点	10点
家事・身辺整理	不能	ほとんど不能	買い物不能 ごく簡単な家事や整理も不完全	ごく簡単な買い物も不確か ごく簡単な家事・整理のみ可	簡単な買い物可能 留守番・複雑な家事・整理は困難	やや不確かだが、買い物・留守番・家事などを一応まかせられる	正常
関心・意欲・交流	無関心 まったく何もしない	周囲に多少関心あり ぼんやりと無為に過ごすことが多い	自らほとんど何もしないが、指示されれば簡単なことはしようとする	習慣的なことはある程度自らする 気が向けば、人に話しかける	運動・家事・仕事・趣味などを気が向けばする 必要なことは話しかける	やや積極性の低下がみられるが、ほぼ正常	正常
会話	呼びかけに無反応	呼びかけに一応反応するが、自ら話すことはない	ごく簡単な会話のみ可能 つじつまの合わないことが多い	簡単な会話は可能であるが、つじつまの合わないことが多い	話し方は、なめらかではないが、簡単な会話は通じる	日常生活はほぼ正常 複雑な会話がやや困難	正常
記銘・記憶	不能	新しいことはまったくおぼえられない 古い記憶が稀にある	最近の記憶はほとんどない 古い記憶は多少残存 生年月日不確か	最近の出来事の記憶困難 古い記憶の部分的脱落 生年月日正答	最近の出来事をよく忘れる 古い記憶はほぼ正常	最近の出来事をときどき忘れる	正常
見当識	まったくなし	ほとんどなし 人物の弁別困難	失見当識著明 家族と他人との区別は一応できるが、誰かはわからない	失見当識がかなりあり（日時・年齢・場所など不確か。道に迷う）	ときどき場所を間違えることがある	ときどき日時を間違えることがある	正常

NMスケール評価点　50〜48点：正常、47〜43点：境界、42〜31点：軽度認知症、30〜17点：中等度認知症、16点以下：重度認知症

（小林敏子，西村 健：N式老年者用精神状態尺度（NMスケール）とN式老年者用日常生活動作能力評価尺度（N-IADL），日本臨牀，61（増刊号9）：188, 2003）

表4 N式老年者用日常生活動作能力評価尺度（N-ADL）

	0点	1点	3点	5点	7点	9点	10点
歩行・起座	寝たきり（座位可能）	寝たきり（座位可能）	寝たり、起きたり、手押し車などの支えがいる	伝い歩き 階段昇降不能	杖歩行 階段昇降困難	短時間の独歩可能	正常
生活圏	寝床上（寝たきり）	寝床周辺	室内	室内	室内	近隣	正常
着脱衣・入浴	全面介助 特殊浴槽入浴	ほぼ全面介助（指示に多少従える） 全面介助入浴	着衣困難、脱衣も部分介助を要する 入浴も部分介助を多く要する	脱衣可能、着衣は部分介助を要する 自分で部分的に洗える	遅くて、時に不正確 頭髪、足など洗えない	ほぼ自立、やや遅い 体は洗えるが洗髪に介助を要する	正常
摂食	経口摂食不能	経口全面介助	介助を多く要する（途中で止める、全部細かく刻む必要あり）	部分介助を要する（食べにくいものを刻む必要あり）	配膳を整えてもらうとほぼ自立	ほぼ自立	正常
排泄	常時、大小便失禁（尿意・便意がほぼ認められない）	常時、大小便失禁（尿意・便意があり、失禁後不快感を示す）	失禁することが多い（尿意・便意を伝えること可能、常時おむつ）	ときどき失禁する（気を配って介助すればほとんど失禁しない）	ポータブルトイレ・しびん使用 後始末不十分	トイレで可能 後始末は不十分なことがある	正常

重症度評価点
- 10点：正常　自立して日常生活が営める
- 9点：境界　自立して日常生活を営むことは困難になり始めた初期状態
- 7点：軽度　日常生活に軽度の介助または観察を必要とする
- 5点・3点：中等度　日常生活に部分介助を要する
- 1点・0点：重度　全面介助を要する（0点は活動性や反応性がまったく失われた最重度の状態）

（小林敏子，西村 健：N式老年者用精神状態尺度（NMスケール）とN式老年者用日常生活動作能力評価尺度（N-IADL），日本臨牀，61（増刊号9）：190, 2003）

質問:「いま動いた中で、痛みがありましたか。その痛みはどのくらいですか?この中から選んでください」(1から7まで指をさしながら読む)

1. 痛みなし＝0点
2. かすかな痛み＝1点
3. 軽い痛み＝2点
4. 中くらいの痛み＝3点
5. 強い痛み＝4点
6. 非常に強い痛み＝5点
7. 想像できる最も強い痛み＝6点

図3　VDS（Verbal Descriptor Scale）
(Herr, K.A. et al. : Pain intensity assessment in older adults : Use of experimental pain to compare psychometric properties and usability of selected pain scales with younger adults, Clin J Pain, 20(4) : 207-219, 2004)

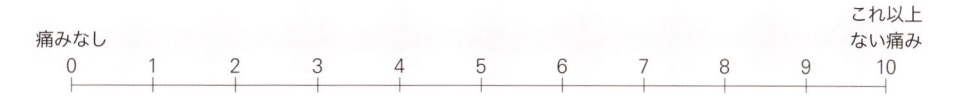

図4　NRS（Numeric Rating Scale）

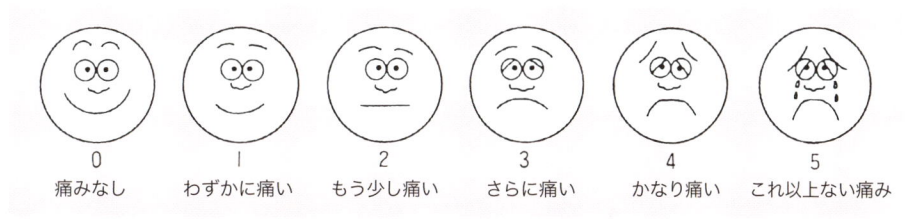

図5　ワングとベイガーの痛みのフェイススケール（Wong-Baker faces rating scale）
(Wong, D.L. et al. : Whaley and Wong's Nursing Care of Infants and Children, 6th ed., p.2040, Mosby, 1999)

N式老年者用日常生活動作能力評価尺度（N-ADL）[表4]

老年者や認知症者の日常生活能力を、①歩行・起座、②生活圏、③着脱衣・入浴、④摂食、⑤排泄の5項目で、それぞれを7段階(10点＝「正常」、9点＝「境界」、7点＝「軽度」、5点・3点＝「中等度」、1点・0点＝「重度」)で評価する。NMスケールと合わせて使用することで、日常生活の実際の機能を評価することができる。

痛みに関するスケール

痛みのセルフレポート[図3]

動作時の疼痛の有無と疼痛強度を7段階で評価するVDS（Verbal Descriptor Scale）のボード(図3)を用いて、認知症高齢者本人に痛みの程度はボードの中のどれかを指さすことで表現してもらう。認知症のために痛みを言語で表現できない場合でも、痛みを示すことができる。痛みのセルフレポートができる高齢者には、自分で回答していただくのがベストな評価となる。

NRS（Numeric Rating Scale；痛みの数値評価スケール）［図4］

　国際的に痛みの評価ツールとして合意されている。痛みを0＝「痛みなし」から10＝「これ以上ない痛み（これまで経験した一番強い痛み）」までの11段階として、本人に数字を選択してもらう。

ワングとベイガーの痛みのフェイススケール（Wong-Baker faces rating scale）［図5］

　現在の痛みを「痛みなし」から「これ以上ない痛み」まで0〜5の全6段階のフェイスマークで示したもの。痛みを訴えている患者にどのぐらい痛むのかを示してもらうことで、その痛みの程度を客観的に知ることができる。認知症高齢者の場合、本人が痛みを訴えられないときは、表情や観察して痛みの程度などを推察し、他のスタッフと共有する。

日本語版アビー痛みスケール（Abbey Pain Scale Japanese version；APS-J）［図6］

　言語的に訴えることができない認知症高齢者の痛みを、観察によって評価する尺度である。認知症高齢者が看護師によりベッドから車いすなどに移動介助を受けているとき、または自力歩行をしているときなど移動の場面を観察し、「声をあげる」「表情」「ボディランゲージの変化」「行動の変化」「生理学的変化」「身体的変化」の6項目に対して、0＝「（痛み）なし」から3＝「重度」の4段階で評価する。合計点は最高18点、最低0点で、3点以上が痛みありと評価される。

せん妄に関するスケール

日本語版ニーチャム混乱・錯乱状態スケール（The Japanese version of the NEECHAM Confusion Scale；J-NCS）［図7］

　混乱・錯乱状態の初期症状や低活動型のせん妄を把握するためのスケールであり、わが国で最も使用されている。観察とバイタルサイン測定時の10分程度で評価することができる。認知・情報処理3項目（注意力、指示反応性、見当識）、行動3項目（外観、動作、話し方）、生理学的コントロール4項目（生理学的測定値、生命機能の安定性、酸素飽和度の安定性、排尿機能のコントロール）から評価する。得点は最高30点から最低0点で、点数が低いほど重度であることを示す。

日本語版アビー痛みスケール

言葉で表現することができない認知症の方の疼痛測定のために

スケールの用い方：入所者を観察しながら問1から6に点数をつける

入所者名：＿＿＿＿＿＿＿＿＿＿＿＿＿＿＿＿

スケールに記入した観察者とその職種：＿＿＿＿＿＿＿＿＿＿＿＿＿＿＿＿

日付：＿＿＿＿年＿＿＿月＿＿＿日　時間：＿＿＿＿＿＿＿＿

最後の疼痛緩和は＿＿＿＿年＿＿＿月＿＿＿日＿＿＿時に＿＿＿＿＿を実施した

問1.　声をあげる
　　例：しくしく泣いている、うめき声をあげる、泣きわめいている
　　0：なし　　1：軽度　　2：中程度　　3：重度

問2.　表情
　　例：緊張して見える、顔をしかめる、苦悶の表情をしている、おびえて見える
　　0：なし　　1：軽度　　2：中程度　　3：重度

問3.　ボディランゲージの変化
　　例：落ち着かずそわそわしている、体をゆらす、体の一部をかばう、体をよける
　　0：なし　　1：軽度　　2：中程度　　3：重度

問4.　行動の変化
　　例：混乱状態の増強、食事の拒否、通常の状態からの変化
　　0：なし　　1：軽度　　2：中程度　　3：重度

問5.　生理学的変化
　　例：体温、脈拍または血圧が正常な範囲外、発汗、顔面紅潮または蒼白
　　0：なし　　1：軽度　　2：中程度　　3：重度

問6.　身体的変化
　　例：皮膚の損傷、圧迫されている局所がある、関節炎、拘縮、傷害の既往
　　0：なし　　1：軽度　　2：中程度　　3：重度

問1から6の得点を合計し、記入する
総合疼痛得点にしるしをつける

総合疼痛得点

0-2	3-7	8-13	14以上
痛みなし	軽度	中程度	重度

最後に疼痛のタイプにしるしをつける

慢性	急性	慢性疼痛の急性増悪

図6　日本語版アビー痛みスケール
（Takai, Y. et al.：Abbey Pain Scale：Development and validation of the Japanese version, Geriatr Gerontol Int, 10 (2)：153, 2010）

The Japanese version of the NEECHAM confusion scale.
Copyright 1998. Watanuki, S. et al.
[Translation authorized by Virginia J. Neelon. Copyright 1985/1989]
協力／日本ユニ・エージェンシー

患者氏名 /ID
日付
時刻
評価者

サブスケール1 認知・情報処理	注意力（注意力・覚醒状態・反応性）	4	注意力・覚醒が完全である	名前を呼んだり体に触れたりするとすぐに適切な反応がある—例えば視線や顔を向ける。周囲の状況を十分認識する。周囲のできごとに適切な関心を持つ。
		3	注意力・覚醒が散漫または過敏・過剰	呼びかけ、体の接触、周囲のできごとに対する注意の持続が短いか、または過覚醒で周囲の合図や物に対し注意過敏になる。
		2	注意力・覚醒が変動するまたは適切でない	反応が遅く、視線を向けさせ注意を維持するためには繰り返し呼びかけたり体に触ったりする必要がある。物や刺激を認知できるが、刺激の合間に眠り込むことがある。
		1	注意・覚醒が困難である	物音や体に触れることで眼を開く。怖がる様子を示すことがあり、ナースとのコンタクト（コミュニケーションや非言語的なやりとり・身体接触を含む）に注意を向けたり認知したりすることができない。または引きこもり行動や攻撃的な行動を示すことがある。
		0	意識覚醒・反応性が低下している	刺激に対して眼を開けることも開けないこともある。刺激を繰り返すごくわずかな意識覚醒を示すことがある。ナースとのコンタクトを認知できない。
	指示反応性（認知・理解・行動）	5	複雑な指示に従うことができる	「ナースコールのボタンを押してください」（対象となるナースコールのボタンを探し、それを認知し、指示を実行する）
		4	複雑な指示にゆっくりと反応する	複雑な指示に従う（または指示を完了する）ためには、促したり指示を繰り返したりする必要がある。複雑な指示を「ゆっくり」と、または過剰な注意を払いながら実行する。
		3	簡単な指示に従うことができる	「○○さん、手（または足）を挙げてください」（手か足の一方のみを指示する）
		2	簡単な口頭指示に従うことができない	体に触れられたり視覚的な合図に促されて指示に従う—例えば口のそばにコップを持って行くと水を飲むという動作はとれる。ナースがコンタクトをとったり、安心させたり手を握ったりすると、落ち着いた表情・反応を示す。
		1	視覚的な指示に従うことができない	呆然とした表情やおびえた表情の反応があるか、あるいはまた刺激に対して引きこもる反応や反抗的な反応を示し、行動が過剰または過少・不活発な状態。ナースが軽く手を握っても反応しない。
		0	行動が過少・不活発で傾眠状態	周囲の環境の刺激に対しほとんど運動・反応を示さない。
	見当識（見当識、短期記憶、思考・会話の内容）	5	時間・場所・人の見当識がある	思考過程や会話・質問の内容が適切。短期記憶がしっかりしている。
		4	人と場所の見当識がある	記憶・想起障害はほとんどなく、会話や質問の内容、質問に対する答えはおおよそ適切である。同じ質問や会話の繰り返しが多いことがあり、コンタクトを継続するには促しが必要である。依頼されたことにはおおむね協力的である。
		3	見当識が変動する	自己の見当識は保たれ家族を認識できるが、時間と場所の見当識は変動する。視覚的な手がかりを用いて見当識を保つ。思考・記憶が障害されていることが多く、幻覚（実在していないものを実在しているかのように知覚する）や錯覚（実際の感覚刺激を違うものに知覚する）が見られることもある。要求されたことには受け身的に協力する（協力的にふるまう自己防衛行動）。
		2	（時間や場所の）失見当識があり記憶・想起が困難である	自己の見当識は保たれ家族を認識できる。ナースの行動に関して質問したり、要求されたことや処置を拒否したりすることがある（反抗的にふるまう自己防衛行動）。会話の内容や思考が乱れている。幻覚や錯覚が見られることが多い。
		1	（人や物に対する）失見当識状態で認知が困難である	親しい人や、身近な家族・物の認識ができる時とできない時がある。話し方や声が不適切。
		0	刺激に対する認知・情報処理能力が低下している	言語刺激に対しほとんど反応を示さない。
サブスケール2 行動	外観	2	きちんとした姿勢を保ち、外観が整い清潔さがある	ガウンや服の着方が適切で、外観がきちんとしていて清潔である。ベッドや椅子での姿勢が正常である。
		1	姿勢または外観のどちらかが乱れている	着衣やベッド、外観がいくらかだらしない、またはきちんとした姿勢や体位を保つ能力がいくぶんか失われている。
		0	姿勢と外観の両方が異常である	だらしなく、不潔で、ベッドの中できちんとした姿勢でいることができない。

図7　日本語版ニーチャム混乱・錯乱状態スケール（J-NCS）

（綿貫成明，酒井郁子，竹内登美子：日本語版NEECHAM混乱・錯乱状態スケールの開発およびせん妄のアセスメント，臨床看護研究の進歩，12：46-63，2001／綿貫成明，酒井郁子，竹内登美子：せん妄のアセスメントツール①日本語版ニーチャム混乱・錯乱スケール．一瀬邦弘，太田喜久子，堀川直史 監：せん妄－すぐに見つけて！すぐに対応，p.32-35，照林社（ナーシング・フォーカス・シリーズ），2002）

サブスケール		点	項目	説明
サブスケール2 行動	動作	4	行動が正常である	身体の動き、協調運動、活動が適切であり、ベッドの中で静かに休むことができる。手の動きが正常である。
		3	行動が遅いまたは過剰である	(もっと行動があってもよいはずなのに)あまりにも静かすぎる。自発的な動きがほとんどない(手や腕を胸の前で組んでいるか体の脇に置いている)。または過剰な動き(行ったり来たり、起きたり寝たりと落ち着かない。またはびっくりしたような過剰な反応)が見られる。手の振戦が見られることがある。
		2	動作が乱れている	落ち着きがない。または速い動作が見られる。異常な手の動き―例えばベッドにある物やベッドカバーをつまむなど―が見られる。目的にかなった動作をするためには介助を要することがある。
		1	不適切で不穏な動作がある	管を引っ張ったりベッド柵を乗り越えようとするなど、不適切な(一見、目的のないような)行動が頻繁に見られる。
		0	動作が低下している	刺激のない時は動作が限られている。抵抗的な動作が見られる。
	話し方	4	話し方が適切である	会話が可能で、会話を開始し持続することができる。診断上の疾患を考慮に入れると話し方は正常である。声のトーン(調子)は正常である。
		3	いまひとつ適切な話し方ができない	言語刺激に対し、簡潔で単純な反応しか示さない。診断上の疾患を考慮に入れると話し方は明瞭であるが、声のトーンが異常であったり、話し方が遅かったりすることがある。
		2	話し方が不適切・不明瞭である	独り言を言ったり意味不明なことを話すことがある。診断上の疾患を考慮に入れても話し方は不明瞭である。
		1	話し方や声が乱れている	声やトーンが変調している。ぶつぶつ言ったり、叫んだり、ののしったり、または(例えば、痛みや要求があるはずなのに)不適切なほど沈黙している。
		0	異常な声である	うなっているか、それ以外の異常な声を発する。話し方は不明瞭である。
サブスケール3 生理学的コントロール	生理学的測定値		実際の記録値　正常値 体温　　　　(36-37℃) 収縮期血圧　(100-160) 拡張期血圧　(50-90) 心拍数　　　(60-100) 　整/不整(どちらかに丸をする) 呼吸数　　　(14-22) (1分間完全に数える) 酸素飽和度　(93以上)	一定時間の無呼吸や徐呼吸があるか (1分間の観察中に15秒以上あり、しかもそれが1回以上観察される) □ あり　　□ なし 酸素療法の指示があるか □ 指示なし □ 指示があるが現在は酸素を投与していない □ 指示があり現在も酸素を投与している
	生命機能の安定性		※ □収縮期血圧と□拡張期血圧の両方、またはどちらかが異常であればそれを1として数える。 ※ □心拍数の異常と□不整脈の両方、またはどちらかが認められれば1として数える。 ※ □無呼吸と□呼吸の異常の両方、またはどちらかが認められれば1として数える。 ※ □体温の異常は1として数える。	
		2	血圧、心拍数、体温、呼吸数が正常値の範囲内でしかも整脈である。	
		1	上記※のうちどれか1つが正常値を外れている。	
		0	上記※のうち2つ以上が正常値を外れている。	
	酸素飽和度の安定性	2	酸素飽和度が正常値の範囲内(93以上)であり、しかも酸素の投与を受けていない。	
		1	酸素飽和度が90から92の間であるか、または90以上でも酸素の投与を受けている。	
		0	酸素投与の有無にかかわらず、酸素飽和度が90未満である。	
	排尿機能のコントロール	2	膀胱のコントロール機能を維持している。	
		1	最近24時間以内に尿失禁があったか、またはコンドーム型排尿カテーテルを着用している。	
		0	現在尿失禁状態であるか、留置カテーテルを用いているか間欠的導尿をしている。または無尿状態である。	

各サブスケールの点数
■ 1　認知・情報処置（0～14点）　　　　　（　　）
■ 2　行動（0～10点）　　　　　　　　　　（　　）
■ 3　総合的な生理学的コントロール（0～6点）　（　　）
J-NCSの合計点（0～30点）　　　　　　　（　　）

■合計点	■示唆
0～19点	中程度～重度の混乱・錯乱状態
20～24点	軽度または発生初期の混乱・錯乱状態
25～26点	「混乱・錯乱していない」がその危険性が高い
27～30点	「混乱・錯乱していない」、正常な機能の状態

＊重症集中治療期や術直後の時期は、「サブスケール3　生理学的コントロール」の得点が0点になることが多い。それだけ身体侵襲が大きく、「せん妄」発症リスクが高いということである。
＊スケールの得点方法や使用上の注意点については、p.82を必ず参照すること。

日本語版ニーチャム混乱・錯乱状態スケールの得点方法

- 日本語版ニーチャム混乱・錯乱状態スケール（以下、スケール）の合計得点の範囲は、0（反応がほとんどない）から30（正常な機能の状態）である。スケールは9項目あり、認知－情報処理能力、行動と動作、生理学的コントロールをアセスメントするための3つのサブスケール（下位尺度）に分けられる。サブスケール1は重要な認知機能を測定するため、得点配分が最も高くなっている（0～14点）。サブスケール2（0～10点）は行動上の症状の発現を測定する。サブスケール3（0～6点）は得点配分が最も軽くなっている。理由は、これら生理学的指標の項目のうち1つか2つ以上の指標で異常値を示すことが、入院患者の場合一般的によくあるからである。
- 評価するナースは患者とのやりとり（コミュニケーションやケアとその反応）を通し、各項目で患者の反応や行動をよく表す選択肢を選び、その項目の点数を付ける。スケールの正確な得点を付けるためには、対象患者の反応に影響を及ぼす可能性のある要因を考慮すること、つまり文化的な（生育環境や人種的な）背景の違いを十分に配慮しながら、身体的（視覚、聴覚、運動などの）障害があるかどうか確認することが必要である。ある項目の得点を付ける際に、その選択肢の記述にある行動のすべてがその患者にみられる必要はないが、その選択肢にある行動はその患者に典型的にみられるものでなければならない。スケールの使用前にある程度の訓練が必要だが、ナースの評価者間の一致性（信頼性）は優れている。スケールの得点を付けるのに必要なデータは、通常の患者の観察とバイタルサインのアセスメントを行う10分間で収集することができる。

1. 認知―情報処理能力
- 部屋に入ったとき、患者の反応性―例えば視線や認知など―に注意する。
- 患者が注意力を維持し、言語情報と視覚情報の両方を理解できるか否かにも注意する。その患者の意識を集中したり喚起し続けたりするためには、コンタクト（コミュニケーションや非言語的なやりとりを含む）を繰り返す必要があるか。患者の言葉や顔の表情は、ナースとのやりとりを理解していることを示しているか。例：患者は要求されている行動を視覚的な合図から予測することができる（体温計という視覚的な合図に対して、口腔検温の場合は口を開ける、腋窩検温の場合は腋窩を広げる）。
- 複雑な指示または合図を伴う指示に対する反応を観察する。患者は、電話やナースコールの一連の手順を開始し、それを終了することができるか。ナースコール・システムの種類にもよるし、最初の使用手順の説明（オリエンテーション）を受けたかどうかにもよるが、患者がナースをナースコールで「呼ぶ」能力は、複雑な指示の処理能力を測定する手段として使える。患者がどのようにして「ナースコールを見つけて鳴らす」か観察する（複雑なナースコール・システムの場合、「呼び出し装置」の位置を見つけ、ベッドサイド・テーブルからそれを取り出し、複数のボタンの中から選んでナースコールを鳴らし、ナースからの返事に応答する必要がある）。
- この一連の作業を完了するのに、患者は通常の速さで、しかも促しや助けを必要とせずに実行することができたか。患者は視覚的な合図や身体接触という合図を伴う指示にしか反応しなかったか。
- 見当識と短期記憶は、「今日は何日（日付けまたは曜日）かわかりますか」という典型的な質問をしなくても調べることができる。今は1日のうちいつごろか、どの食事を済ませたか、ここはどこなのか、これらは通常ケアのやりとりの中で得られる情報例である。

2. 行動と外観・動作
- 外観を保ち、きちんとした姿勢や体位でいる際の患者の認識と行動に得点を付ける（通常の看護で行う清潔ケアを受けた後での得点は付けず、患者の機能だけに注目して得点を付ける）。
- 「過剰な」動きや目的のない動きはあるか。患者の異常な手や指の動き―例えばシーツをつまんで引っ張るなど―がみられるか。
- 文化的な背景からもともとゆっくりとした話し方をする場合と、話をすること・言葉を話し始めること・その場に応じた適切な話し方が困難な場合とを区別する。

3. 生理学的コントロール
- バイタルサインはスケールの定義通りに得点を付ける。バイタルサインを取る際には、患者の反応と認識を観察する。患者は手順を予測して協力するか、それとも繰り返し促したり合図することが必要か。
- 酸素の安定度は、非侵襲的な方法である酸素飽和度（パルスオキシメータ）で得点を付ける。患者の体位（例えば気道を圧迫していないかなど）と、酸素が投与されているか（投与の場合は流量）に注意する。オキシメータで測定する代わりに、酸素療法が必要な場合は1点減点し、また無呼吸（1分間の観察中に15秒以上あり、しかもそれが1回以上観察される場合）がある場合も1点減点する。
- 失禁の得点は、混乱・錯乱を起こした患者の認知機能・身体的機能（移動能力や尿排出機能など）の低下、それらの相互作用の影響とともに、臨床のケアの要因も絡んでいる。項目の定義通りに得点を付けるが、患者がトイレに行くのに（または尿瓶・便器を使うのに）介助が必要か、介助を求めていたか、介助が遅れたか否かに注意する。またオムツ使用の場合はその理由や原因を考慮し、認知と排泄機能のレベルに注目して得点を付ける。

得点化

項目		得点
1～3	情報処理能力－注意力	＝0～4点
	情報処理能力－指示反応性	＝0～5点
	情報処理能力－見当識	＝0～5点
		0～14点
4～6	行動－外観	＝0～2点
	行動－動作	＝0～4点
	行動－話し方	＝0～4点
		0～10点
7～9	生命機能の安定性	＝0～2点
	酸素飽和度の安定性	＝0～2点
	排尿機能のコントロール	＝0～2点
		0～6点

27～30点	「混乱・錯乱していない」、正常な機能の状態
25～26点	「混乱・錯乱していない」がその危険性が高い
20～24点	軽度または発生初期の混乱・錯乱状態
0～19点	中程度から重度の混乱・錯乱状態

- 重度の慢性的な認知障害（痴呆）がある患者の得点は、上記の範囲と異なることがある（急性の混乱・錯乱がさらに痴呆の上に重なっているか否かによる）。

スケールの得点を付ける際に役立つヒント
- 患者とのやりとりが終了した後でスケールの得点を付ける。各項目の得点を選ぶ前に、それぞれの項目にある選択肢をすべて読む。
- 患者の得点を付ける際、評価点の1～2点の変化はよくある。つまり、3点以上の変化は臨床上有意な変化と考えられ、より完全なアセスメントが求められる根拠となる。
- 創造性を発揮すること。患者にとって快適でしかも必要な情報が得られるアプローチの方法を開発する。重要な点は、アセスメントにも得点化作業にも一貫性があるということである。

- 認知能力は15分という短時間の間でさえ変化することがある。もしそうであれば（どちらに当てはまるか迷うときは）、患者とのやりとりすべての中で観察したうち、最も低いレベルの得点を付ける。
- 今現在のやりとりの中で観察したことだけを記録し、それ以前に観察したことは記録しない。
- 患者とのやりとりの中で起こったことと同時に、周囲の状況に対する患者の認識や反応に注意を払う。
- 患者に「はい」「いいえ」を聞き出して、それをもとに得点を付けることはしない。

図7 （つづき）

第2章

場面別 事例から学ぶ
身体的治療を受ける認知症高齢者のケア

A 入院時にすでに認知症の症状があったケース　事例1

胃瘻造設をせずに対応したエンド・オブ・ライフにある認知症高齢患者

事例の概要

　Aさんは80歳代の男性です。長男は結婚して県内に居住しています。Aさんは若い頃から糖尿病の基礎疾患があり、10年前にアルツハイマー型認知症と診断され、現在はドネペジル塩酸塩（アリセプト®）を10mg服用しています。日常会話は可能ですが、改訂長谷川式簡易知能評価スケール（HDS-R）[*1]は測定困難、FAST[*2]はステージ6、N式老年者用精神状態評価尺度（NMスケール）[*3]は10点でした。

　数か月前に脳梗塞を発症後、軽度の左麻痺により歩行が困難となり、高齢の妻1人では介護ができなくなったため、老人ホームに入所していました。今回、嚥下困難となり、誤嚥性肺炎を繰り返し3回目の入院となりました。摂食機能療法による訓練を実施し改善を試みましたが、嚥下造影検査で経口摂取は困難と診断されました。また、糖尿病性腎症により腎機能が低下しており、抗生物質などの薬剤使用も困難な状態となりました。喀痰の検査で難治性の細菌が検出されました。

　経口摂取が無理であれば、中心静脈栄養（CV）あるいは胃瘻の選択肢があること、実施した場合のメリット、デメリットを含めて医師はていねいに説明しました。その後、Aさんにわかるように説明して、本人の意思を確認した結果、「いらない」と表明されたため、家族は「Aさんの意思を尊重したい」と、CVも胃瘻造設もしないことを選択されました。

*1：改訂長谷川式簡易知能評価スケール（HDS-R）
最高得点30点、最低得点0点で、20点以下は認知症の疑いありと評価される。
詳細はp.71を参照。

*2：FAST
生活行動を総合的に判断して、「1.正常」「2.境界域状態」「3.軽度」「4.中等度」「5.やや高度」「6.高度」「7.非常に高度」の7段階で評価する。
詳細はp.71を参照。

*3：N式老年者用精神状態評価尺度（NMスケール）
最高得点50点、最低得点0点で、42〜31点は軽度認知症、30〜17点は中等度認知症、16点以下は重度認知症と評価される。
詳細はp.72を参照。

看護の場面

患者の状態

　入院時、Aさんは誤嚥性肺炎による高熱によりぐったりとしていましたが、意識レベルは普通の呼びかけで容易に開眼し、状態が良いときは簡単な言葉などは理解することができ、JCS（ジャパンコーマスケール）でⅠ-3からⅡ-10でした。また喀痰の量が多く、吸引を行わなければ自力で痰の喀出ができない状態

でした。入院時の検査データは、WBC 10,200×10²/μL、CRP 12mg/dL であり、抗生物質と補液の点滴、酸素吸入を行っていました。

　点滴や酸素吸入の管理に加え、効果的な喀痰喀出ができるように、体位ドレナージや吸引の必要がありました。安静および発熱のケアを行い、一時的には解熱し回復しても、しばらくすると再発を繰り返しました。その後、入院時より徐々に低下していた腎機能検査データは、BUN 30.6mg/dL、CRE 2.3 mg/dL、GFR 4.2 mL/min となり、排尿量も減少していきました。静脈の確保に留置針を刺してもすぐに入れ替えが必要で、現在の治療を継続することが困難となっていきました。

家族への説明

　嚥下造影検査後、医師は妻と息子に対して、誤嚥しやすい状態であり、誤嚥性肺炎を繰り返すため、経口摂取は今後できないこと、また腎臓の機能が低下しているため、肺炎が再発したら薬剤の使用が困難になることなど、終末が近い状態であると伝え、CV挿入あるいは胃瘻造設が必要性であると説明しました。妻と息子は「元気な頃から、自分で食べることができなくなったら何もしてほしくないと言っていましたが、家族としては何とか生きていてほしいと思います。一度親戚とも話し合いたい」と言い、後日再度面談となりました。

家族の思いに寄り添う

　医師から厳しい状況を告げられた後、妻と息子が、医師の説明をどのように受け止めているのか、また判断するうえでの不足や不明な点はなかったかについて確認をしながら、Aさんのベッドサイドにうかがい、共に時間を過ごしました。妻は目をじっと閉じているAさんの手をさすりながら、つぶやくように「食べられるといいのに……」と言われました。妻の言葉に対して、うまく自分の言葉で表現できないAさんの思いを推し量りながら、「Aさんも自分の口から食べたいですよね」とAさんに語りかけ、反応を待ちました。

　また、医療の限界を告げられ、落胆している家族を孤立させないよう注意しました。息子には、親戚に相談する予定日を確認しながら、わからないことや困ったことがあったら、いつでも声をかけてほしいと伝えました。Aさんに対しては、覚醒状態が良いときに、妻といっしょにAさんの状態について説明し、Aさんの意思を確認する方法を提案しました。

　その後、妻や息子は胃瘻造設などはせず、現在行っている末梢点滴以外は積極的な医療は希望しないという選択をされました。筆者も妻といっしょに二度、Aさんに伝わると思う簡単な言語や絵を使って意思を聞いてみました。Aさんは「いらない」とはっきりと答えました。問いかける言葉を変えても、常に返事は同じでした。次第に意識がなくなっていくAさんのそばにいる妻は、「これでよかったのか、迷っている」「せめて食べ物の味だけでも味わわせてあげたい」と言って飴を持参するなど、その言動から心理的に揺れ動いている様子が伝わり、『胃瘻を実施すれば、生命は維持できる可能性があるかもしれな

い』との思いが、苦渋の決断をした妻を苦しめているようにもみえました。

　「一度決めたことだから」「夫が望んでいたことだから」とはいえ、大切な人に生きていてほしい、元気になってほしいと願う家族の気持ちに寄り添い、いっしょに考える時間をつくり、決定事項はいつでも変更が可能であるという姿勢で接しました。また、看送った後に、「そのときにできる限りのことを精一杯やれた」と思える時間となると考え、妻が夫のために「○○してあげたい」と願うことを、納得できるまで手伝いました。さらに、毎日訪れる妻の話に耳を傾けると同時に、Ａさんの言動に変化がないか確認していきました。亡くなる5日ほど前より、「夫はこれでよいと言ったから、もう迷いません」と、妻は穏やかに話してくださいました。

観察のポイントとアセスメント

生活背景や人生の価値観

　Ａさんは銀行員として定年まで勤務し、飲酒や喫煙歴もなく生真面目な性格で、仕事一筋の方でした。性格は温厚で教育熱心でしたが、家庭のことは妻に任せる代わりに一切口出しはせず、家庭内で声を荒らげることはありませんでした。定年後は、自宅近くの神社に朝晩お参りに行くことが長年続けている日課でした。妻や息子には、「自分で自分のことができなくなったら、何も医療はしないでほしい」と日頃から話していました。

妻や息子との関係や介護に関する考え方

　息子は独立し、Ａさん夫婦の家から車で2時間くらいのところに居住していましたが、体調を崩し、療養生活を強いられ、職場復帰したばかりでした。

　Ａさん夫婦は定年後、他県から移り住んで来たため、近くに相談する相手もいない状況でした。Ａさんの妻は、病みあがりの息子夫婦には迷惑をかけられない、自分で何とかしたいとの思いから、Ａさんをできるだけ自宅で介護したいと考え、介護保険を使いながら、進行していく認知症の症状にもうまく対応していました。入院中は毎日面会に来院され、「ご迷惑をおかけしています」「具合はどうでしょうか」と看護師に必ず聞いてくださる几帳面な方でした。Ａさんのことをうかがうと、「結婚して驚くことがたくさんあったけど、夫としてはよい人でした」と、必ず仕事人間だった夫のエピソードを懐かしそうに繰り返し話され、Ａさんを尊敬し家庭を守ってこられた人柄が推測されました。

認知症に関連した症状・生活行動の障害

　アルツハイマー型認知症に罹患し、10年が経過しているＡさんの認知機能は、簡単な会話は可能でしたが、家族以外の人物誤認がありました。また、自分の名前以外は間違いが多く、記憶障害も顕著になっており、認知機能検査の

結果からも、Aさんの病態期は後期と判断できました。

　この時期は、意欲や言語を理解する能力が低下しても、特定領域の力は保持されており、言葉の理解を補うためには、触れたり、見せたり、動作を加えて生活を援助する必要があります。Aさんは、こちらからの体調についての簡単な問いかけには、「寒くない」「大丈夫」「苦しくない」等、単発の言語で答えることができました。周囲への関心度は、妻が庭に咲いた花を見せて「きれいでしょう」と話しかけても、無言で反応は乏しく、感情や意思の表現にはムラがありました。また、点滴を認識できず、外そうとする行動がありました。自分から動き出すことはなく、車いすへの移乗をはじめADLは全面的介助が必要で、排泄は全失禁状態でした。

病気や入院に対する認識

　言語的コミュニケーションがうまくできないと考えられるAさんに対しては、点滴や吸引をするときに、「肺炎です」「点滴をします」「痰を取ります」などの簡単な言語を使いました。それと同時に、関連する身体の部分に触れながら、Aさんの表情や手動、手指のちょっとした動きなど反応の有無を確認してケアを行いました。無表情でしたが、吸引するとき以外はケアの拒否はありませんでした。

看護の実際

患者の意思をくみ取り、家族と共に今後の方針を決定する

　Aさんの意思を家族と共に決定するために、表2-A-1に示すアセスメントを行いました。また、Aさんの意思をくみ取るために、表2-A-2に示すアセスメントを行いました。

　それらを踏まえて、最初の医師の説明から22日後に家族と4回目の話し合いを行い、CVや胃瘻造設はせず、安寧を目的に入院を継続することを決定しました。

家族と共に患者の生活が継続するケアを行う

1. 患者に対して

　呼吸管理を行いながら、入浴や口腔ケアをはじめとした清潔ケアを行い、全身状態の変化に注意しました。末梢点滴の管理に注意をはらい、何とか予定の補液ができるよう時間をかけました。ケアを行うときに返事があってもなくても、簡単な説明を行ってから協力をお願いしました。身体に触れ、痛みやかゆみなど苦痛につながることがないか、自ら言葉を発しないAさんの意思表出に努めました。また、少しでも身体を起こして、ベッドごと部屋から出て、デイルームの窓から見える緑の山々の景色を眺めてもらったり、好きな音楽を聞

表 2-A-1　Aさんの意思を家族と共に決定するためのアセスメント

アセスメント項目	情報	アセスメント
家族の受けている影響	● Aさんの治療の限界について医師より説明を受けている ● Aさんの生命を維持するには胃瘻造設などが必要と知っている ● Aさんは元気なときに「積極的な治療をやらないでほしい」と言っていた ● Aさんに元気になってもらいたいと願っている	● 妻と息子にとってかけがえのない大切な夫であり、父親であるAさんの生命維持が困難であると知り、積極的な治療は望まないAさんと、元気になってもらいたいと願う家族の思いが対立しており、胃瘻造設をすべきか苦悩している
家族の対応能力	● 医師の説明（メリット、デメリット）を受け止め、Aさんにその事実を説明し、返事を確認できる ● Aさんの意思と家族の気持ちを含めて考えることができる ● Aさんの弟や親戚の人たちと、胃瘻造設をしなければ生命の保証がないことについて話し合うことができる ● 認知症高齢者のケアに関する一般的な資料を活用できる ● 自宅での介護を妻が10年間行っており、息子がサポートしていた	● 弟や親戚の人たちと、胃瘻造設をしなければ生命の保証がないことについて話し合ったり、認知症高齢者に関する一般的な資料を活用し、自分たちの意思決定の参考にしている。さらにそれを踏まえ、Aさんに医師の説明を正しく伝え、返事を聞くことができており、状況を冷静に受け止め行動している
家族の対応状況	● 妻と息子は毎日電話で連絡を取り合ったり、週末は息子が実家に泊まるなどして、Aさんの最期について話し合っている ● 親戚へは息子が本家に出向き相談しており、その後、実弟は医師の説明を聞きに来院している ● 息子は、不安なことがあったら、看護師長に相談するように母親に伝えている	● 妻と息子は同居をしていないが、毎日連絡を取り合い、話し合う時間は確保できている ● 実弟をはじめ親戚も、Aさんの治療方針に対して真摯に向かい合おうと、医師に直接説明を聞き、判断している ● 母親が悩むことを予測して、息子は医療者を活用するように、と指示している

表 2-A-2　Aさんの意思をくみ取るためのアセスメント

アセスメント項目	情報	アセスメント
家族の対応状況	● 何度か妻と息子が「食べると肺炎を起こすと先生が言われるけど、胃に管を入れてもらいますか」「そうすれば食べられるそうですよ」とゆっくり聞くと、Aさんはゆっくり「いらない」「食べない」と言った	● 家族の会話の速度はゆっくりであり、Aさんには聞き取りやすい速度である ● Aさんは黙っているときもあるが、返事をするときは言葉の内容については理解した返答であると推測する
看護師の対応状況	● 医師と共に3回、意識が清明で言語がはっきりしているときに、簡単な言葉を組み合わせ、ゆっくりと話すように努め、「口から食べると肺炎になります」「胃から食べられます」「これをやると元気になります」「やりましょうか」と聞いた。Aさんは「食べない」と返事をした ● 人体と胃の絵と、胃瘻を描いた図を見せた	● 否定語でなく肯定的な言語を使用している ● 看護師だけでなく、医師と共に説明することで、Aさんの注意が集中して医療者に向けられると考える ● 人体と胃の絵と胃瘻を描いた図は、言語の理解が乏しくなるAさんの理解する力を助けると考える ● Aさんの言動や反応は、問いかけた言語のオウム返しではなく、「〜ない」といっており、説明を理解した返答であると推測する

いてもらうなど、穏やかな表情になる時間をつくりました。

次第に意識が薄れるAさんを見守る経過を家族と過ごす中で、家族と共にAさんの意思を決定した重みと、大切な患者であるAさんを失いたくない感

情から、「Aさん、これでいいの？」と何度も問いかけました。

2. 家族に対して

　方針が決定した後も、妻は毎日のように「何とか食べさせたい」という思いで棒付きの飴を持参し、「これでよかったのか迷う」と言いました。妻の意向に沿って、口腔ケア時にガーゼに甘いジュースを浸してみましたが、3回目にはむせてしまう状態でした。唾液に常にむせ込みが見られた頃には、唇に塗る程度にして、妻の気持ちを受け止めました。

　妻の話をゆっくりうかがいながら、方針はいつでも変更できることを伝えました。しばらく話を聞いていると、「わかりました。本人の顔を見ていると、何とかしてあげたくなってしまって」と、涙ぐみながら話されました。妻の言葉に共感しながら、Aさんとの思い出話や愛する夫を失うさびしさ、不安などを話してもらう時間を過ごしました。Aさんはさびしがり屋だという妻の言葉に従い、意識がなくなるまで個室にはせず、部屋の選択は妻の意向に沿いました。

　また、花火大会がすぐそばの公園で行われることを知り、その日は花火がよく見える個室を準備し、家族いっしょに過ごすことを提案しました。「家族だけでゆっくり過ごすことができました。うれしかった」と、翌日、妻の満足そうな笑顔が見られました。

この事例を通して伝えたかったこと

　「Aさんらしい時間の過ごし方」について家族と共に考え、何がAさんや家族にとっての幸せにつながるのかを模索した時間でした。胃瘻造設に限らず、自分の終焉はどのようにありたいかを自ら選択したいと思うのは、人として当然のことです。しかし、意思表示ができなくなった場合は、事前の意思表示などが書面であったとしても、法的な根拠やガイドラインが確立されていないため、結局は家族が本人に代わって決定しているのが現状です。

　家族と医療者が意思を決定するときは、その人にとっての最善を尽くすことが重要だといわれています。医療者と家族がその人の人生史や価値観、死生観に近づき、意思決定することの困難さを改めて思い知らされた事例でした。また、本人が選択したとしても、家族にとっては大切な家族であると同時に、看護師にとっても大切な患者であるその人を失いたくないという感情を大切にしながら、言葉を発せない認知症の人の言葉を家族といっしょに探していきたいと思います。

参考文献
1）池添志乃ほか編集委員：特集 認知症の人と家族へのケア，家族看護 21, 11(1)：4-51, 2013.

（梅原里実）

パーソン・センタードな視点の認知症ケアのポイント

■認知症高齢者の胃瘻造設に関する自己決定

　認知症高齢者は、認知機能の障害によって判断力が障害される部分はありますが、何よりもご自身の価値観、考えや意思をもっている1人の人です。認知症高齢者に理解してもらえるように、ゆったりとしたその人のペースに合ったコミュニケーションや、イラストなどわかりやすい工夫など、できる限り本人が意思決定できるような支援が重要になります。

　Aさんは認知症がありますが、何も判断できない人ではありません。言葉を用いて表現することは難しいかもしれませんが、強い意思をもった1人の人なのです。そして、言語能力が低下しても、簡単な言葉やイラストを使用すれば、本人の意思を確認することは可能です。中心静脈栄養や胃瘻の導入を拒否することは、家族にとっては何よりも大切な人の死を受け入れていく過程でもあります。Aさんの尊厳を最後までサポートすることは、家族に対しても誠実に向き合い、家族にとっても看護師にとっても共にAさんは"大切な人"であることを認識しあう過程であったと思われます。パーソン・センタード・ケアをめざし、Aさんと家族のパーソンフッドを維持したかかわりを最後まで実施しようと努力されていました。

　本人の意思を最後まで尊重するための認知症高齢者の意思決定のポイントを表にまとめました。看護師は認知症高齢者と家族の苦痛を緩和し、尊い"いのち"を最後まで意義のあるものにするために、家族と共に向かい合っていかなければなりません。

（鈴木みずえ）

表　エンド・オブ・ライフにある認知症高齢者の意思決定のポイント

❶治療に関しては、本人の意思決定が尊重される
❷認知症が重度のために本人が意思決定できない場合、家族から本人が元気であった頃にどのように言っていたかを聞き、本人の意思をくみ取り、家族と共に決定する
❸家族個人の意思ではなく、本人の考え方や価値感からどのように現状を考えるのか、本人の意思を最も知りうる家族からの情報や考え方を尊重する

A 入院時にすでに認知症の症状があったケース　事例 2

入院後、高血糖で混乱して認知症の症状を来した高齢患者

事例の概要

　70歳の女性Bさんは、長年、夫と2人暮らしで、夫に頼って生活をしていました。350mg/dL以上の高血糖が続き、HbA1c　9.9％と高値のため、血糖コントロールの目的で入院しました。狭心症、不安神経症、脳梗塞(麻痺なし)の既往があります。夫の強い希望で個室に入院となりましたが、入院後すぐから自分の病室がわからなくなり、また、病室内にトイレがあることを認識できずに、廊下に何度もトイレを探しに来る状態になりました。

　Bさんの安全を考え、夫とも相談し、ナースステーション向かいの4人床室に転室しましたが、夜間の頻尿、めまい、ふらつきの症状を訴え、歩行バランスも悪くなりました。また、帰宅欲求も出てくるようになり、夫がいないと落ち着かないことがありました。

看護の場面

　Bさんは入院時から自分の病室がわからなくなり、場所の見当識障害が出ていました。用事があるときはナースコールを押すように説明しても、自ら押すことはほとんどありませんでした。そのため、離床センサー付きナースコールを使用することにしました。しかしナースコールが鳴ったときには、すでにベッドから移動している状態でした。

　改訂長谷川式簡易知能評価スケール(HDS-R)[*1]は10点で、病院にいる認識はありましたが、日時や自分の年齢はわかりませんでした。即時記憶や計算、逆唱はやや保たれていました。帰宅欲求があったため、自営業の夫に仕事の調整をお願いして、夕方に来院し、15時30分開始の糖尿病教室の時間からBさんといっしょに過ごしてもらいました。夫が来院した際に、インスリン注射など治療について説明し、手技を指導しました。夫が面会に来る前の時間はナースステーションで過ごすようにして、看護師となじみの関係をつくりました。

*1：改訂長谷川式簡易知能評価スケール(HDS-R)
最高得点30点、最低得点0点で、20点以下は認知症の疑いありと評価される。詳細はp.71を参照。

観察のポイントとアセスメント

生活背景や人生の価値観

　Bさんは若い頃は東京で美容師をしており、「芸能人も髪をカットに来て、自分を指名してくれた」と当時の様子を自慢していました。自営業の夫の仕事を手伝うため、美容師を辞めたようです。兄弟や子どもがいないため、夫のことを頼りにしており、「私、お父さんがいないとだめなの」と話していました。
　自宅は、東日本大震災で全半壊し、住むことができず、自営業の工場の2階で暮らしていました。トイレは1階にあり階段が急だったこと、段差が多くよく転んでいたとのことでした。

認知症の種類と患者の症状・特徴

1. 認知症の疑い

　Bさんは、入院前は認知症の診断はありませんでした。しかし、入院前から、何度も同じことを夫に聞いていた（デイサービスに行く前に、何度もいつ行くのか聞いていたなど）ようです。また数年前に、眼科の受診が終わった後、1人で自宅に戻れなくなり、その後は1人で通院させていないとのことでした。お金の管理ができず1人で買い物に行けないため、夫が買い物をして、料理も夫が行っていたとのことです。記憶障害、見当識障害、実行機能障害があることで、アルツハイマー型認知症が疑われました。

2. 認知症の中核症状によって障害されている生活行動と、患者自身のもてる力

　Bさんは記憶障害と見当識障害のため、場所がおぼえられず、自分の部屋がわからなくなり、1人で行動することは困難でした。シャワー浴の場所もおぼえられませんでしたが、誘導すると、洗身行為は自分でできていました（要見守り）。排泄の有無はわかりましたが、回数まではおぼえていないため、トイレに誘導した回数をチェックしました。食事動作や嚥下には問題がないようでしたが、好き嫌いが多く、病院の治療食を食べ切ることができず、いつも残していました。「家に帰って、お父さんのご飯つくらないと」と、帰宅欲求が出て家に帰ろうとすることもありました。しかし、Bさんはコミュニケーション能力に問題はなく、時に冗談を言ったり、看護師や同室の患者、その家族とも楽しそうに会話をすることもあり、社会性は保たれていました。
　「ご主人からここでご飯を食べていくように頼まれたんですけど、どうしましょうか。もうすぐここにご主人が来ると思うので、待っていましょうか。そして、聞いてみましょう」と話すと、「そうなの？　うちの人がここで食べていくように言ったの？」と不思議そうにはしていましたが、待つことに同意していただくことができました。

3. ニーズとしての認知症の行動・心理症状(BPSD)

　入院して環境が変わったこと、高血糖・認知症が疑われたこともあり、入院翌日にあった防災訓練のアナウンスを、訓練という認識がもてなかったため、「逃げなきゃ」という恐怖感から、病室から何度も出てきて廊下を歩き回り、隣の病棟の看護師に保護されたことがありました。Bさんは"せん妄"を発症したと思われます(図2-A-1)。

4. 認知症高齢者の病気や入院に対する認識

　Bさんは、自分がなぜ入院となったのか理解していないため、「いつまでここにいるの?」と繰り返すことがありました。「血糖値が高いから治療するのですよ」と伝えると、「そうなの」と納得はするものの、すぐに忘れるようでした。「原因として思いあたることがありますか」と聞くと、「甘いものを食べていたから」と答え、理解を示すこともありました。

5. 家族との関係

　Bさんは夫と2人暮らしで、子どもはいません。夫を頼りにし、夫はBさんを支えていました。夫は、妻の糖尿病が悪化したのは、「自分がBさんの好き嫌いを放置して好きな甘いものを食べさせていたからだ」と自分を責める言葉を発することもありました。

　Bさんは狭心症のため、他院に入院した際、検査治療後に不穏状態になり、入院継続できなかったことや、同室者に迷惑をかけたという思いがあり、今回入院する際に、周囲に迷惑をかけないようにと、個室を希望したことがわかりました。

6. アセスメントのまとめと観察のポイント

　Bさんは入院直後から落ち着かない行動がみられましたが、防災訓練の放送が自分自身の体験した震災時の恐怖を呼び起こし、それが引き金となってせん妄を発症したのではないかと考えます。また、いつもは夫がそばにいるのに、1人でいることへの不安から混乱を強くしたのではないかと推測します。夫は周囲に気遣い、個室を希望したようですが、認知症や認知機能が低下したB

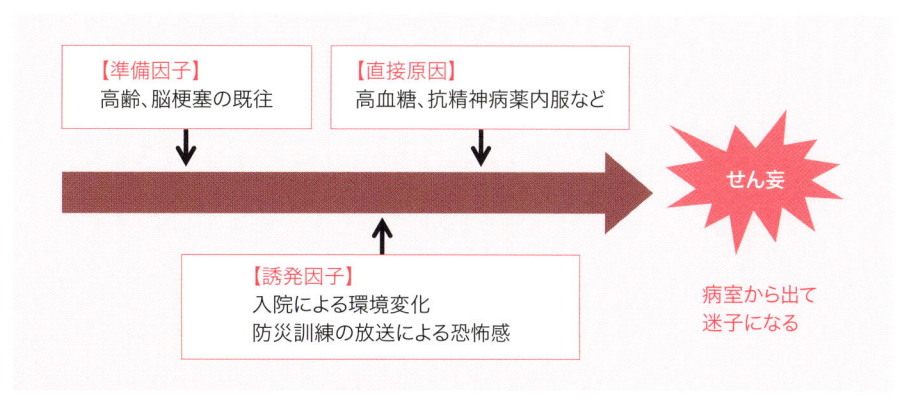

図2-A-1　Bさんのせん妄発症の経緯

【準備因子】高齢、脳梗塞の既往
【直接原因】高血糖、抗精神病薬内服など
【誘発因子】入院による環境変化　防災訓練の放送による恐怖感
→ せん妄
病室から出て迷子になる

さんへの対処方法がわからずにいたことから、夫へのかかわりもBさんと同様に、重要なケアポイントになると考えます。

♣観察ポイント
①患者の行動、言動
②患者の病状に対する理解
③患者の病状や治療に対する夫の理解や思い

看護の実際

場所の見当識への支援や歩行時の見守り

- トイレや浴室、処置室へ行く際は、歩行時見守りをし、その都度誘導する。
- トイレのドアに「トイレ」と表示することで、トイレの場所を混乱しないようにする。
- 離床センサー付きナースコールを使用し、行動を制止しないようにする。

【結果】 Bさんはほとんどナースコールを押すことがなかったため、安全対策に離床センサーを付けました。看護師が駆けつけたときはすでに動いていることが多く、病室の外に出ていることがほとんどでした。

トイレの表示を大きくしてドアに貼っていても、Bさんはそれに気づかず、廊下に出てきてトイレを探していました。いっしょに病室に戻り、ドアに貼ってある「ここがトイレです」という表示を示すと、「あー、ここにあったのね」と納得はするのですが、また同じことを繰り返すことが、個室を使用していたときにはよく見かけました。しかしその後、4人床室になってからは、ナースステーションから患者の病室が見えることもあり、Bさんが病室の外に出る前に、看護師がBさんの意向を確認して誘導するため、トイレを探して歩くことはなくなりました。

4人床室に移動した後すぐに、めまいの訴えやふらつきが強くなりました。血糖値やバイタルサインの異常はなかったのですが、不安神経症のために内服していた抗精神病薬はせん妄の原因ともなるため、主治医の判断で減量することにしました。また、入院前に自宅で転倒が多かったこと、入院後も転倒してしまったため慢性硬膜下血腫の疑いがあったことなどから、頭部CTを撮りましたが、特に異常所見はありませんでした。夫の面会や看護師との会話などで気分転換を促したところ、ふらつきやめまいの訴えはなくなり、歩行も安定しました。

帰宅欲求に対しての援助

- 夫に、夕方から始まる糖尿病教室への参加の協力を得る。
- なぜ帰宅したいのか、患者の思いを聞いて、その原因に対処する。

- 病棟でも仕事の役割を担ってもらい、病棟内にいてもその人なりの社会参加を促す。

【結果】 Bさんは、夫に依存して生活していました。食事も夫がつくっていたにもかかわらず、「夫のご飯をつくるために家に帰らないと」と、夫への気遣いや夫のためにできることは何かと、Bさんなりの思いがあったのだと思います。そこで、夫へは、なるべく夕方に来院してもらいたいと伝え、15時30分から開始となる糖尿病教室に間に合うよう、自営業の仕事を調整して、Bさんといっしょに参加してもらうようにしました。その時間までは、受け持ちの看護師を中心に、ナースステーションで、東京に住んでいた頃に美容師をしていた話、特に芸能人の髪をカットしていたという自慢の話を聞いたり、雑談をしながら過ごしました。

また、「忙しく動いている看護師の仕事の手伝いをしている」という役割意識をもてるのではないかと考え、糖尿病患者が日常で使用する物品の整理をBさんに頼みました。Bさんの作業の様子を見かけた看護師が「助かります、ありがとうございます」という言葉をかけるようにしたところ、うれしそうに、「もっと仕事はないの」と催促をするようになりました。病棟内での仕事があることで、Bさんは徐々に落ち着いていきました。

退院後の糖尿病の治療継続に向けて

- 夫に治療薬(注射)の指導と食事指導を行い、退院しても患者の治療や食事管理ができるようにする。
- 患者にわかる範囲で治療についての説明をして、夫に協力してもらい、可能な限り自分で治療や食事管理の必要性を理解できるように援助する。

【結果】 長期入院による刺激の少ない生活で、Bさんの認知機能がさらに低下する可能性があったため、早急に退院に向けての治療や援助の方針を検討することにしました。入院前は、SU（スルホニルウレア）剤の経口血糖降下薬のみ使用していましたが、糖毒性を取るために強化インスリン療法（ヒューマリンR®3回注射）を開始し、夫にインスリン注射の手技を指導しました。その後、夫の注射の負担を軽減するために、インスリン注射から低血糖を起こしにくい2型糖尿病治療薬(GLP-1アナログ製剤リラグルチド；ビクトーザ®)(朝1回注射)に変更になり、経口血糖降下薬1種類を併用して様子をみることにしました。夫が来院した際、デモ機で練習し、手技をマスターすることができました(図2-A-2)。

食事に関して夫から詳しく聞いてみると、Bさんは、元来好き嫌いが激しく、自宅でも好きなものしか食べない、食事より菓子やフルーツを好んで食べていたことがわかり、"間食"が問題だとわかりました。栄養士から個別の栄養指導を受けてもらい、退院後の食事に関してアドバイスをしてもらいました。入院中は1,600kcalの食事を摂取していましたが、看護師から食事摂取量を聞かれることや、残すと質問されることを嫌がって、「誰か私のご飯を食べてくれ

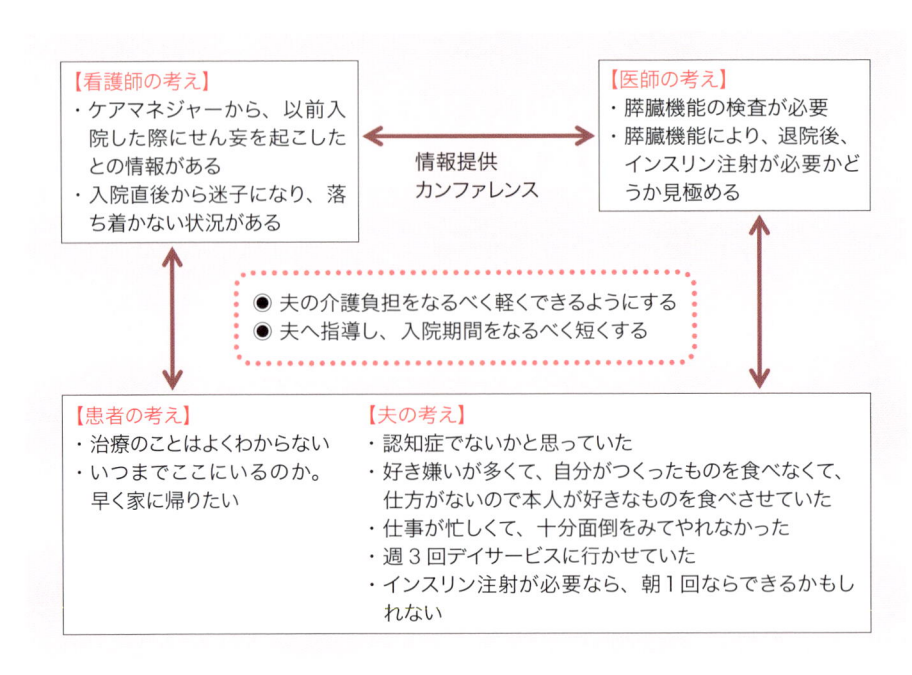

```
┌─────────────────────────────┐         ┌─────────────────────────────┐
│【看護師の考え】              │         │【医師の考え】                │
│・ケアマネジャーから、以前入  │  情報提供 │・膵臓機能の検査が必要        │
│  院した際にせん妄を起こした  │ カンファレンス│・膵臓機能により、退院後、  │
│  との情報がある              │←――――――→│  インスリン注射が必要かど   │
│・入院直後から迷子になり、落  │         │  うか見極める                │
│  ち着かない状況がある        │         │                              │
└─────────────────────────────┘         └─────────────────────────────┘
         ↕                ● 夫の介護負担をなるべく軽くできるようにする       ↕
                          ● 夫へ指導し、入院期間をなるべく短くする
┌─────────────────────────────┐  ┌──────────────────────────────────────┐
│【患者の考え】                │  │【夫の考え】                           │
│・治療のことはよくわからない  │  │・認知症でないかと思っていた           │
│・いつまでここにいるのか。    │  │・好き嫌いが多くて、自分がつくったものを食べなくて、│
│  早く家に帰りたい            │  │  仕方がないので本人が好きなものを食べさせていた│
│                              │  │・仕事が忙しくて、十分面倒をみてやれなかった│
│                              │  │・週3回デイサービスに行かせていた      │
│                              │  │・インスリン注射が必要なら、朝1回ならできるかもし│
│                              │  │  れない                               │
└─────────────────────────────┘  └──────────────────────────────────────┘
```

図 2-A-2　Bさんの治療についての検討

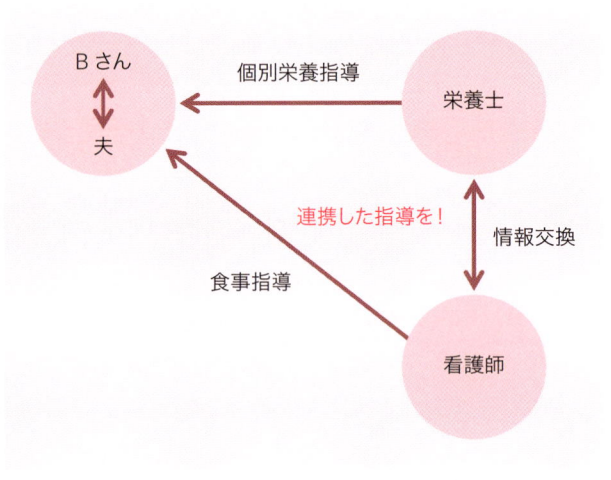

る人を探して」と訴えるようになり、看護師から食事のことを尋ねられることに対するストレスがあるように思われました。そこで、食事に関しては看護師から本人には言わずに、下膳時に食事量を観察することにしました。Bさんの地域にある宅配業者を調べて、今後は糖尿病食

```
        Bさん  個別栄養指導  栄養士
         ↕  ←――――――――
         夫                    ↕  情報交換
            連携した指導を！
            ←――――――
              食事指導    看護師
```

図 2-A-3　Bさんへの栄養指導および病棟での食事指導

の宅配を利用するなど、夫の負担を軽減することを提案しました。看護師がBさんに食事のことを尋ねるとストレスになることから、食事の指導は夫の協力を得るようにし、夫からBさんに、「菓子などの間食をしないで、ご飯を食べよう」と声をかけてもらうように働きかけました。Bさんも自分から「甘いものがだめなんだって」と言うようになり、食事を改善していくことの必要性が少しずつ理解できたようでした（図 2-A-3）。

Bさんは現在、要介護1で、これまでも週3回のデイサービスの利用はしていたのですが、食事のこともあり、デイサービスに通う回数を増やせないか、担当のケアマネジャーとデイサービスの担当者とでカンファレンスを開きました。その結果、週5回デイサービスに通う方向で調整することになりました。

そして、デイサービスでの昼食やおやつに関して、糖尿病であることを配慮してもらうことになりました。

認知症について専門医への受診はしていなかったため、退院後、脳梗塞の治療を受けた病院の"もの忘れ外来"を受診してもらうことにしました。

入院中の経過から退院までのポイント

入院中の認知症の症状がどのようなものか把握するとともに、混乱の原因を探っていく

　入院時に(可能であれば入院前に)患者の認知機能に関して情報収集をし、記憶障害や判断力、注意力などをアセスメントして、予想される事態を把握したうえで対策を立てていくことが必要です。また、認知症がある場合、せん妄発症のリスクが大きいといわれています。認知症にせん妄が併発することで、さらに看護を困難にさせることが多いので、事前に予防・予測するとよいでしょう。せん妄の発症と関連が強いとされる要因について、理解しておくことが必要です。特に、睡眠障害や身体拘束はせん妄を引き起こします。認知症をもつ患者では、わずかな身体的変調で容易にせん妄が引き起こされます。直接的に発症につながる要因として、脱水・発熱・肺炎などの身体的変化、基礎疾患の増悪、手術、精神的ストレスや薬剤などがあげられます。また、誘発因子となる心理社会的ストレスや疼痛、睡眠覚醒リズムの変化、身体拘束などの環境・状況要因にも配慮をしていく必要があります[1]。

　Bさんは高齢で、認知症が疑われ、高血糖であり、抗精神病薬の内服をしていました。そして、入院という大きな変化で不安な気持ちがいっぱいだったところへ、防災訓練のアナウンスで震災の記憶がよみがえり、一気に心理的に追い詰められたのでないかと思われます。Bさんの心の安定をはかるうえで、何より夫の協力が必要不可欠でした。

入院生活が苦痛とならないよう、患者にとって興味のあることや話題に関心を示し、治療意欲を低下させないようにする

　入院時に一度にオリエンテーションをせずに、さしあたって今日をどう過ごしてもらうかに焦点をあてていくことが必要です。そのうえで1つひとつ積み重ねていくと、"自分もできる"という自信にもつながり、なぜ入院しているのかおぼえていなくても、入院生活に適応していけることも多いと思います。

　普段、患者との会話は食事についての話題も多いですが、Bさんは食事の好き嫌いが多く、食事のストレスが強かったこともあり、食事指導は主に夫へ行いました。夫からBさんに伝わることで、「甘いのがだめなんだって」と、糖尿病への理解も自分なりに受け止めていくことができたようです。

　また、認知症患者は昔の話に興味を示すことがあるため、積極的に昔話を聞くようにしました。その中で、Bさんは過去に美容師の仕事をしており、有名

人の髪をカットをしたことがあるという自慢の話を引き出すことができました。仕事をしたいという気持ちがあるようだったので、物品の整理の作業を依頼し、手伝ってもらうことで、「人の役に立っている」という意識をもつことができ、生活に張り合いが出てきたと思います。

家族の思いや気持ちに配慮した対応をしていくことが、患者の安心につながる

　入院当初、夫は個室にこだわる姿勢が強くありましたが、それは単に面会に来る都合や好みと考えていました。しかし実際は、Bさんは以前入院した病院でせん妄を発症し、病院にいられなくなったという思いが強く、人に迷惑をかけられないという気持ちから"個室"という選択をしたとのことでした。家族は、患者の行動が病院や他の患者の迷惑になることを恐れていても、その心配を表に出さないことがあります。そのときに受けた気持ちを理解するとともに、ここでも同じ思いをさせないよう、十分に話し合う必要があります。

　糖尿病の治療についても、夫は「自分が悪かった」と、自分を責める言葉を口にしていました。共に高齢で2人暮らしの今後の生活で、なるべく夫の負担にならないような治療であることが必要です。今後の治療について、「朝ならば注射できる」という夫の言葉から、低血糖を起こしにくく、朝だけ注射すればよいGLP-1製剤に変更し、薬剤師から指導を受けられるよう調整しました。また、夫は日中は仕事をしているため、糖尿病食の宅配を利用し、デイサービスの利用を増やすなど、ケアマネジャーと連絡をとり、夫の介護負担を少しでも軽くするよう、多職種や地域と連携していきました（図2-A-4）。

　さまざまな職種がそれぞれの分野で介入することで、介護する家族の負担感を少しでも軽減できれば、患者に向ける気持ちにも余裕が出てきます。家族の精神状態の安寧は、患者の安寧につながります。認知症高齢者の場合は、家族のこともいっしょに考えて、援助していくことが必要です。

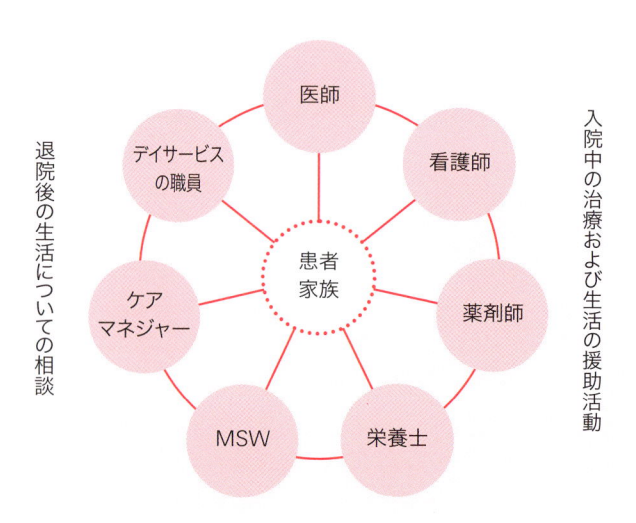

図2-A-4　多職種や地域と協働したBさんへのかかわり

この事例を通して伝えたかったこと

　夫と2人暮らしで夫に依存していたBさんが、入院後は個室で1人で過ごすことになったことが不安を増強させ、環境に慣れないうちに防災訓練の非常放送の声に反応し、混乱してしまったと思います。また、部屋移動も混乱の要因と考えられます。認知症高齢者は、環境に大きく影響され、外的刺激を受けやすく、変化の大きくない、規則正しい生活が望ましいといわれています。Bさんは、入院の理由もおぼえていない、場所も忘れてしまうような状態であり、インスリン注射や蓄尿、糖尿病教室で大勢の中で過ごす時間など、すべてが新しい出来事だったため、「早く家に帰りたい」「なじみの環境に戻りたい」という意識があったのでしょう。

　夫の個室へのこだわりの理由や、以前入院した際にせん妄を発症した状態が入院前に情報として把握できると、病室環境や対応を入院時から考慮していくことが可能ではないかと思います。患者の不安な気持ちが混乱を招いていることをスタッフが共有することで、安心できる言葉をかけていく対応などができるでしょう。

　Bさんには、夕方にかけて落ち着かなくなる"夕暮れ症候群"もあったため、夫の夕方にかけての面会と、その前の時間の看護師の対応を考えていく必要がありました。Bさんの興味を引く話題や、夫の手伝いをしていた入院前の生活のように看護師の手伝いをすることにより、「自分が役に立っている」という意識をもってもらうことも大切なことだと思います。また、私たち医療者が、夫へのねぎらいや夫の生活が苦痛にならないための配慮をしていくことが、患者の精神の安定にもつながることを理解していくとよいでしょう。

引用文献
1) 小崎香織：代表的なせん妄の病態と治療，ケア，認知症に伴うせん妄①病態と治療，看護技術，57(5)：469，2011.

参考文献
1) 小崎香織：代表的なせん妄の病態と治療，ケア，認知症に伴うせん妄①病態と治療，看護技術，57(5)：469-474，2011.
2) 中島紀恵子 責任編集：認知症高齢者の看護，医歯薬出版，2007.
3) 一瀬邦弘ほか 監：せん妄―すぐに見つけて！すぐに対応！，照林社，2002.

（清川邦子）

パーソン・センタードな視点の認知症ケアのポイント

■糖尿病のある認知症高齢者と家族への多職種チームにおける看護師の役割

最近、糖尿病は、脳血管性認知症のみならず、アルツハイマー型認知症の危険因子であることが明らかになっています。また、少子高齢化の影響により、高齢者のみの世帯が増えて、糖尿病の自己管理を困難にしています。特に認知症をもつ高齢患者では、家族のサポートがなければ自宅での血糖コントロールはできません。

Bさんと夫の関係を大切にしながら、本人と家族の気持ちに配慮したかかわりをすることが大切になってきます。生活の中で継続しやすい治療法を、本人・家族と共に検討し、入院時から退院時の調整を行う必要があります。特に要介護高齢者の在宅復帰においては、ケアマネジャーの支援やデイサービスなどの利用方法が良好かどうかが大きなキーポイントで、入院の段階から退院支援に向けての準備や多職種の連携が必要になってきます。

看護師のチーム中での役割を表に示しました。Bさんの事例のように、看護師は認知症高齢者や家族の思いをできるだけ実現できるように、代弁者として多職種チームの調整を行いながら、在宅復帰に向けて支援する必要があります。

(鈴木みずえ)

表　多職種チームにおける看護職の役割

実践	●在宅復帰に関するアセスメントと評価
	●認知症高齢者および家族に対する在宅復帰に関する課題の抽出および指導
	●対応困難な患者・家族への直接ケア
リスク分析	●在宅復帰困難な事例に関する多職種における分析とアプローチの検討
相談	●多職種チームに対する転倒予防に関するコンサルテーション、在宅復帰に関する相談、家族との調整など
連携・調整	●必要な転倒予防に関する専門的ケアが行われるように、保健医療福祉にかかわる人々のコーディネーション
教育	●看護職および他職種に対する認知症ケアに関する教育・指導、集団療法に基づいたグループ運営(転倒予防教室、家族教室など)

A 入院時にすでに認知症の症状があったケース　　　　　　　　　事例 3

脱水（低ナトリウム）で入院した夜間せん妄、睡眠障害がある高齢患者

事例の概要

　Cさんは80歳代の女性で、長男夫婦と同居しています。畑へ行った後に気分が悪くなった様子で、自宅でぐったりとしているところを仕事から帰ってきた家族に発見され、救急搬送で入院となりました。入院時に低ナトリウム血症（115mEq/L）と診断され、持続点滴が開始されました。

　意識レベルもぼんやりしていたため、スタッフステーションの中にあるハイケアユニット（HCU：準集中治療室）で経過観察となりました。起き上がり動作などのふらつきがあるにもかかわらず、1人で動こうとするため、安全管理のため離床センサーを設置し、ベッドサイドのポータブルトイレでの排泄時には、スタッフが付き添うように計画しました。

　Cさんは、高血圧で近くの医院に定期的に受診しています。最近、薬の飲み間違いや重複して服用することが多くなり、受診日より早く内服薬がなくなり、かかりつけ医に薬をもらいに行くことがよくあったそうです。また、腰椎圧迫骨折の既往があり、コルセットを使用していて、まだ痛みも残っていました。

看護の場面

　Cさんは、入院後に持続点滴を受けて徐々に意識レベルは改善しました。しかし、そわそわと落ち着かない様子で、壁に向かって言語不明瞭な独り言を話し、周囲の人の声に対して「え？」と過剰に反応していました。また、手に挿入されている点滴を見ると、首をかしげて触り、抜いてしまうなどの行動が見られるようになりました。

　さらに、夜間不眠で混乱し、家族の名前を大声で呼び始めたため、短時間作用型睡眠導入剤のゾルピデム酒石酸塩錠（マイスリー®）5mgを服用してもらいました。しかし、Cさんを落ち着かせる効果はなく、不穏となり、リスペリドン内服液0.5mgを追加で投与しました。

　翌日、日中の覚醒状況が悪くなり、昼夜逆転となって対応が困難となったため、認知症看護認定看護師に介入の依頼がありました。Cさんは、入院前より

口内炎があり食事量も減っていたようで、入院後も食事はほとんど摂れず、介入依頼時、口腔内は乾燥し、舌全体に舌苔ができていました。また、点滴を何回も抜こうとするため、手には介護用抑制手袋が装着されていました。両手を何度も挙上し、何とか手袋を取ろうと興奮していました。

家族はCさんの状況を見て、「前から少しずつぼけてきたと思ったのですが、こんなにぼけてしまうと、家では……。帰ってきてもらっても、とても……」と話されました。

観察のポイントとアセスメント

生活背景や人生の価値観

Cさんは専業主婦で、3人の子どもを育てました。子育てが終わらないうちに、脳卒中で倒れた義母の介護を10年近く行っていました。義母を看取り、ようやくこれから夫婦揃ってゆっくりできると思った矢先、夫が脳卒中で倒れ、看取ることになりました。子育てや介護の連続の人生で、宿泊を伴う旅行をしたことは一度もないとのことです。

健康管理には気をつけていて、入院経験はありませんでした。自分自身も高血圧であることや、義母も夫も認知症を患い、介護に苦労したことを話してくださいました。そのため、息子夫婦には「あまり面倒をかけたくない」と、普段から自分でできることは自分で行い、薬管理や受診などもすべて1人で行ってきたとのことです。

最近、日にちを間違えたり、同じことを何度も話すため、家族が指摘すると、「ぼけたら迷惑がかかる」と言って漢字ドリルや脳トレを始めたものの、すぐにドリルを紛失してしまい、途中で終わったものが何冊もあるようです。

認知症に関連した症状・生活行動の障害

Cさんの状況は、日本語版ニーチャム混乱・錯乱状態スケール(J-NCS)[*1] 14点で、重度の混乱・錯乱状態と判断されました。せん妄の原因としては、低ナトリウム血症、ゾルピデム酒石酸塩錠などの内服、持続点滴や入院による環境の変化、高齢であること、認知症(診断は受けていませんが)などが考えられます(表2-A-3)。

*1：日本語版ニーチャム混乱・錯乱状態スケール(J-NCS)
最高得点30点、最低得点0点で、24点以下はせん妄発症状態、19点以下は中等度〜重度の混乱・錯乱状態と評価される。
詳細はp.78を参照。

表2-A-3　Cさんのせん妄の原因として考えられる因子

直接原因	準備因子	誘発因子
●低ナトリウム血症 ●脱水	●高齢 ●認知症	●睡眠薬の内服 ●降圧薬・利尿薬の内服 ●持続点滴 ●はじめての入院による慣れない環境 ●口内炎による食欲低下

1. 睡眠薬服用によるせん妄の出現

　特にCさんの場合、普段は服用したことのない睡眠薬がせん妄を悪化させたと考えられます。ゾルピデム酒石酸塩は、GABAレセプター（受容体）に影響を及ぼすことでGABA*²系の抑制機構を増強する[1]作用があります。つまり、ゾルピデム酒石酸塩の作用の1つには、興奮を抑え、穏やかに休む作用があるのです。

　しかし、警告として、服用後にもうろう状態、睡眠随伴症状（夢遊症状など）が現れることがあるとも記載されています。さらに高齢者の薬物動態では、図2-A-5に示すように、血中濃度は健常人に比べて2.1倍、最高血中濃度到達時間は1.8倍延長、薬物血中濃度時間曲線下面積は5.1倍、半減期は2.2倍となり、肝機能障害の患者とほぼ同様という報告があります。Cさんのような高齢者は薬剤の効果発現が遅くなり、薬物血中濃度が上昇しやすいと記載されています。また、体内に蓄積しやすい特徴については、表2-A-4に示すような理由があるためといわれており[2]、そのためCさんもゾルピデム酒石酸塩錠を内服後、もうろう状態となって行動障害が現れたと思われます。

2. 利尿薬服用によるせん妄の出現

　Cさんはサイアザイド系利尿薬によって高血圧をコントロールしていました。

＊2：GABA
γ-aminoboutanoic acid（γ-アミノ酪酸）の略。アミノ酸の1つで、抑制性の神経伝達物質のこと。甲殻類の神経接合部や哺乳動物の小脳、脊椎の後角などに高濃度に存在している（南山堂医学大辞典第19版、2006）。
　この神経伝達物質がシナプスの前膜から放出され、後膜の膜上にあるGABA受容体蛋白質と結合し、シナプス後膜の塩化物イオン（Cl⁻）チャネルを開く。Cl⁻がシナプス後膜を透過することで膜電位が下がり、過分極となる。過分極は活動電位の発生を抑える働きをするため、抑制性伝達と呼ばれている。
　逆にグルタミン酸受容体は、Ca^{2+}細胞内に流入させ、脱分極を引き起こし、活動電位を引き起こす助けとなるため、興奮性伝達と呼ばれている。

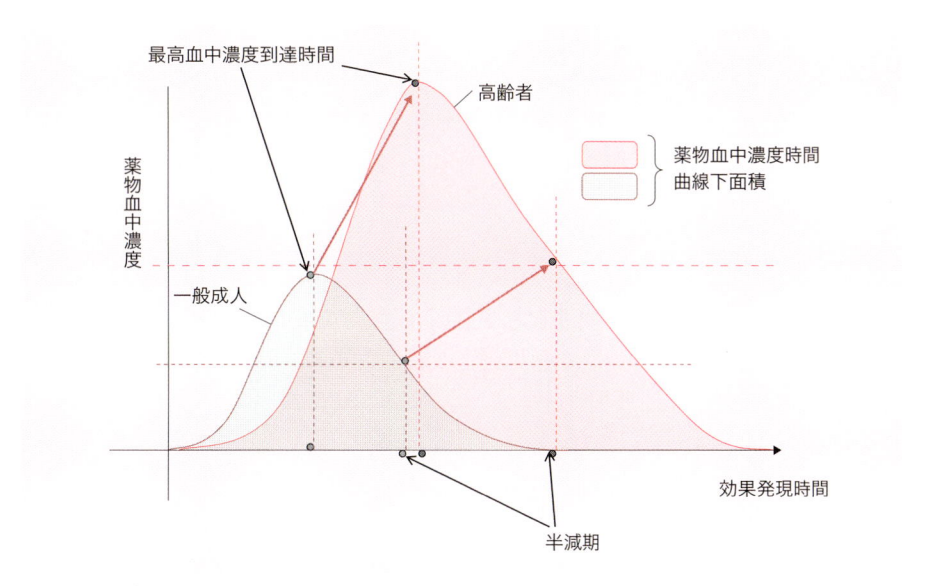

図2-A-5　ゾルピデム酒石酸塩の薬物動態
（高久史麿 監：治療薬マニュアル2013，医学書院，2013を参考に筆者作成）

表2-A-4　ゾルピデム酒石酸塩が体内に蓄積しやすい理由

❶胃酸分泌量と胃腸血流量の低下、胃粘膜の委縮によって、薬物の吸収能力が低下する
❷細胞内液量の減少により水溶性薬物が投与された場合には、薬物の血中濃度が上昇しやすくなる
❸体脂肪量が増加するため、脂溶性薬物は体脂肪内に蓄積しやすく、血中濃度が上がりにくくなる
❹多くの薬物は血漿蛋白（アルブミン）と結合するが、血漿蛋白の減少で血中の遊離薬物濃度が上昇し、薬効が強く現れる傾向がある

血圧が高くなることを普段から気にしていたCさんは、口内炎の発症で経口からの食事ができないまま、内服だけを続けていました。さらに、飲んだことを忘れて、再度飲んでしまうこともよくありました。畑仕事で汗をかいたほかに、利尿薬の過剰服用や食事を摂らなかったことにより、脱水と低ナトリウム血症に陥ったと考えられます。このような状況が重なり、意識レベルの低下が発生し、せん妄状態になったとアセスメントしました。

3. 注意機能の低下

　高齢者がせん妄状態になると、注意機能の低下を来します。Cさんが周囲の人の声に過剰に反応した状況は、覚醒度が下がったことで注意機能の持続性と集中性が低下し、転導性が亢進したためといえます。つまり、自分にとって意味のある情報を選択し、後は無視する機能が障害されるため、周囲に響く他者の声や雑踏の中で混乱や興奮を起こしやすい状態にあったということです。さらに、リスペリドン内服液の追加服用によって日中の覚醒度が下がり、夜間に不穏となる昼夜逆転の状況になったのではないかと考えられました。

　上記のせん妄発症の理由が、Cさんの状態が、一見、認知症症状が悪化したかのようにみえる原因と考えられました。このことは、第1章「せん妄と認知症」の項に掲載した図2-9（p.39参照）に当てはめて考えることができます。このような状況が長く続いてしまうと、過鎮静によるふらつきからの転倒や、身体状況の悪化の原因にもつながるため、避けなければなりません。

　Cさんの入院前の認知機能の状況は、同じことを何度も話したり、内服管理が難しくなったことなどから、診断は受けていませんが、認知症であったと考えられます。しかし、長期的な予想と計画が必要な畑仕事を行うなどの能力は十分に残っていました。また、漢字ドリルや脳トレのドリルを行うなど、文章を読んで理解する能力もまだ残っていましたが、せん妄によって本来の能力が発揮できない状況下にありました。このような状態にあったCさんは、入院による環境適応を行うために、周囲に対して普段以上に多くのエネルギーを消費する状況だったことが予想できます。

病気や入院に対する認識

　意識レベルが低下した状況で救急搬送されたCさんは、入院当初は、いまいる場所がどこなのかを理解できる状況ではありませんでした。脱水症状と低ナトリウム血症の改善とともに意識レベルは改善してきましたが、見慣れない環境下に自分が置かれていることに気がつくと、混乱してしまいました。看護師より説明を受けると、そのときは納得するようでしたが、しばらくすると点滴刺入部を気にして、触り出してしまう状況でした。

　しかしCさんは、処方された内服薬についてはすべて「血圧の薬？」と確認しながらも、他の薬に関しても拒むことなく服用していました。

看護の実際

口腔内環境を整えることで身体面の改善をはかる

- 口腔内保湿・湿潤ジェルを用いて、口角と口腔内全体の保湿を行う。
- 口腔内の保湿により、乾燥した汚れが浮いたら、5％重曹水を用いて口腔内の清掃を援助する。
- 再度、口腔内保湿・湿潤ジェルを用いて、口角と口腔内全体の保湿を行う。
- 唾液分泌を促進するために、耳下腺・舌下腺・顎下腺のマッサージと舌の運動を勧める。
- マスクを着用することで口腔内の保湿を行う。
- 口腔内保湿・湿潤ジェルを適宜用いて、口腔内の乾燥を防ぐ。

【結果】 Cさんは入院前より口内炎があり、食事摂取量が減っている状況でした。睡眠薬や向精神薬の服用によって過鎮静となり、さらに口腔内の乾燥は悪化していました。口腔内環境の改善をはかり、まず合併症予防を行いました。口腔ケア開始後3日で口腔内の乾燥はなくなり、舌苔と口臭もなくなりました。また、口腔ケア実施後のCさんの覚醒度は改善し、食事が少しずつ摂れるようになりました。

脳地図における感覚野では、口腔や舌が占める割合は手指の次に大きくなっています。口腔ケアを行うことは、不顕性肺炎の予防や改善、意識レベルの改善、摂食嚥下における口腔内感覚の改善や唾液分泌の促進など、さまざまな効果が期待できます。Cさんの口腔内環境の改善は、脳の覚醒にも影響していくため、向精神薬の減量にもつながる重要なケアであると考えます。

不慣れな環境への適応に関して、むだなエネルギーの消耗を防ぐ

- スタッフステーション内にあるHCUから、一般病室(4人床室)に転室する。
- 会話は、本人が相手を見て確認できる位置で行う(図2-A-6)。
- 看護師の口元がわかるように、マスクは装着せず、短い文章でゆっくり話す。
- ここがどこか、何時か、話している相手は誰か、いまから何があるのかを含めた24時間リアリティオリエンテーション(24時間RO)を事あるごとに行う(見当識への支援)。
  具体例：「おはようございます。今日、Cさんのお世話をさせてもらう担当の看護師の赤井です。朝の7時ですがお目覚めですか？ 脱水症で日赤病院に入院されて今日で3日目になりましたね。もう7月の月末になりましたね。ご気分いかがですか？ 朝ご飯の前にこれから血圧を測らせてくださいね。」
- 時計とカレンダーを、Cさんが見て確認できる場所に置く(図2-A-7)。
- 見当識への支援は、質問方式を避け、さりげなく周囲の状況を伝える。

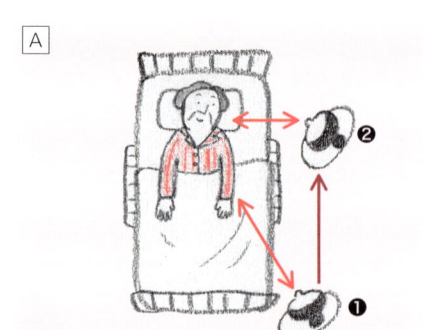

A　❶のように足元から声をかけ、相手が話者（看護師）の存在を確認してから❷の位置へ移動する。相手との間合いは、手が触れるぎりぎりの位置でいったん止まる。そこからゆっくり近づき、接していく

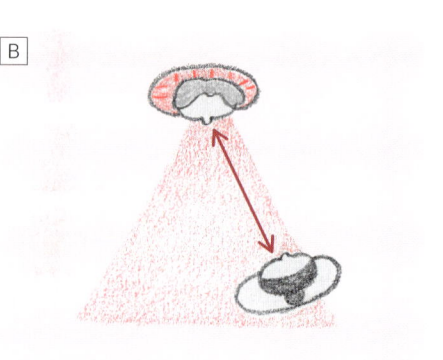

B　真正面には立たないで、相手が前方を確認できるよう少し位置をずらす。相手の前方の視界45度の範囲内に入り、相手が話者（看護師）を無理なく確認できる位置で対応する。相手との間合いは、自分の手が届くか否かのぎりぎりの距離でいったん止まる。そこからゆっくり近づき接していく

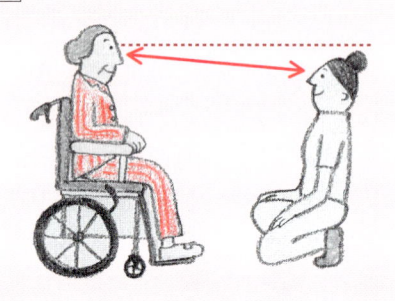

C　対応時の高さは、相手の目の高さが話者（看護師）の頭頂部の高さと同じくらいになるようにしゃがむと、相手は威圧感を感じなくなる。相手より約10cm目線が低い位置から話しかける

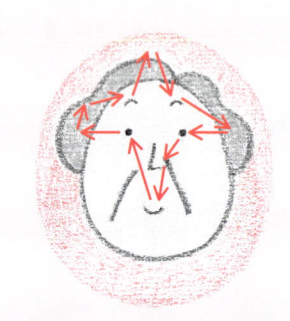

D　目線は、顔の周辺に合わせ、直接目と目を合わせる割合は1〜2割程度とする。目を合わせるのは相手の片目で、正視は1回当たり1秒程度で終わる。視線は、顔全体と周辺を少しずつゆっくりと移動していく

図2-A-6　相手が安心して話者（看護師）を確認できる間の取り方

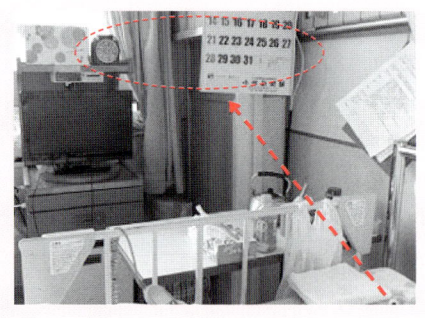

カレンダーや時計は、ベッドに寝ていても見える位置に設置する

図2-A-7　カレンダー・時計の設置位置

● 時間や季節の見当識への支援例：
　「Cさん、もうじきお昼になりますが、お腹減りませんか？　僕はもうお腹ペコペコです。」
　「夏の夕立ちは、お昼でもこんなに暗くなってしまうんですね。」

- ●場所の見当識への支援例：
  「食事をお持ちしました。日赤病院の食事はいかがですか？　入院すると家と違うので食欲が出にくいですか？あと5日の入院だそうです。早く退院したいですよね。お察しします。」
- ●エアコンの調整を適宜行い、冷房による冷えを防ぐ。

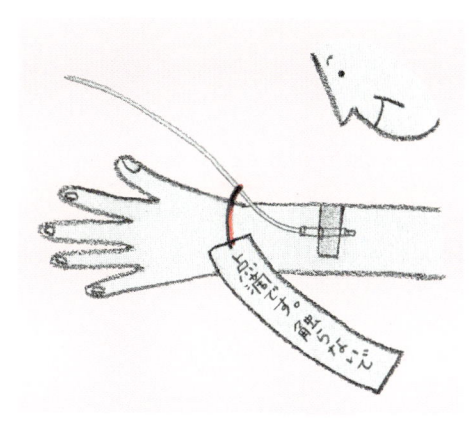

図 2-A-8　点滴刺入部の工夫

【結果】　当院のHCUはスタッフステーションの中にあり、人の出入りが多く、ナースコールや他者の話し声が常に聞こえてくる環境のため、注意の転導性が亢進し、食事などに集中することが難しいようでした。カンファレンスの結果、思い切って一般病室（4人床室）に転室したところ、穏やかな表情になり、看護師と目を合わせて会話を維持することが可能になりました。また、24時間ROによって自ら時計やカレンダーで日時を確認し、時間に合った行動をとれるようになりました。

　当初、点滴を自己抜去してしまうとみられていた行動は、夏用の薄いパジャマのためエアコンが効きすぎて寒いので、袖口を引っ張り、そのついでに点滴刺入部が気になって抜いていたことがわかりました。4人床室なのでCさんに合わせたエアコンの調整が難しかったため、家族に冬用のパジャマの用意を依頼したことで、袖口を引っ張る行動もなくなりました。

　また、点滴刺入部付近に「点滴をしています。触らないでください」と記した札を付けることで、Cさんは札を読んでは納得し、点滴ルートを触ることもありませんでした（図 2-A-8）。

環境調整によってサーカディアンリズム（日内リズム）を整える

- ●高照度光療法（瞼のところで2,500ルクス以上）を毎日9〜10時まで行う。
- ●ケアの声かけの中で、朝・昼・夕方などがわかるように時間を伝えたり、挨拶を行う。
- ●朝、冷水で口腔ケアを行う。
- ●普段見ているテレビ番組（朝の連続ドラマ）を毎日つける。

【結果】　Cさんは、不眠の改善のために睡眠薬と向精神薬を服用していましたが、かえって昼夜逆転と過鎮静を招いてしまいました。そのため、薬剤以外の方法で日内リズムを整える工夫を行いました。徐々に日中の覚醒状況はよくなり、会話も成立するようになりましたが、夜間の不眠は続いたため、日中のベッドからの離床のほかに、せん妄対策ラウンドに相談をかけました。

　当院のせん妄対策ラウンドは、2011年より行っています。精神科医、薬剤師、認知症看護認定看護師、作業療法士が毎週金曜日の午後1時間を使って、

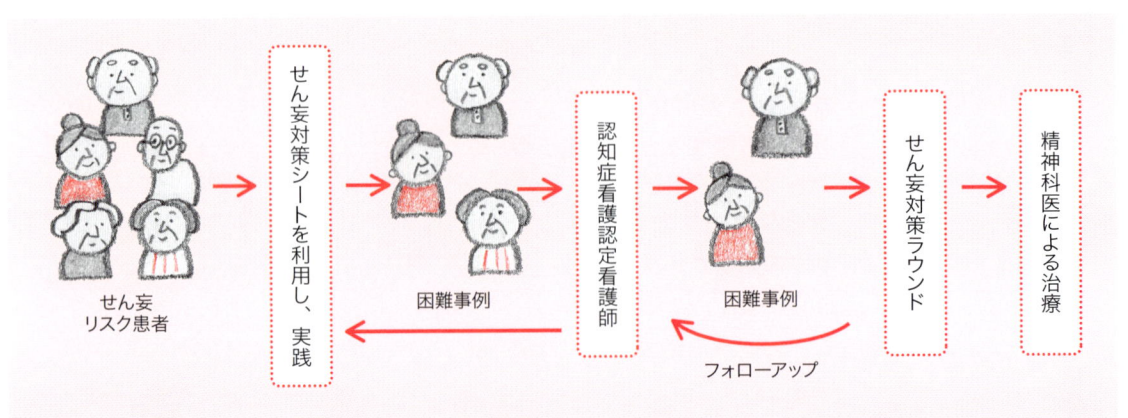

まずは臨床現場でタイムリーに始める。すべての相談を受けなくても済むように、せん妄対策シート（表 2-A-5）を浸透させ、臨床現場の実践力を高め、困難事例を少なくしていく

[せん妄対策ラウンドの目的]
- 当院オリジナルのせん妄対策シートを使用しても改善しない困難事例に対して、相談を受け、解決に至る糸口を見つけ出す
- 批判や指摘ではなく、現実的で具体的な解決策の提案とスタッフのケアの承認を行うことで、疲弊感を取り除く

[各職種の役割]
- 精神科医：病態の確認と治療薬などのアドバイス
- 薬剤師：せん妄リスクのある薬剤のスクリーニングと内服薬指導
- 作業療法士：活動性とエネルギー消耗を踏まえた、離床に関してのアドバイス
- 認知症看護認定看護師：環境面での工夫、便秘や頻尿など生活リズムを崩しそうなパターンを探す、ラウンド時の記録、ラウンド後のフォローアップケア
- 看護師（認知症ケア専門士）：せん妄対策シートの浸透
- 臨床心理士：せん妄から回復した後の後期高齢者の精神的サポート

図 2-A-9　せん妄対策ラウンドの目的と各職種の役割（長浜赤十字病院）

病棟スタッフより依頼のあった患者をラウンドし、対策をいっしょに考え、アドバイスを行います。当院のせん妄対策ラウンドの目的と各職種の役割を図2-A-9 に示します。
　主治医が、ラウンド担当の精神科医がアドバイスしたラメルテオン錠と抑肝散に処方を変更した結果、Cさんは夜間もよく休めるようになりました。J-NCS は 28 点で、せん妄状態は改善しました。せん妄改善後に改訂長谷川式簡易知能評価スケール（HDS-R）[*3]を行ったところ、19 点（日にち：−2点、場所：−1点、引き算：−1点、逆唱：−1点、遅延再生：−3点、5つの品：−2点、流暢性：−1点）でした。

＊3：改訂長谷川式簡易知能評価スケール（HDS-R）
最高得点 30 点、最低得点 0 点で、20 点以下は認知症の疑いありと評価される。
詳細は p.71 を参照。

入院による緊張やストレスによる闘争・逃走反応を起こさないように対応する

- 声をかけた後、Cさんが看護師を確認してから接近する。
- 自己紹介は毎回行う。
- 必ず敬語を用いる。
- これから行うケアについて説明し、同意を得る。
- Cさんが困っていることを聴き、対応を考える。

表 2-A-5　せん妄対策シート（長浜赤十字病院）

			1日目 /	2日目 /	3日目 /	4日目 /	5日目 /	6日目 /	7日目 /	8日目 /	9日目 /	10日目 /	11日目 /	12日目 /	13日目 /	14日目 /
看護		看護介入	○	○	○	○	○	○	○	○	○	○	○	○	○	○
		看護介入評価	○		○				○							○
検査	画像	頭部CT・MRI	□													
		胸部X-P		□												
	血液	血液検査、感染症、血糖、甲状腺機能	□													
	生理	脳波、心電図	□													
	認知機能	必要時 HDS-R	○						○							○
		日本語版ニーチャム混乱/錯乱状態スケール（J-NCS）	○		○		○		○							○
薬物療法	内服	「薬物療法ガイドライン」へ	□						□							□
	薬剤師	持参薬・現在治療薬の内容確認	△							△						
		医師への情報提供	△						△							△
		服薬指導	△							△						
評価		多職種でのカンファレンス	△		△				△							△

	看護介入評価	1日目 /	3日目 /	7日目 /	14日目 /	内容（継続は日付に○印、終了は×印を記入）
観察	意識					意識レベル、注意力、見当識、言動
						幻視の確認
						苦痛様表情およびびしぐさの観察
	睡眠					24時間睡眠と覚醒リズム：睡眠チェック表活用
	V/S					呼吸回数・呼吸様式の確認
						血圧、脈拍、体温、呼吸、SpO₂
	in					食事量、飲水量
						嚥下機能評価
	out					尿量・排尿回数の観察
						排便の観察
	循環					口腔内の乾燥
						下肢の腫脹の有無
	環境					現在置かれている療養環境の確認
看護介入	環境調整					自宅で使用していた物を持参し使用してもらう
						朝はカーテンを開ける
						夜間の照明は少しは明るく
						カレンダー、時計、家族の写真を準備
						1日のスケジュールを貼る
						長浜赤十字病院とわかるように紙に書き、見えるところに置く
						メガネや補聴器を使用
						11時までに高照度光療法（2,500～3,000ルクス）または日光浴
						なじみの音楽やラジオをかける
	身体ケア					洗面、整髪
						足浴・手浴の実施
						氷入り冷水で口腔ケアを行う
						水分補給を勧める
						疼痛時指示薬の使用
						午睡（13～15時の間に20分）
						ポジショニングの見直し
						許可ある範囲で離床を促す
						便秘時、腹部マッサージ、歩行介助、腿上げ運動
	身体拘束					ラインやルートの整理と早期抜去
						介護用抑制手袋の評価と解除
						尿道留置カテーテルの抜去
	コミュニケーション					簡潔に話す。ゆっくりと低い声で話す
						説明をしてからケアをする
						毎回自己紹介する
						患者の名前を名字で呼びかける
						家族がそばにいる時間をつくる
	教育					家族に面会の必要性・重要性を説明する
						パンフレットを用いてせん妄の説明を行う

[薬物療法ガイドライン]

①内服ができない場合
　ハロペリドール 2.5～5mg 50mLの生理食塩水で側管から30分投与
　急速な鎮静を必要とする場合：フルニトラゼパム 1Aと生理食塩水 100mLでの点滴

②内服が可能で興奮を伴う場合
　リスペリドン液　初期投与量 0.5～1mg
　クエチアピンフマル酸塩　初期投与量 12.5～25mg
　抑肝散　夕に1～2包を白湯に溶かし投与
　オランザピン 2.5～5mg

不眠時　①ラメルテオン　1錠
　　　　②ブロチゾラム　1錠または
　　　　　スボレキサント 15mg　1錠
　　　　優先順位は①から。①②同時投与でも可

精神科医に要相談
□：効果不十分な場合
□：興奮を伴わない場合（低活動の場合）

事例3　脱水（低ナトリウム）で入院した夜間せん妄、睡眠障害がある高齢患者

●ケア後は、必ず協力してくれたことに対して感謝の言葉を言う。

【結果】　入院当初、看護師の行う処置に対して手を振り払い興奮していたCさんでしたが、上記の対応を統一したことで、強く拒むことはなくなりました。また看護師も、ケアを拒まれたときには、引き下がるほかに、理由を聴くようになりました。Cさんは、スタッフとお互いの関係性ができたことで、不快なことがあると言語化して相手に伝えられるように変化しました。

　その中で、持続点滴に関して「気になって夜寝られないから嫌だ」と理由を話されました。血中ナトリウム値は125mEq/Lで、まだ基準値までは改善されていませんでしたが、開始された食事もほぼ全量摂取できるようになったため、カンファレンスで主治医と相談し、点滴は終了としました。

家族の傷ついた気持ちを傾聴し、心の葛藤をやわらげる

●前もって、せん妄の発症について起こりうることを伝えておく。
●せん妄は、認知症の症状の進行ではないことを伝える。
●せん妄症状を引き起こしているCさんを受け入れられない家族の気持ちを否定せず、傾聴する。
●認知症に関する知識を提供する。

【結果】　普段とは違う言動や行動のCさんを見た家族は、昼間1人で過ごさせることがもう難しくなったと思い、「家では……。帰ってきてもらっても、とても……」と話されたようでした。今回のCさんの状況は、認知症の悪化によるものというよりは、せん妄を発症したことで起きた一時的な認知機能の低下であること、また、せん妄は認知症の進行ではなく、可逆的であることを伝えました。今回のCさんのせん妄の発症は、利尿薬の過剰な服用と炎天下での農作業により、脱水と低ナトリウム血症となって起きたことなので、内服薬の管理方法を、自己管理から第三者の内服管理の介入に変更することによって、ある程度は避けられることを説明しました。

　具体的には、カレンダーに薬を貼り付けることで、日にちの見当識のほかに、他者が見ても重複服薬や飲み忘れを視覚的に防げるようになりました。口腔内のトラブルの観察については、いろいろな介護保険サービスを計画して利用することで、身体症状悪化の予防につなげられることなどを伝えました。また、認知症の悪化防止には、利尿薬や血液凝固阻止剤の確実な服用や、脱水等の予防が重要であることを伝え、畑に行く前には必ず水分補給をすることや、水筒の準備をサポートするよう指導しました。長男夫婦は、徐々に意思疎通がよくなりADLも自立してきたCさんを見て安心した様子で、介護保険の申請と在宅への退院を了承しました。

入院中の経過から退院までのポイント

入院中の認知症の症状について

*4：パーソン・センタード・モデル
p.8 も参照。

トム・キットウッドは、認知症の特徴について、パーソン・センタード・モデル[*4)3)]として、以下のように表現しています。

> 認知症 = NI + H + B + P + SP
> NI：脳の障害、H：身体的健康、B：個人の生活歴、P：性格、
> SP：その人を取り巻く社会的環境（人間関係）

つまり、認知症とは脳の障害と、その他の要因とが弁証法的に互いに影響し合っていると述べています。

Cさんは、HDS-Rは19点で、記憶に関する項目のほか、大まかな季節は理解できましたが、年号や曜日については把握が困難な状況でした。特に日にちや曜日については、日々のオリエンテーションなどによってその都度伝えることや、視覚的にわかりやすい日めくりカレンダーに替えることでサポートできます。

Cさんは、降圧薬の自己管理や活動時の脱水予防などのセルフケア能力不足に対して、周囲のサポートがうまくできなかったことがきっかけとなり、身体症状の悪化を来しました。そこには、Cさんがいままで自分自身でごまかしながらも身のまわりのことをしてきた生活歴や、「長男夫婦に迷惑をかけたくない」という性格傾向が大きく影響していました。幸いなことに家族の人間関係は良好で、周囲のサポートを受けることに家族も否定的でなかったことが、退院後の生活を安定させる強みに変えることができました。認知症ケアを考えるとき、パーソン・センタード・モデルを用いて、5つの要因に関しての関係性や介入の糸口をいかにみつけていくかを考えていくことが重要です。

退院に向けて考慮すべきこと

Cさんの認知症の程度はHDS-R 19点で、中等度と判断できます。今回入院となった経緯は、内服管理ができなくなったことと、炎天下で畑仕事を続けたことで起こりました。これは、近時記憶障害と判断力の低下によるものと考えられます。

近時記憶障害と判断力低下は認知症の中核症状で、不可逆的な障害です。つまり、Cさんが元の生活場所に退院するためには、生活に支障を来す中核症状を補う退院調整が必要となります。同じ状況で入院を繰り返すことを避けるためには、介護保険の申請を行い、必要なサービスを利用して、定期的な健康チェックと内服管理のサポートを受けられるように準備することが必要です。

この事例を通して伝えたかったこと

　認知症をもつ高齢者が入院すると、不眠予防のためにあらかじめ睡眠薬が処方されることがあります。しかし、睡眠薬を内服することで、かえってせん妄を来すこともあります。入院時の情報として、認知症をもつ高齢者の入院前の生活パターンや、向精神薬・睡眠薬の内服の既往があったかどうか、確認をとることが大変重要です。また、服薬の履歴があったとしても、呼吸状態に支障を来している場合などに睡眠薬を服用すると、呼吸苦が起こり、せん妄を誘発させる危険性を高めてしまうこともあります。特に、経皮的酸素飽和度に問題がなかったとしても、呼吸回数が 20 回/min を超えるような速い呼吸であれば、せん妄の発症リスクは高いといえます。

　せん妄による意識障害などがある高齢患者で、身体症状の改善を優先させるためには、口腔内環境の観察と管理が非常に重要なケアであることも知っておくとよいでしょう。

引用文献
1) 治療薬マニュアル電子版, 医学書院, 2011.
2) 北川公子ほか：系統看護学講座 専門分野Ⅱ 老年看護学, 第 7 版, p.220-221, 医学書院, 2010.
3) ドーン・ブルッカー（村田康子ほか 訳）：VIPS ですすめるパーソン・センタード・ケア―あなたの現場に生かす実践編, p.67-72, クリエイツかもがわ, 2010.

参考文献
1) 加藤元一郎, 鹿島晴雄 責任編集：専門医のための精神科リュミエール 10 注意障害, 医学書院, 2009.
2) 山田好秋：よくわかる摂食・嚥下のメカニズム, 医歯薬出版, 2004.

（赤井信太郎）

パーソン・センタードな視点の認知症ケアのポイント

■**認知症高齢者が起こしやすい薬の副作用**

　高齢者の場合、薬物吸収能は低下していますが、薬物の代謝・排泄機能の低下のほうが著しいため、一般的に薬物の作用・副作用は増大する傾向にあります。睡眠薬は、翌日までふらつきや眠気を残し、高齢者を転倒しやすくさせます。

　入院中の認知症高齢者の場合は、体力や身体機能がさらに低下していることから、せん妄を引き起こしやすくなります。そのため、看護師の観察や主治医との連携が必要となります。

　せん妄のために処方された薬物が、さらにせん妄を増強させる場合もあります。高齢者の安全な薬物療法ガイドライン（表）を参考にするとよいでしょう。せん妄などがある場合でも、できるだけ薬物療法でなく、看護的アプローチを試み、どうしても改善されない場合は主治医と相談して少量から開始し、症状をアセスメントする必要があります。

（鈴木みずえ）

表　薬物有害作用予防のための原則（高齢者の安全な薬物療法ガイドライン）

❶可能な限り非薬物療法を用いる
❷処方薬剤の数を最小限にする
❸服用を簡便にする
❹明確な目標とエンドポイントに留意して処方する
❺少量で開始、ゆっくり増量
❻必要に応じて臨床検査を行う
❼新規症状の出現の際はまず副作用を疑う
❽注意すべき副作用の初期症状を理解する

（秋下雅弘：高齢者の安全な薬物療法ガイドライン，日本老年医学会雑誌，44(1)：32，2007より改変）

A 入院時にすでに認知症の症状があったケース　　　　　　　　　　事例 4

腹膜透析治療中に
せん妄や認知症の症状が
出現した高齢患者

事例の概要

　Dさんは、79歳、女性で、娘と2人暮らしをしています。腎硬化症と糖尿病性腎症による末期腎不全で4年前より腹膜透析導入となり、夜間だけ自動腹膜灌流装置を使用して行う腹膜透析(以下、APD療法)を行いながら、自宅で生活をしていました。
　20時頃、自宅のベッドに座っていたところ、胸部全体の疼痛が出現し、症状が持続するため、当院に救急車で搬送されました。緊急で心臓カテーテル検査を施行した結果、左冠動脈主幹部が完全閉塞していましたが、10年前に冠動脈バイパス手術をした部分には問題はありませんでした。また、冠動脈の一部にも狭窄病変があり、虚血を起こしていると考えられましたが、経皮的冠動脈形成術の適応はなく、薬物療法の方針となり、救命救急センターに入院となりました。
　その後、腎臓内科病棟を経て、循環器内科病棟へ転棟しました。急性心筋梗塞に伴う心機能低下で体液バランスが困難となり、造影剤による尿量低下のため体内水分が溢水となりました。体外濾過法を導入し、体液コントロール目的で腎臓内科病棟へ再転入してきました。

看護の場面

　Dさんは、夜間に救急車で運ばれ、当日は救命救急センターに入院となりました。翌日、CTや心臓カテーテル検査を行った後、15時頃に腎臓内科病棟へ転棟してきました。転棟時は、「皆さんにお世話になって、どうもありがとう」と、しっかり受け答えをしていました。
　夜中の3時頃より、ベッドから起き上がろうとしたり、酸素を外そうとする行動が出現しました。「早く病院に行かないと。おかしい。おかしい。○○ちゃんはどこに行ったの？　いっしょに来たのに。何もしない。点滴も酸素もいらん。早く警察を呼んで！」と、落ち着かなくなりました。病院にいることを説明すると、いったんは納得しベッドに寝ますが、すぐにベッドから起き上

がろうとする行為を繰り返しているうちに、だんだんと興奮していきました。前医からの紹介状には「中等度の認知症がある」と記載がありましたが、認知機能評価や診断確定は受けていませんでした。

観察のポイントとアセスメント

生活背景や人生の価値観

　Dさんの夫は20年前に他界され、子どもは娘1人で、その娘と2人で暮らしています。若い頃は、老人保健福祉施設にボランティア慰問をするなど、活動的な日常生活を送っていました。認知症発症前に入院したときには、趣味は音楽鑑賞と会話で、一番のストレス解消法は人との会話と話していました。

　2年前よりもの忘れが目立つようになり、視力低下、指先の細かな運動能力の低下、腰痛(変形性脊椎症)、下肢痛があり、血糖測定や薬物の保持、歩行などが困難になりつつある状況でした。Dさんと娘は同じ部屋で寝ていましたが、夜間にAPD療法を行っているため、娘のストレスが大きくなり、2年前の12月から月2回、腹膜透析を行わないでよい日を設けるようにしていました。また、娘のストレス緩和のため、月1回程度のショートステイを続けていましたが、最近は利用していませんでした。

　Dさん自身が邪魔者扱いされていると思うことを、娘はつらいと感じていました。Dさんが1人で自宅にいるときは食事をしていないこともあり、生活のリズムが不安定で、血糖値も上昇気味となりました。また、昼間は独居で話し相手もなく、生活が単調となり、閉じこもりがちになっていたため、今回の入院前に通所リハビリテーション(デイケア)を週2回導入したばかりで、本人は楽しんで通っていました。

　Dさんは、自分の子育ての方針を筆者に語ってくださったことがあり、その自分の子育てについてどう思うかと聞かれました。娘の育て方に対して自信があり、娘をすごく大切に思っていることがうかがえました。娘が仕事で遅くなっても、食事の準備をして、食べないで待っている娘思いの方です。

認知症に関連した症状・生活行動の障害

　認知症の行動・心理症状(以下、BPSD)の出現原因[1]は、認知症高齢者の身体的要因や心理的要因によってのみ起こるわけではありません。なじみのない環境や居心地の悪い環境など、広い意味での環境がBPSDを誘発することもあります。

　Dさんはもともと認知機能低下があり、記憶障害や判断力低下のために環境の変化にすぐには順応できませんでした。さらに、緊急入院、急性心筋梗塞の発症、心臓カテーテル検査、連日の体外濾過法など、全身状態が不安定なうえ、医療処置に伴う病棟の移動が頻回に行われ、対応するスタッフも変わるなど目まぐるしい環境の変化があり、BPSD発症の危険性が高い状況でした。

Dさんは、自宅で夜間にAPD療法を行っていたとき、自動腹膜灌流装置の機械と身体がつながれていることを忘れてしまい、排泄のためトイレまで行こうとして、チューブを引っ張り、身体に巻きつけてしまうことがありました。そういうときは、同じ部屋で寝ている娘が、Dさんに危険が及ばないように対処していました。しかし、入院後に、酸素や点滴、体外濾過法のためのFDLカテーテル[*1]などのチューブ類が身体に付けられ、夜間に目が覚めたときに、そばを見渡してもいつも横に眠っているはずの娘がいなかったことで、不安になり、娘の名前を叫ぶことがたびたびありました。入院していることを忘れてしまっていて、娘がいない状況を理解できていませんでした。体外濾過法をしている午前中はウトウトすることが多く、日中の活動が低下しており、夜間に眠れない原因となり、せん妄発症の危険性が高いと考えられました。

以上を踏まえ、以下の点を観察ポイントとしました。

*1：FDLカテーテル
透析に使用するダブルルーメンカテーテル。

❧観察ポイント
① 1日の生活リズム
② 夜間の睡眠状態
③ せん妄の初期症状（落ち着きのなさ、不安、刺激に過敏、注意力が散漫、睡眠障害など）の観察
④ 現疾患の観察（水分のinとoutのバランス、尿量、胸痛）
⑤ 活動と休息のバランス

Dさんの場合、病棟に転棟した夜に急に興奮状態となりましたが、日中は穏やかに過ごしているなど症状の動揺が明らかであり、せん妄が疑われました。夜間に興奮状態となった翌日、精神科リエゾン[*2]チーム（図2-A-10）に介入を依頼しました。"精神科リエゾン"は、身体疾患に伴うさまざまな心理的問題を

*2：リエゾン
フランス語で「連携」や「連絡」を意味する言葉。

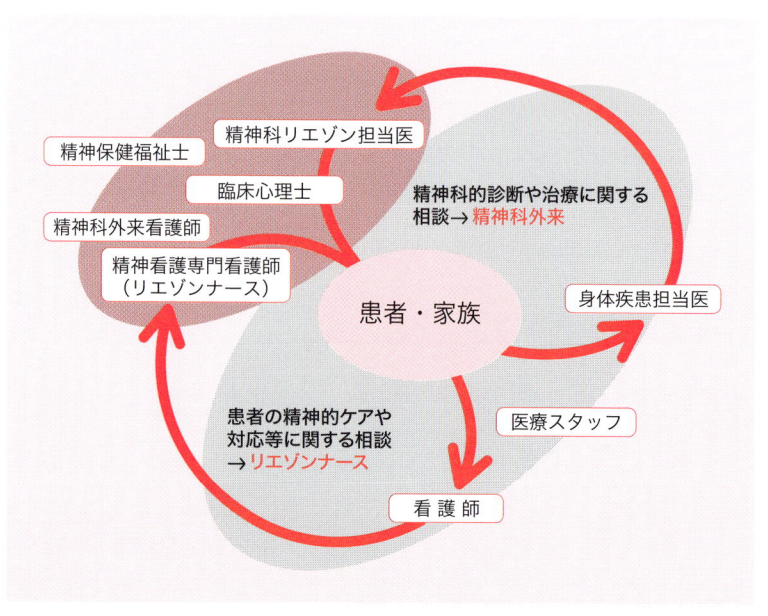

図2-A-10　精神科リエゾンチームの体制図（長崎大学病院）

チーム医療の中で扱おうとするもので、リエゾン精神医学・リエゾン精神看護の理念に基づいて提供される包括的な医療サービスを意味します。図 2-A-10 に示すように、さまざまな診療科と密接な連携をとりながら、チーム医療に貢献する臨床形態が特徴です。主に、外科や内科といった身体科の担当医から寄せられる、患者の心理的問題に関する相談に対応しています。

精神科リエゾンチームとの面談時、Dさんは見当識障害はありましたが、疎通性良好で、表情は穏やかでした。精神科医の診察の結果、夜間せん妄と診断され、このままではせん妄が遷延する危険性があるため、せん妄のリスク薬剤であるベンゾジアゼピン系睡眠薬と H_2 ブロッカーの服用を中止し、同じ作用の別の消化性潰瘍剤へ変更となりました。せん妄が薬剤の影響によるものかどうかをみていくため、せん妄の症状の変化を観察していきました。

Dさんのように、生命にかかわる危険性をもつ身体疾患に罹患し、合併症を併発している場合は、適切な介入が必要です。太田は、「せん妄と関連する身体疾患をもつ場合は、術後の合併症、回復期の長期化、入院の長期化、機能障害の長期化が起こりやすくなる」と述べています[2]。これらのことを踏まえ、以下の点をケアのポイントとしました。

♣ケアのポイント
①全身状態が改善できるように、確実な薬剤投与や治療を問題なく行う
②興奮時は、安全を確保しながら傍らで見守る
③他職種と協働し、活動と休息のバランスのとれた生活リズムを整える
④全身状態に合わせた ADL 改善を行い、入院前の ADL の状態、特にポータブルトイレまでの歩行を目標にする
⑤退院の障害となる内容を早期に把握し、チームで連携をとりながら早期介入を行う
⑥家族に認知症の情報を提供し、家族のストレス緩和と精神的な支援を行う

Dさんは、夜間の入眠困難、中途覚醒により、ライン類を外そうとしていました。また、娘を探し、娘がいないとわかると、「娘の夜ご飯をつくりに家に帰らないといけない」と言ってベッドから起き上がろうとするため、常に見守りを継続する必要がありました。

病気や入院に対する認識

入院した当初は、Dさんは医師や看護師に、「お世話になります」「先生、ちゃんと治してくださいね」と言うなど、入院して治療を行っていることを理解していました。夜間せん妄があるときは、病院にいることを認識できず、「家に帰る」と言って興奮することがありましたが、全身状態が落ち着き、夜間せん妄が消失する頃には、病院生活にも慣れ、治療に対しても嫌がることはありませんでした。その都度、説明することで、「そうやったね」と言って、認識できていました。

看護の実際

全身状態が改善できるように、確実な薬剤投与や治療を問題なく行う

- 患者のサインを見逃さないようにし、異常の早期発見に努める。
- 治療の必要性を、患者にわかる方法で繰り返し説明し、理解を得る。
- 薬剤投与や腹膜透析などの治療や検査などは、患者に納得してもらってから行う。

【結果】 Dさんは、入院直後は全身状態が不安定な状況であり、身体の不調をうまく伝えることができませんでした。心拍数が160回台/minに上昇したときは、胸を押さえるしぐさをしたり、落ち着きがなく、口数も少なくなり、いつもと様子が違っていました。このように、いつもと様子が違う場合は、身体的な原因を念頭に置き、より細かな観察を行っていきました。

　薬剤治療や腹膜透析などの治療については、もともと認知症を発症する前から経験していたことであったため、わかりやすい言葉で説明することで理解できていました。しばらくすると忘れることはありましたが、医療処置をする場合は、その都度、繰り返しの説明を行い、Dさんが納得したしたうえで行いました。その結果、体外濾過法や腹膜透析などの治療中に危険な行為をすることはありませんでした。

興奮時は、安全を確保しながら傍らで見守る

- 全身状態が不安定な時期は個室に移動し、見守りや観察が常時行える環境調整を行う。
- ライン類の自己抜去予防と転倒予防を行う。

【結果】 ライン類の挿入が多い時期は重症個室に移動して、家族の許可を得て、監視カメラで常時観察できる環境としました。スタッフステーションでは、他の業務を行いながらも、Dさんの様子の見守りを行うことができていたので、様子がおかしいときはすぐに部屋に行くことで、危険を早めに察知して対応することができました。

　ライン類については、しきりに触る動作が見られたため、上肢に入っている点滴は袖を通してチューブを首から出す、下半身に入っているカテーテル類は手が届かないようにズボンの足元から出すなど、Dさんの目に入らないように工夫をしました。それとともに、ライン類を早期に抜去できるように検討を重ね、むだな身体への装着物がないようにしました。

興奮時の対応を統一する

- 患者がやりたいと思う行動を無理に制止しない。

●患者の行動には原因があると考え、原因を探る。
●興奮が落ち着かない場合は、人を代えて対応する。

【結果】 Dさんは、「娘が待っているから、帰らないといけない」などと言い、ライン類に構わずに車いすから立ち上がろうとすることがしばしばありました。それを制すると余計に興奮するため、ライン類が抜けないように配慮しながら、Dさんの動きを見守り、付き添いました。

　また、なぜそのような行動をDさんがとっているのか、Dさんの思いを尋ねるようにしました。理由はそのときどきでさまざまでしたが、本人なりの理由がありました。Dさんが思っている理由に合わせて、対応していきました。「娘がお腹をすかせて待っている」と言うのに対して、「娘さんから『ご飯はもう食べたので、今日は遅いから病院に泊まってくるように』と言われた」と伝えても納得せず、「どうして病院にいなければいけないの」「病気が治っていないと誰が言ったの」と、納得されないことが一度ありました。そのときは、医師の協力を得て、男性医師から直接Dさんに説明してもらうことで、納得してベッドに戻りました。

他職種と協働し、活動と休息のバランスのとれた生活リズムを整える

●精神科リエゾンチームと協働し、せん妄対策を実施する。
●活動・休息を支援し、昼夜のリズムをつける。
●食事、排泄を中心に活動を行う。
●気分転換をはかるために、好みの活動をする。
●夜間入眠し、中途覚醒が少ないようにする。

【結果】 Dさんはせん妄を起こしていたため、夜間の睡眠を確保するために、夕食後と就寝前に非定型抗精神病薬のリスペリドンの服薬が開始となりました。それでも入眠困難がある場合は、ベンゾジアゼピン系睡眠薬のフルニトラゼパムを使用するなど、状態に合わせて、精神科リエゾンチームと主治医が薬剤調整を行っていきました。

　同時に、見当識への働きかけのために、カレンダーや時計を準備し、Dさんのベッドサイドに訪室のたびに時間や日にちを伝えながら、「9時から透析があります」などとその日の治療の予定を伝えていきました。

　日中の覚醒の促しには、食事は車いすに移動して摂れるようにし、状態が安定してきたら、スタッフが大勢いて見守る目があるスタッフステーションで、スタッフと会話をしながら食事をしました。Dさんは話好きで、ストレス解消法は会話であったことから、会話をしていると食事が進み、笑顔も増えていきました。

全身状態に合わせたADL改善を行い、入院前のADLの状態、特にポータブルトイレまでの歩行を目標にする

- 早期にリハビリテーションを開始する。
- 理学療法士と週1回カンファレンスを行い、情報交換と目標設定の変更を行う。
- 訓練の進行に合わせた歩行訓練を、病棟の生活の中で行う(食事や排泄時)。
- 尿意を訴えたら、ポータブルトイレに誘導して、排泄を促す。

【結果】 ベッド上安静の時期から理学療法士の介入依頼を行い、リハビリテーションを開始しました。受け持ち看護師と情報交換をしながら、理学療法士によるリハビリテーションをベッドサイドで毎日行いました。また、週1回病棟スタッフと理学療法士とのカンファレンスを行い、問題点や目標の設定変更を話し合い、理学療法士と看護師のリハビリテーションの役割分担を明確にしながら、ADL改善に努めていきました。退院する頃には、排泄の自立をめざして、ポータブルトイレまで1人で移動して排泄できることを最終目標とし、達成することができました。

退院の障害となる内容を早期に把握し、チームで連携をとりながら早期介入を行う

- 退院支援スクリーニング・アセスメントシート(図2-A-11)により、退院の障害となる内容を入院時に把握する。
- 地域医療連携センターの退院調整看護師、医療ソーシャルワーカー(MSW)と週1回カンファレンスを行い、計画的に退院支援を実施していく。
- 介護支援専門員(ケアマネジャー)と連携し、在宅での生活を整えていく。
- 在宅療養に向けての医療処置(腹膜透析交換、インスリン注射、在宅酸素管理)の体制を整える。
- 医療処置(腹膜透析交換、インスリン注射、在宅酸素管理)を家族、介助者が習得できる。

【結果】 Dさんは緊急入院でしたが、入院当日に退院支援スクリーニング・アセスメントシートを用いてリスク評価を行いました。緊急入院、身体自立度C、その他の医療処置(APD中)にチェックが入り、「リスク有」という結果でした。また、退院支援にかかわる情報としては、住宅環境が斜面地、介護度は要介護4、娘と2人暮らしで、退院後の転院先の検討はケアマネジャーと相談したいという娘の言葉が記載されています。それぞれのチェック項目に伴って具体的なアセスメントの視点があるので、それに沿って介入項目を検討していき、退院に向けての計画を立てていきました。

　Dさんはすでに入院前に要介護4に区分変更をされていて、ケアマネジャーと家族との関係性はよく、家族の意向で在宅サービスは整えられていました。しかし、Dさんは入院前と比べADLの低下が予想され、腹膜透析や血

糖測定、インスリン注射、服薬管理などのケアや医療処置が増える可能性があり、ますます娘の負担が強くなることが考えられました。本人と娘の意向を確認しながら、自宅退院に向けてのサービス調整を行っていきました。

家族に認知症の情報を提供し、家族のストレス緩和と精神的な支援を行う

●娘が自分で今後の生活についての選択ができるように、情報提供を行う。
●自宅でのサービス体制の強化を行う。

【結果】　娘は、Dさんの状況を見て、在宅か施設への転院かを迷っていました。また転院することによって、環境の変化によるせん妄が起きるのではないか、それよりも自宅のほうが混乱は起きずに、母親にとってはよいのではないか、と話していました。

　その反面、自分が仕事をしながら、自宅で母親を介護していけるのか、という大きな不安がありました。認知症についての話を聞いたことがあるかを尋ねたところ、詳しい話は一度も聞いたことがないとのことでした。娘の自宅での母親への対応は、夜仕事から帰って来て疲れているときに、"何もできないのだから余計な手間をかけないでほしい"と思い、Dさんに何もさせず、手を出そうとするDさんを制止し、"自分がすべてをしないといけない"と抱え込んでしまっていました。それが余計に精神的な負担につながっていたようでした。

　そこで、娘に認知症についての正しい認識をもってもらうことから支援を始めました。認知症を抱える母親への接し方を具体的に伝えることで、娘の精神的なストレスの軽減につながり、ゆとりをもって母親と接することができるようになっていきました。同時に、Dさんも穏やかになっていきました。

　在宅で娘の負担になると思われる医療処置の部分については、役割を分散し、協力体制の強化を行いました。腹膜透析については、これまで夜間に行っていた自動腹膜灌流装置を用いての腹膜透析を止め、10時と22時の1日2回の連続携行式腹膜透析に変更しました。デイケアを週5日として、10時はデイケアの看護師に実施してもらい、夜を娘が担当するようにしました。デイケアの看護師に入院中に病院に来てもらい、腹膜透析の手技を習得してもらいました。夜間の腹膜透析がなくなったことで、夜中のトラブルを気にしないで済むようになり、Dさんと娘の睡眠の確保が期待できました。

　インスリン注射は、夕食前1回で調整することができました。もともと注射は娘が行っていたので、手技の再確認だけで問題はありませんでした。退院時に在宅酸素が必要な状況となりましたが、Dさんの状態に合わせての使用頻度でよいことを伝えると、娘は安心したようでした。

　娘はケアマネジャーをとても信頼していたので、退院後の生活についての不安は、ケアマネジャーに相談しながら対応してもらえるという安心感があり、自宅退院を決心することができたようでした。

2012年5月更新版

退院支援スクリーニング・アセスメントシート

患者ID　○○○　　　　入院日　○月△日　　　　診療科　腎臓内科
氏名　D田はるよ様　　　年齢　79歳　　　　　　病棟　○階△

	スクリーニング	入力年月日		入力者	
	支援内容チェック	入力年月日		入力者	

区分	スクリーニング項目		アセスメント	予想される支援内容
入院 疾病分類	□予定入院 ☑その他	☑緊急入院 □悪性腫瘍 □認知症 □急性呼吸器感染症	・今後の治療方針 ・予想される入院期間、退院時の状態 ・病状進行の予測の有無	☑当院フォローの場合、外来看護師との連携 □介護保険などの在宅サービスの調整 □訪問診療、訪問看護などの在宅医療の調整 □転院・施設入所の調整
症状	☑該当なし	□終末期 □意識レベル低下 □摂食・嚥下障害 □BMI 18.5 未満 □BMI 30.0 以上	・各種院内医療チーム等へのコンサルテーションの必要性はないか ・セルフケア能力はどうか ・介護力はどうか ・退院後の療養場所は問題ないか	□チーム医療との連携 □当院フォローの場合、外来看護師との連携 □介護保険などの在宅サービスの調整 □訪問診療、訪問看護などの在宅医療の調整 □転院・ホスピスの調整
身体移動 自立度	□J □A	□B ☑C	・入院加療により、自立度の変化が予想されるか ・セルフケア能力はどうか	□理学療法部との連携 ☑在宅でのセルフケア指導 □家族への介護指導 ☑当院フォローの場合、外来看護師との連携 □通所リハビリなどによるリハビリの継続 □住宅改修、介護用品などの準備 □ヘルパーなどの人的資源の調整 □転院の調整
在宅での 医療処置	□該当なし	□在宅酸素 □気管切開、永久気管孔 □経管栄養 □人工呼吸器 □IVH □腎瘻 □がん性疼痛管理 □ストーマ管理 ☑その他の医療処置	・今回入院で新規導入する医療処置かどうか ・在宅での管理に問題がなかったか ・退院後も継続した医療管理が必要か ・自己管理能力はあるか ・家族のサポートがあるか ・在宅医療（訪問診療や訪問看護）導入の必要性があるか	□患者・家族への指導 □チーム医療との連携 □服薬指導、薬剤師との連携 □当院フォローの場合、外来看護師との連携 □身体障害者手帳の申請 □必要な医療機器の準備 □介護保険などの在宅サービスの調整 □訪問診療、訪問看護などの在宅医療の調整 □転院の調整
家族	☑日中独居 □高齢2人世帯 □その他	□独居	・患者や家族の不安はないか ・患者・家族の人間関係はどうか ・患者・家族の理解力はどうか ・介護者の体力、健康状態はどうか ・介護者の時間的余裕はどうか ・家族の介護意欲はどうか ・他の家族員の参加・協力はどうか	☑在宅でのセルフケア指導 □当院フォローの場合、外来看護師との連携 □ヘルパーなどの人的資源の調整 □配食サービス利用の調整 □デイサービス利用の調整 □訪問診療、訪問看護などの在宅医療の調整 □転院・施設入所の調整
介護力	□問題なし ☑介護者が就労 □介護者が65歳以上 □その他	□介護者不在		
介護度認定	☑認定あり、申請中 □対象外	□未申請	・介護保険サービス利用の必要性はどうか	□介護保険に関する情報提供 ☑介護保険サービス利用の調整
経済的問題	☑問題なし	□問題あり	・医療費支払いに不安はないか	□MSWへの相談

結果　リスク　有　→リスク「有」の場合、予想される支援内容をチェックし、「退院支援計画書」を作成する。
　　　　　　　　＊リスク「なし」でも、「40～64歳の特定疾病（介護保険で定められた16疾病）」で介護認定未申請の場合、「退院支援計画書」を作成する。

■退院支援にかかわる情報

希望する退院先	本人：	☑自宅	□他病院	□施設	□その他（　　　　）	□未確認
	家族：	☑自宅	□他病院	□施設	□その他（　　　　）	□未確認
住宅環境	□平地	☑斜面地（階段　　段）		□未確認		
	車の横付け：☑可		□不可	□未確認		
在宅サービス利用状況	介護度認定	□なし	☑あり（介護度　要介護4　）	□対象外		
	ケアマネジャー	□なし	☑あり	地域包括支援センターまたは居宅介護支援事業所名（ひまわり）		
				ケアマネジャー名（山田太郎さん）		
	訪問看護	□なし	☑あり	訪問看護ステーション名（　　　　）		
	かかりつけ医	□なし	☑あり	医療機関名（日本内科）		
				往診の利用　☑なし　□あり		
その他	慢性腎不全でAPD中。今回は心筋梗塞疑いで緊急入院する。娘との2人暮らしだが、介護認定も上がり、今後は退院後の転院先の検討などをケアマネジャーと相談しますとのこと。					

■在宅支援・転院調整等の必要性

□不要
□病棟看護師が中心となり対応
□地域医療連携センターへ支援依頼必要
□現時点では判断不可→再評価（　　　　）

＊「支援内容」欄の▓▓▓（濃い網かけ）部は、地域医療連携センター介入が必要と思われる内容です。

長崎大学病院 地域医療連携センター

図 2-A-11　退院支援スクリーニング・アセスメントシート

入院中の経過から退院までのポイント

緊急入院した場合は、せん妄発症を意識し、せん妄の要因や誘因への働きかけを早めに行い、危険な行動を回避する方法を本人の視点で考える

　緊急入院の場合は、急激な環境の変化によりせん妄を発症しやすいことを意識しておく必要があります。また、高齢者や重篤な身体疾患の患者に、何らかの精神症状が突然現れた場合、常にせん妄の可能性を考えなければなりません。

　せん妄の原因は、①直接原因、②準備因子、③誘発因子の3つに分けることができます。Dさんの場合は、腎不全、心筋梗塞、低酸素血症、高血糖、薬物の影響などの直接原因、高齢、認知症などの準備因子、急な環境の変化による心理的ストレス、断眠、感覚遮断などの誘発因子が重なり、せん妄を引き起こしやすいリスクが多く潜んでいたため、発症したといえます。直接原因に対しては、疾患の治療が確実に危険なく行われるように、患者に安心感を与える工夫をしていくことが必要です。また、誘発因子に対しては、毎日カンファレンスを行い、断眠の原因やストレスになっている原因などを探っていきました。対応については、Dさんの生育歴や娘との関係性などを考慮し、スタッフ全員が同じ認識をもち、統一した方法でケアしていくことが重要です。

入院した時点から退院に際してのリスク因子を意識し、チーム全体で退院支援を行う

　通常は、図 2-A-12 に示す在宅退院支援プロセスのように、入院が決定した

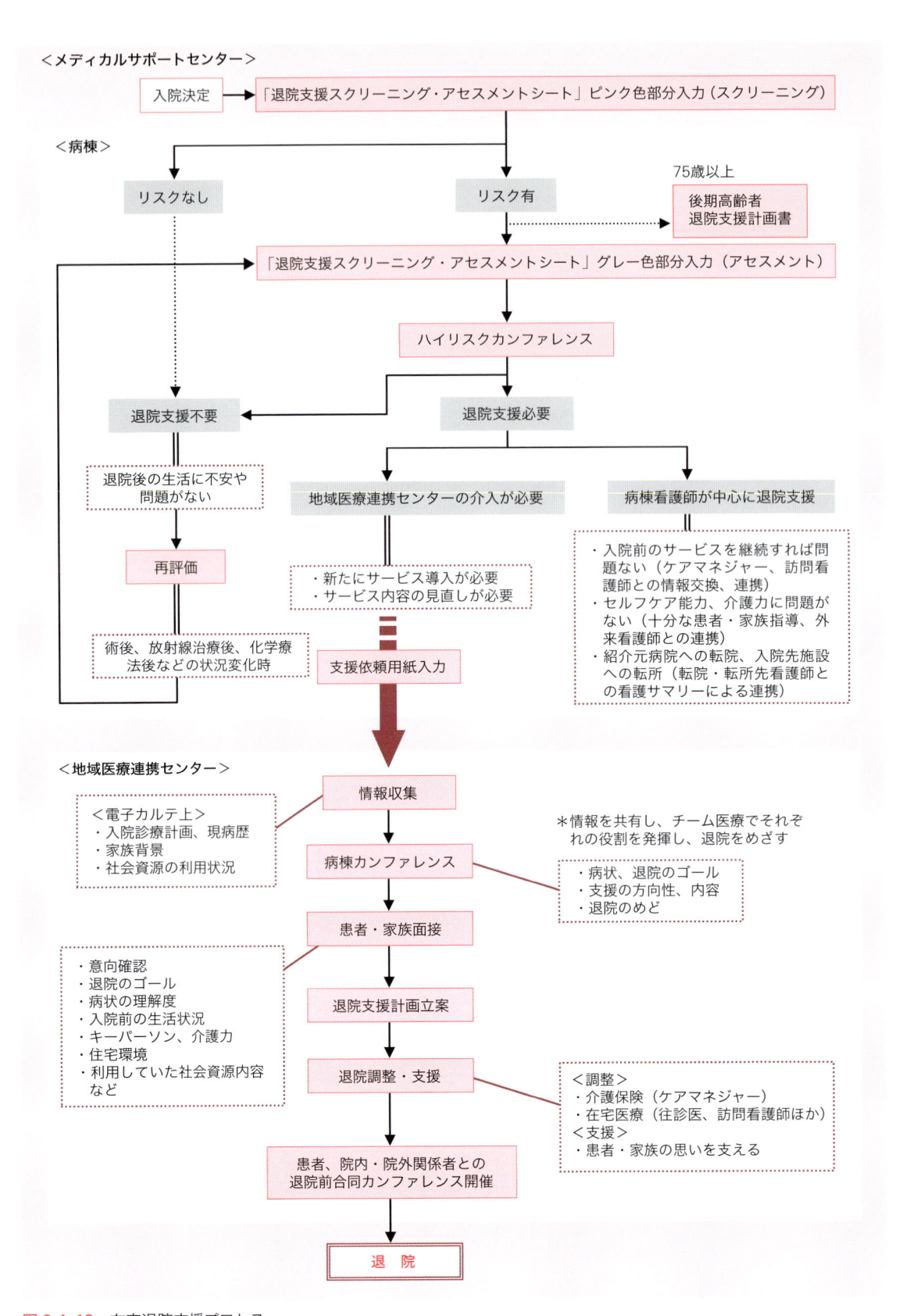

```
<メディカルサポートセンター>

入院決定 →「退院支援スクリーニング・アセスメントシート」ピンク色部分入力（スクリーニング）
                    ↓
<病棟>
    ┌───────────────┴───────────────┐
  リスクなし                       リスク有 ········→ 75歳以上
    │                               │              後期高齢者
    │                               ↓              退院支援計画書
    │          「退院支援スクリーニング・アセスメントシート」グレー色部分入力（アセスメント）
    │                               ↓
    │                          ハイリスクカンファレンス
    │                               ↓
    │          ┌───────────────────┴───────────────┐
    │       退院支援不要 ←────                 退院支援必要
    │          │                        ┌──────────┴──────────┐
  退院後の生活に不安や            地域医療連携センターの介入が必要   病棟看護師が中心に退院支援
  問題がない                          │                         │
    ↓                          ・新たにサービス導入が必要       ・入院前のサービスを継続すれば問
  再評価                        ・サービス内容の見直しが必要        題ない（ケアマネジャー、訪問看
    ↑                                  ↓                          護師との情報交換、連携）
  術後、放射線治療後、化学療       支援依頼用紙入力               ・セルフケア能力、介護力に問題が
  法後などの状況変化時                 ↓                             ない（十分な患者・家族指導、外
                                                                    来看護師との連携）
                                                                  ・紹介元病院への転院、入院先施設
                                                                    への転所（転院・転所先看護師と
                                                                    の看護サマリーによる連携）

<地域医療連携センター>
                                   情報収集
  <電子カルテ上>                      ↓                   ＊情報を共有し、チーム医療でそれぞ
  ・入院診療計画、現病歴                                     れの役割を発揮し、退院をめざす
  ・家族背景                      病棟カンファレンス
  ・社会資源の利用状況                 ↓                   ・病状、退院のゴール
                                                           ・支援の方向性、内容
                                 患者・家族面接             ・退院のめど
  ・意向確認                          ↓
  ・退院のゴール
  ・病状の理解度                 退院支援計画立案
  ・入院前の生活状況                  ↓
  ・キーパーソン、介護力
  ・住宅環境                      退院調整・支援           <調整>
  ・利用していた社会資源内容          ↓                   ・介護保険（ケアマネジャー）
   など                                                    ・在宅医療（往診医、訪問看護師ほか）
                                                           <支援>
                              患者、院内・院外関係者との    ・患者・家族の思いを支える
                              退院前合同カンファレンス開催
                                     ↓
                                   退　院
```

図 2-A-12 在宅退院支援プロセス

外来の時点で、メディカルサポートセンター（MSC；施設全体の入退院時の手続きやチェックを行う組織）に所属する看護師が退院支援スクリーニング・アセスメントシートを用いて退院支援スクリーニングを行っています。退院支援スクリーニングの結果、「リスク有」と判定され、MSC看護師が「入院前からの介入が必要」と判断した場合は、地域医療連携センターが介入を開始しています。

　しかし、緊急入院の場合は、入院時に病棟看護師が退院支援スクリーニング・アセスメントシートを用いて、退院支援スクリーニングを実施します。スクリーニング項目をチェックし、ピンク色の部分にチェックが入ると「リスク有」と判定されます。「リスク有」の場合は、アセスメントの内容を確認しながら、病棟スタッフでハイリスクカンファレンスを実施し、患者にとって必要な支援を検討し、「予想される支援内容」の該当する部分にチェックを入れていきます。この退院支援スクリーニング・アセスメントシートを使用することで、患者にどのような退院支援が必要であるかがわかるようになっています。「予想される支援内容」のグレー色の部分は、地域医療連携センターの介入が必要と思われる支援となっています。

　また、退院後の生活の場所が在宅か施設になるかによっても、方向性が大きく異なってきます。そこで、まず本人と家族の意向を確認します。そのときに、本人や家族が退院後の生活場所をイメージでき、選択できるように情報提供を行っていきます。身体的状況の医療の視点と生活の視点の両方の側面の情報提供を行いますが、そのためには病棟スタッフと地域医療連携センタースタッフとの情報交換を密にし、共通認識をもつことが必要不可欠となります。

　当院では、病棟スタッフが行っているハイリスクカンファレンス以外に、地域医療連携センタースタッフとの退院支援カンファレンスも週1回実施しています。このカンファレンスでは、在宅の視点や退院の方向性についてのアドバイスを受け、情報交換しながら、退院支援に向けての行動をより具体化、明確化していきます。退院支援スクリーニング・アセスメントシートは入院早期の介入のためのツールとなるので、入院後新たに問題が発生した内容をタイムリーに地域医療連携センタースタッフと情報交換しながら、患者に必要な退院支援を軌道修正しながら検討しています。Dさんの場合は緊急入院であり、その後の身体状況が安定した時期を見計らって、地域との橋渡しをしてもらいながら、退院の調整を行っていきました。退院のめどが立った時点で、在宅チームとの合同カンファレンスを開催し、退院に向けての具体的な準備を行いました。

　Dさんの入院から退院までにかかわったチームメンバーは、病棟主治医、病棟看護師、受け持ち看護師、認知症看護認定看護師、理学療法士、薬剤師、精神科リエゾンチーム、地域医療連携センタースタッフ（退院調整看護師、MSW）、ケアマネジャー、在宅医、訪問看護師、デイケア看護師、家族で、表2-A-6に各職種とそれぞれの職種の介入時期、介入内容を示しました。病棟スタッフは、入院から退院までの身体管理をまず最優先します。それと同時に、退院支援を検討していきます。病棟外のスタッフは、病棟スタッフでは不十分な部分を専門家の視点で支援し、病棟スタッフと協働しながら患者にアプローチしていきます。在宅チームは、退院前の状況の情報提供、退院後の生活支援

表2-A-6 Dさんに対する多職種の介入の時期と介入内容

	職種	介入時期	介入内容
病棟のスタッフ	病棟主治医	入院～退院	診断・治療
	病棟看護師	入院～退院	身体面の管理、統一したケアの提供
	受け持ち看護師	入院～退院	退院支援リスク評価、看護計画立案、他職種・家族・病棟スタッフとの橋渡し役
	認知症看護認定看護師（この事例は病棟の患者であった）	入院6日目～週に1回家族面談	環境調整、病棟スタッフのケアの確認、家族への指導、家族の精神的ケア
病棟外のスタッフ	理学療法士	当該病棟2回目の転入翌日（入院8日目）～退院	離床、ADL自立、自宅退院に向けての杖歩行、退院後の自宅での基本動作の自立
	薬剤師	当該病棟2回目の転入翌日（入院8日目）～退院	薬剤に関する病棟スタッフの相談対応、家族への薬剤指導
	精神科リエゾンチーム	入院3日目(せん妄発症翌日)～週に1回	せん妄対策の支援とその評価
	地域医療連携センタースタッフ（退院調整看護師、MSW）	①入院時～ ②退院のめどが立った時期（退院20日前）～退院	①退院支援に関するコンサルテーション ②在宅医と病棟医、在宅チーム（ケアマネジャー、訪問看護師、デイケア等）と病棟スタッフ、家族との橋渡し役
在宅チーム	ケアマネジャー	①入院時 ②自宅退院のめどが立った時期（退院18日前）	①入院前の生活について病棟スタッフへ情報提供と情報交換 ②自宅退院に向けての合同カンファレンス参加、家族と在宅チーム・病棟スタッフとの橋渡し役、在宅での生活のためのケアプランの作成、介護サービスの調整管理
	在宅医	自宅退院のめどが立った時期	在宅退院に向けての合同カンファレンス参加、在宅での医療面の管理
	訪問看護師	自宅退院のめどが立った時期（退院10日前）	自宅退院に向けての合同カンファレンス参加、在宅での身体面の管理
	デイケア看護師	自宅退院のめどが立った時期（退院10日前）	自宅退院に向けての合同カンファレンス参加、デイケアでの腹膜透析・身体面管理
家族	家族（娘）	入院～退院	日常生活面の管理、母親の心理面のサポート、経済面、服薬管理、在宅での医療処置（腹膜透析交換、インスリン注射、在宅酸素管理）

にかかわっていきます。家族もチーム医療の一員となります。それぞれの立場でそれぞれの役割を担いながら、チームで協働していきました。

患者に対するアプローチを検討する際には、家族の認知症に対するとらえ方を確認し、家族へのアプローチを同時に行っていきます。患者が落ち着かない原因の1つに、家族の認知症に対しての理解不足があります。認知症に対して誤った認識をしているために、患者にとって不適切なケアを行ってしまい、それが患者に悪影響を与えているのですが、そのことに家族は気づいていません。また、それでますます家族もストレスがたまってしまう原因となり、悪循環を招いてしまいます。

Dさんの場合も、同様のことが考えられました。娘に、認知症になって何もできなくなってしまうわけではないこと、できることはたくさんあること、

母親ができることが何かを見極め、できないところだけを手助けするように接すること、そうすることで母親の自尊心が傷つかず、できることが増えていき、母親自体も精神的に安定してくること、などを伝えていきました。娘からは「目からうろこです。認知症になったら何もできなくなるわけではないのですね。母はいろいろなことをしようとしていましたが、私が勝手にどうせできないのにと思って、させていませんでした。何ができるか実験ですね。そう考えると楽になりました。どこまでできるか、何ができるかをみつけるというのを考えると、楽しくなりました。やってみます」という言葉が返ってきました。また、身体の不調を自分でうまく伝えることができないので、いつもと様子が違っても、認知症のせいとは決めつけないほうがよいことを伝えることで、いままでの実体験と結びつけて考えることができ、実感できていました。

この事例を通して伝えたかったこと

　急性期病院では、医療処置を必要とする認知症をもつ高齢者が緊急入院となることがしばしばあります。急な環境の変化を余儀なくされるため、混乱を招きやすく、せん妄発症を防ぐことはかなり困難であるといえます。緊急入院時にはせん妄を発症することを予測し、予防対策を講じ、発症後は速やかに原因を探り対策を行っていくことが、患者と医療者双方にとっての利益をもたらします。早期に対応するためには専門的な精神科リエゾンチームの介入が有効であり、望ましいと考えます。

　認知症をもつ高齢者の場合、なるべく早く元の生活に戻ることが患者の認知機能の低下を防ぎ、安心した生活を取り戻せる最優先の選択だと考えます。身体的疾患の改善と同時に退院できる体制を整えるためには、退院のめどがついた時点から退院調整を始めるのでは遅すぎます。入院した時点から早期に退院調整を行っていくことが必要です。

　退院調整のためには、家族の理解が大事です。家族の誤った認識が認知症を悪化させるので、正しい情報を理解してもらい、家族に自ら気づいてもらうことで、退院後の介護が楽になることを伝えていかなければいけないと感じました。透析患者や腹膜透析患者の場合は、認知症を抱えていると転院先として受け入れてくれる病院が少なく、まだまだ家族の負担が大きい現状にあります。

　退院調整は病棟看護師だけでは難しく、多職種との早期連携が必須となり、早め早めに予測した動きを行う必要があります。急性期病院では早期（入院時）に退院に関しての問題点を把握し、チームでかかわることが必要です。チームとは、院内のチームだけではありません。ケアマネジャー、訪問看護師などの在宅チームとの連携も必要不可欠です。

引用文献
　1）長谷川和夫：やさしく学ぶ認知症ケア，p.86-89，永井書店，2008.

参考文献
1) 一瀬邦弘ほか 監：せん妄—すぐに見つけて！すぐに対応！, p.8-9, 17-19, 照林社, 2002.
2) 諏訪さゆり 編著：医療依存度の高い認知症高齢者の治療と看護計画, p.117-127, 日総研出版, 2006.
3) 宮地登代子ほか：長崎大学病院における退院調整看護師の役割と活動の実際, リハビリナース, 4(2)：41-45, 2011.

（小渕美樹子）

パーソン・センタードな視点の認知症ケアのポイント

■多職種協働で取り組む認知症高齢者の退院調整

　病院の組織の中で他職種との連携を阻むものは多く、ネットワークの構築を妨げていることも多いようです。この事例では、精神科リエゾンチームや退院調整に関するチームが有機的に連携しながら、効果的な取組みを行っていて、その成果が表れていると感じました。

　多職種協働を行う場合は、ケアに対する価値観や目標を共有する必要があります。しかしながら、それぞれの専門職は教育背景や役割などが異なっているため、それぞれの相互理解と尊重が必要になります。治療面では、医師、理学療法士、作業療法士など、他職種との連携が、急性期の認知症看護の鍵といえるでしょう。多職種協働のポイントを**表**にまとめました。

　また、入院直後から在宅復帰を目標にすることも重要です。要介護認定を受けている認知症高齢者であれば、キーパーソンにこれまでの在宅での生活状況について聞くだけでなく、在宅復帰にあたって必要な支援は何かなどを早期から共に考えるなどして連携していくことが、順調な在宅復帰につながるでしょう。

（鈴木みずえ）

表　多職種協働のポイント

職種	看護師、医師、理学療法士、作業療法士、介護士、薬剤師、ケアマネジャー
チーム形成	チームの目標の共有、構成メンバーの確認、チームのリーダーの確認
情報の共有	患者・家族の情報とアセスメントの共有、他部門や他組織との連携、目標の確認、各職種の行っている援助内容の情報提供、カンファレンスの実施、相互サポート、チーム活動のリフレクション

A　入院時にすでに認知症の症状があったケース　………………… 事例 5

疼痛のため医療用麻薬・睡眠薬を使用したエンド・オブ・ライフにある認知症高齢患者

事例の概要

　Eさんは82歳の女性で、これまでこれといった病気はなく暮らしてきました。夫は10年前に他界し、家族は息子夫婦との3人暮らしです。3年前からもの忘れの症状が目立ってきたため、神経内科を受診すると、アルツハイマー型認知症との診断を受けました。認知症の中核症状に対して内服治療を開始し、副作用もなく経過していました。

　認知症のフォローで受診している病院で、1年前に子宮がんの診断を受けましたが、がんは進行しており、手術は難しい状態でした。本人・家族も積極的な治療は望んでおらず、その後、徐々にがんは進行しましたが、在宅で生活していました。しかし、自力でできる日常生活動作・活動が少なくなり、1日中臥床していることが多くなってきたため、家族は緩和ケア病棟への入院を希望し、当院に入院することになりました。

看護の場面

　Eさんは、息子に車いすを押されて入院となりました。入院時に看護師がEさんに挨拶をすると、会釈はするのですが、発語はありませんでした。車いすには姿勢よく座っていることができており、入院する部屋に着くと、ゆっくりではありますが1人で立ち上がりました。看護師が背中に手を添えると、自力でベッドに移乗しました。時折笑顔がみられ、表情からは苦痛はないように見えましたが、ベッドに移ると、寝衣に更衣することなく横になってしまいました。食事摂取はできるときとできないときがあるため、内服薬は中止されており、がんの疼痛を緩和するために医療用麻薬貼布剤を使用していました。

　入院時に、本人、家族と医師、看護師で話し合う場をもちました。緩和ケア病棟では、家族の付き添いと面会に制限はないことを家族に説明し、Eさんの今後の病棟での生活について、希望を聞きながら話をしました。

　食事については、現在は食欲がないため、Eさんの好みの食べ物を家族に持参してもらい、病院からの食事は提供しないことになりました。本来、病院で

は一定した必要最低限の栄養摂取を考えたいのですが、本人の活動が一定しないため、まずは可能な限り本人の調子に合わせた食事摂取を考えたいと思いました。Ｅさんをよく知る意味でも、定期的に食事を準備するのではなく、好きなものを好きなときに食べられるようにしました。Ｅさんは自力で飲水ができていたため、脱水の予防のために電解質の入った飲み物を家族に用意してもらったのですが、あまり飲むことはなく、本人はお茶を好んで飲んでいました。

　エンド・オブ・ライフにある時期には、本人の好きなものを飲んだり食べたりしていただけるように配慮することは重要だと考えます。しかし、脱水や飢餓により苦痛が考えられるときには、本人・家族に相談しながら、苦痛にならないように医療行為を行うことは必要です。もしも、本人が医療行為を受けて「生きたい」という気持ちに変わったときに、その希望がかなえられる体制の中でエンド・オブ・ライフを迎えることは重要です。

観察のポイントとアセスメント

生活背景や人生の価値観

　Ｅさんは長い間夫と２人暮らしでしたが、夫を亡くしてからは息子夫婦と同居していました。息子夫婦に子どもはいないので、Ｅさんとの３人暮らしでした。息子夫婦とは仲良く暮らしており、金銭的に問題になることもありませんでした。

　Ｅさんに今後の治療について尋ねると、首を振る程度で何も話してくれません。「点滴をしますか」と尋ねると、首を横に振ります。これまで大きな病気をしたことがなく、元気に暮らしてきていたことや、昔から「病院は嫌い」と言っていたこともあったようで、積極的な治療は求めていないと思われました。

　入院した時点で家族に再度、今後の治療について確認をしたところ、息子夫婦は子宮がんに対しては積極的な治療を望まず、症状緩和を中心としたケアを受けたい、と話しました。

認知症に関連した症状・生活行動の障害

　入院後のＥさんの日常生活動作は、移動能力はベッドから車いすへの移乗は、かろうじて可能でした。しかし、自発的には活動することはなく、促さなければ終日臥床している状態でした。

　排泄はおむつを使用し、尿・便とも失禁の状態でした。尿意・便意をはっきりと示すことはなく、また失禁後に不快を訴えたり、おむつを外してしまうなどの失禁後の不快に対する自己の対処行動をすることもありませんでした。

　食事は、好みのメロンなどの果物を家族が持参し、勧めると、食べるときもありましたが、食べないときもありました。食べたときでも、量は一口程度と少量でした。水分は促さないと摂りませんが、ときどき床頭台に置いてあるお茶には自ら手を伸ばすことがありました。電解質の入った飲料を勧めると、そ

のときには一口は飲むのですが、その後は顔を横に向けてしまいました。

　コミュニケーションの場面では、話しかけると開眼しますが、うなずくのみのことが多く、ときどき「はい」「いいえ」などの返事があります。自発的に発語することはほとんどありません。

　認知機能は、入院の半年前に施行した改訂長谷川式簡易知能評価スケール（HDS-R）[*1]は10点でした。10点の内容は、年齢が言えたこと、野菜の名前がいくらか言えたこと、3つの言葉の復唱ができたことによる点数でした。入院後は発語があまりないことから、認知機能の検査を行ったほうがよいのですが、そのためにコミュニケーションを無理強いすると苦痛かもしれないと考えました。また、いまのような状態で質問形式の検査を行っても正確な評価ができないと考え、質問形式の認知機能の検査は行いませんでした。

　Eさんの行動から認知機能を推測すると、"ベッド上で臥床できており、危険な行動がない"ことから、「私はここ（病院だということがわかっているかは不明ですが）にいてよい」という状況は把握できていると思われました。また、自分自身のベッド周囲にあるお茶は、"自ら取って飲む"ことから、周囲に必要なものがあり、目に入れば利用できると思いました。

　しかし、Eさんはお茶を取ろうとして手を伸ばしても、届かない場合はお茶を飲むことをやめてしまう場合がありました。目を開けてお茶を探し、見当たらないときにも、探すのをやめ、目を閉じてしまうこともありました。Eさんは、お茶を探すこと以外に自ら行動を起こすことがないため、お茶に対して行動を起こそうとする意思や意欲を大切にしたいと思いました。まずは「お茶が飲みたい」とEさんが思うそのときに、自分自身で納得のいくような形で行動できるようにすることから始めることにしました。このような視点でEさんのできることを観察して、ケアの方法を考えていきました。

> [*1]：改訂長谷川式簡易知能評価スケール（HDS-R）
> 最高得点30点、最低得点0点で、20点以下は認知症の疑いありと評価される。
> 詳細はp.71を参照。

観察ポイント
① 身体状態のアセスメント
② 疼痛の有無
③ できることを探す
④ したいことを探す
⑤ 活動しやすい時間を探す

　Eさんは発語や活動も少なく、終始臥床している生活を送っていました。入院していた緩和ケア病棟では、コンサート、お茶会、餅つきなどの行事が行われていましたが、ほとんど参加しませんでした。家族が促して同行し、参加したとしても、拒否することはないのですが、うれしそうな様子もありませんでした。Eさんの希望や欲求をみつけ出すことが困難だったため、下記のケアのポイントを念頭に置きながら経過をみることにしました。

ケアのポイント
① 患者の家での生活を考え、可能な限り環境を変化させない
② 食事・水分摂取、排泄の状況を観察し、脱水・空腹による身体の苦痛がないようにする
③ 疼痛の度合いを正確に評価するため、疼痛評価スケールを用いる

看護の実際

身体状態のアセスメント

　Eさんが苦痛を感じることがないようにするため、採血など痛みを感じる検査を行わなくてもよいように、バイタルサインに注意しました。発熱、血圧値、SpO_2 はもとより、皮膚の乾燥の状態や活気などから、脱水の徴候がないか確認していきました。

　また、チェックシートを使用し、食事量・飲水量のチェック、排尿・排便のチェックを行いました。Eさんは身体を動かすことが少ないため、便秘には特に注意が必要です。そのため、便の性状・量のチェックを行い、腹部の聴診・触診により腸の蠕動運動が少ないと思われるときにはマッサージを行いました。尿量が少ない場合は、尿閉も考えられるため、エコーを使用して膀胱内の尿量を確かめました。これらの観察は、必要度を考えながら、Eさんの苦痛にならないように、測る方法・回数を考えて行いました。

【結果】　Eさんは、脱水症状はなく経過しました。しかし排便がない日が続いたため、腹部膨満の様子がある場合には、本人に相談して浣腸を行いました。排尿に関しては、乏尿ではありますが尿閉はなく、家で行っていた時間におむつを確認し、失禁への対応を行いました。身体的に急な変化はなく、経過しました。

疼痛の有無

　疼痛に関しては、医療用麻薬の貼布剤でコントロールされていました。貼布剤の貼用場所を毎回変え、皮膚の状態を観察しました。

　もの忘れの症状やコミュニケーションに消極的であることから、フェイススケール[*2]、日本語版アビー痛みスケール[*3][1)]を状況に応じて使用し、評価しました。日本語版アビー痛みスケールは、移動時の場面を観察して評価しますが、Eさんはエンド・オブ・ライフにあるため、臥床時の表情を観察する視点として活用しました。本人の痛みに関する思いは聞き取りにくかったのですが、一瞬の表情から読み取るように努力しました。

【結果】　Eさんは、入院当初は、臥床していても訪室すると覚醒することが多く、このようなときに「いまの痛い感じは、この5つの顔のどれですか」と声かけをしてフェイススケールを使用すると、自分の感じを示してくれることもありました。スケールのレベルは4や5を示すことはありませんでした。

　経過中に自分の感じを伝えられなくなることを考え、日本語版アビー痛みスケールも同時に使用して疼痛の評価を行いました。その評価では中等度よりも重度になることはなく、"痛みなし"と評価しました。また、せん妄のような症状もなかったため、薬剤の的確な使用と同時に、経過観察を行いました。

＊2：フェイススケール
現在の痛みを「痛みなし」から「これ以上ない痛み」まで0～5の6段階のフェイスマークで示したもの。詳細はp.78を参照。

＊3：日本語版アビー痛みスケール
「0＝（痛み）なし」から「3＝重度」の4段階で評価する。最高18点、最低0点で、3点以上が痛みありと評価される。詳細はp.78を参照。

できること・したいことを探す

　適時に行動を観察しながら、覚醒時には声をかけて反応をみました。話は可能な限り聞き、問い返すことで確認を行いました。Eさんが行うお茶を飲む行為に関しては、手の届くところにお茶の入った吸い飲みを置き、利用状況を観察し、誤嚥などの飲水の状況も観察しました。現在の状況の中で、できること・したいことは何かを、家族といっしょに考えました。

【結果】　Eさんは、介助に拒否することはなかったものの、積極的に希望を伝えることもありませんでした。家族がメロンを食べることを勧めると、開眼して食べることがありましたが、一定しておらず、看護師の促しでは開眼はするものの、食べることはありませんでした。吸い飲みのお茶は、1回1回少しずつ、約300mL飲んでいました。誤嚥の様子もありませんでした。

　またEさんは、自発的に行動することはなく、訴えもありませんでした。元来、行事などは好まなかったので、ボランティアの行うコンサートなどの各種行事には参加しませんでした。自室で日中の覚醒が続いているときに、「音楽を聴きますか」と問いかけ、うなずきなどの良い反応があったときには、Eさんの好きな美空ひばりの歌を流しながら、静かに過ごしました。

活動しやすい時間を探す

　「認知症の人のためのケアマネジメントセンター方式」の「D-3 焦点情報(生活リズム・パターンシート)」(図2-A-13)[2]を使用し、適時Eさんの行動を観察しながら、覚醒時に声をかけ、反応をみました。話は可能な限り聞き、問い返すことで確認を行いました。家族とEさんはいつ、どんなことをしていたのかを聞きながら、いっしょに考えました。

　Eさんは、外が明るくなるとたいていは起きていました。日中は自ら動くことはなく、臥床しており、午後からも同じような状態で過ごし、眠ってしまうようなことはありませんでした。夜は21時のおむつの確認後に「電気を消してよいですか」と尋ねると、うなずいたりうなずかなかったりしましたが、その後は入眠していました。

【結果】　Eさんが自発的に行うお茶を飲む行動の時間は一定していませんでした。お茶が飲みたい時間がわかれば、新鮮なお茶を準備できると考えたのですが、それは困難でした。結果的に、1日の中でEさんが活動しやすい時間をみつけることはできませんでした。

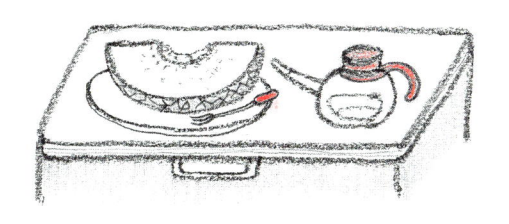

D-3 焦点情報（生活リズム・パターンシート）

名前 E山なつこ様　記入日：20XX年 X月 Y日／記入者 ○○

◎私の生活リズムをつかんでください。私の自然なリズムが、最大限保たれるよう支援してください。
◎水分や排泄や睡眠などを、介護する側の都合で、一律のパターンを強いないでください。

※生活リズムがとらえられていない場合、リズムやパターンをとらえるために必要な日数を関係者で協働して記入しましょう。
※水分、排泄、睡眠、活動、ヒヤリ・ハット（転倒、転落、誤嚥、誤飲、誤薬など）などを必要に応じて記入しましょう。
　＊睡眠の時間をラインマーカーで記入してパターンを見つけよう　＊ヒヤリ・ハットがあった場合は赤字で記入
※本人の状態に影響を与えている内容（会いに来てくれた人など）は必要に応じて「他」の欄に記入しましょう。

※排泄関連の記号
同じ記号で関係者が記入し、情報を共有、伝達しましょう。

【状況】／尿便／【使用した物】
自立 …… ○ ●／オムツ … オ
誘導して出た … △ ▲／パッド … パ
誘導したが出ない … □ ■／下剤 … 下
失禁 …… ＋ ×／浣腸 … 浣
　　　　　　　　／摘便 … 摘

日／時間	日付 X／Y 水分	排泄	睡眠活動ヒヤリ・ハット他	X／Z 水分	排泄	睡眠活動ヒヤリ・ハット他	／ 水分	排泄	睡眠活動ヒヤリ・ハット他	私の願いや支援してほしいこと ●私が言ったこと △家族が言ったこと ○ケア者が気づいたこと ケアのヒントやアイデア
4–6		＋オ								
6–8	お茶			お茶＋パ						●ありがとう（お茶を入れ替えるとき）
8–10					＋オ					●ありがとう（陰部洗浄時）
10–12										
12–14	お茶			お茶						
14–16		＋パ			＋パ					△メロン食べる？ ●（うなずく）
16–18				少し						
18–20				お茶						
20–22		＋パ			＋パ					○尿パッド交換時お尻を上げることができない。側臥位で交換する。
22–0	お茶									
0–4										
計		3		300ml	3					
気づいたこと	自力では臥床している。促せば座位をとる。			目が合うとほほえむ。痛そうな様子はない。						○家でおむつの確認を7・15・19時にとっていたので、その時間は確認する。○食事の前（8・12・18時）にお茶を入れ替える。

★プライバシー・個人情報の保護を徹底してください。

D-3　© 認知症介護研究・研修東京センター（0704）

図 2-A-13　認知症の人のためのケアマネジメントセンター方式 D-3 焦点情報を用いた E さんの状況

入院中の経過から退院までのポイント

患者を知る

　訴えの少ないEさんに対して、「いま、Eさんができることは何か」「いま、家族のできることは何か」「いま、看護師のできることは何か」を中心に考えました。

　まずは、家でのこれまでの生活・環境を変えないことに重点を置き、環境変化によるEさんへのストレスが最小限になるように、プライマリーナースが中心となり、Eさんとのかかわりに対する看護計画を立てました。残された短期間で、あまり話をしないEさんの"その人らしさ"を考えるためには、多方面からの意見を集めて検討する必要がありました。しかし、記憶障害のあるEさんに多くのスタッフがかかわることは、"見慣れた人といる安心"という考え方からすると、大きく違う行為になってしまいます。そのため、入院時のカンファレンスの場で、「ケアは可能な限り同じスタッフが行うが、残された時間が少ないEさんの価値観を見出すため、見覚えのない人と会うEさんの負担を考えながらも、かかわったときにはEさんらしさをみつける視点で意見がほしい」と、スタッフ全員に伝えました。

　理学療法士からの身体の可動性の状況の情報や、作業療法士からの認知機能の評価を含めた生活動作環境の情報など、さまざまな職種から情報をもらうことができました。「つらい顔はしていないか」「身体の動きに不自然なところはないか」などを中心に、Eさんの疼痛・苦痛のサインや、できること、したいことは何かについて、かかわったスタッフから意見を収集し、情報交換していきました。このように、理学療法士、作業療法士、言語聴覚士、臨床心理士、栄養士、看護助手、医師、看護師などの多職種チームとしてそれぞれの視点でEさんらしさを知ろうとするかかわりは、Eさんらしさにより近づけ、そのときそのときのかかわりが、スタッフとEさんお互いに有効な時間になると考え、協力を得ていきました。これらから得た情報は、本人・家族に可能な限り確認し、Eさんらしさをみつける手立てとしました。

患者のニーズに合った活動を支援する

　Eさんのはっきりした要求は、"喉が渇いたときに、自分でお茶を飲んで潤わせたい"です。このことに関しては、Eさんの活動状況を見ながら、可能な限り環境を整えていきました。そのほかには、起きているときに好きな演歌を聞いてもらいましたが、覚醒していたりそうでなかったりと、反応はさまざまでした。

　Eさんは、ケアに関しては拒否なく協力してくれましたが、Eさんから「○○をしてほしい」と欲求を口に出すことはありませんでした。ケア提供者は、Eさんが家で行っていたように、時間・方法をなるべく変えないようにしながら、"自分だったらどのようなことがしてほしいか"を考え、Eさんと相談して

ケアを行っていきました。

　入院後2週間は、前記のようなかかわりができました。しかし、Eさんが起きている時間は徐々に少なくなり、勧めても食事をすることもなく、水分摂取も自力ではしなくなってきました。その後は、ときどき上肢を大きく動かすことがあり、ベッド上では転倒・転落したり、壁やベッド柵などにぶつけてしまったりする可能性があったため、家族と相談し、ベッドを取り除いて床に畳を置き、外傷の危険の予防をしました（図2-A-14）。関節の硬縮、皮膚の乾燥、口腔内の乾燥など、長期臥床することにより出現する苦痛に対しては、リハビリテーション、マッサージなどで予防的に対処しました。脱水症状に対しては、200mLの点滴を皮下より行い、身体的なケアを続け、Eさんは2週間後に静かに息を引き取られました。

この事例を通して伝えたかったこと

　認知症の人のエンド・オブ・ライフにおけるかかわりで重要なことは、多彩な認知機能障害により、本人の疼痛や苦痛の評価が共感しにくいということを念頭に置いてかかわることです。そのためには、認知機能障害の正確な評価が重要であり、可能な限り行われるべきです。例えば、記憶障害がある場合には、鎮痛薬を使用した後で、「何分後に痛みがどのくらい軽減しましたか」と尋ねるなどして、時間的に経過した本人の経験を正確に聞き取り、評価することは困難です。よって、記憶障害がある場合には、いまの気持ち、いまの状況を正確に受け取るようにして、瞬間、瞬間のその人の言葉や表現を大切にすることが重要だと考えます。

　このとき、本人の理解の様子に応じて、VAS（Visual Analogue Scale；ビジュアルアナログスケール）[3]、フェイススケールなど利用可能な評価ツールを使用し、疼痛の主観的な評価を行うようにします。認知症が進行して中等度になると、主観的評価方法による疼痛評価は次第に困難になります。その場合は、「痛いですか？　痛くないですか？」「少し痛いですか？」「とても痛いですか？」などと質問法を工夫することで、苦痛の有無とその程度をおおよそ把握することができる[4]といわれています。苦痛や疼痛は本人の感覚であることを重視し、可能な限り本人から聞き取るように心がけます。アルツハイマー型認知症は短期間で進行する疾患ではありませんが、コミュニケーションの障害も考え、主観的な評価ができなくなることを念頭に置き、客観的な評価も早期から併用して行う必要があります。

　アルツハイマー型認知症では、言語表現が乏しくなる中期から後期にかけて、何の訴えも聞かれぬまま感染症・脱水症などの身体合併症を生じ、自然に心身の機能が低下したかのように摂食不能になることにも注意しなければなりません。熱意のある介護職や医療者の中には、そうした状態を末期（いわゆる"みなし末期"）として、医療介入を極端に制限した看取りをめざす人たちがいます。しかし、これは過少医療であり、認知症の人の生存権を否定するものといえる[5]ともいわれます。認知症の人の看取りには、正確な評価と判断が必要です。

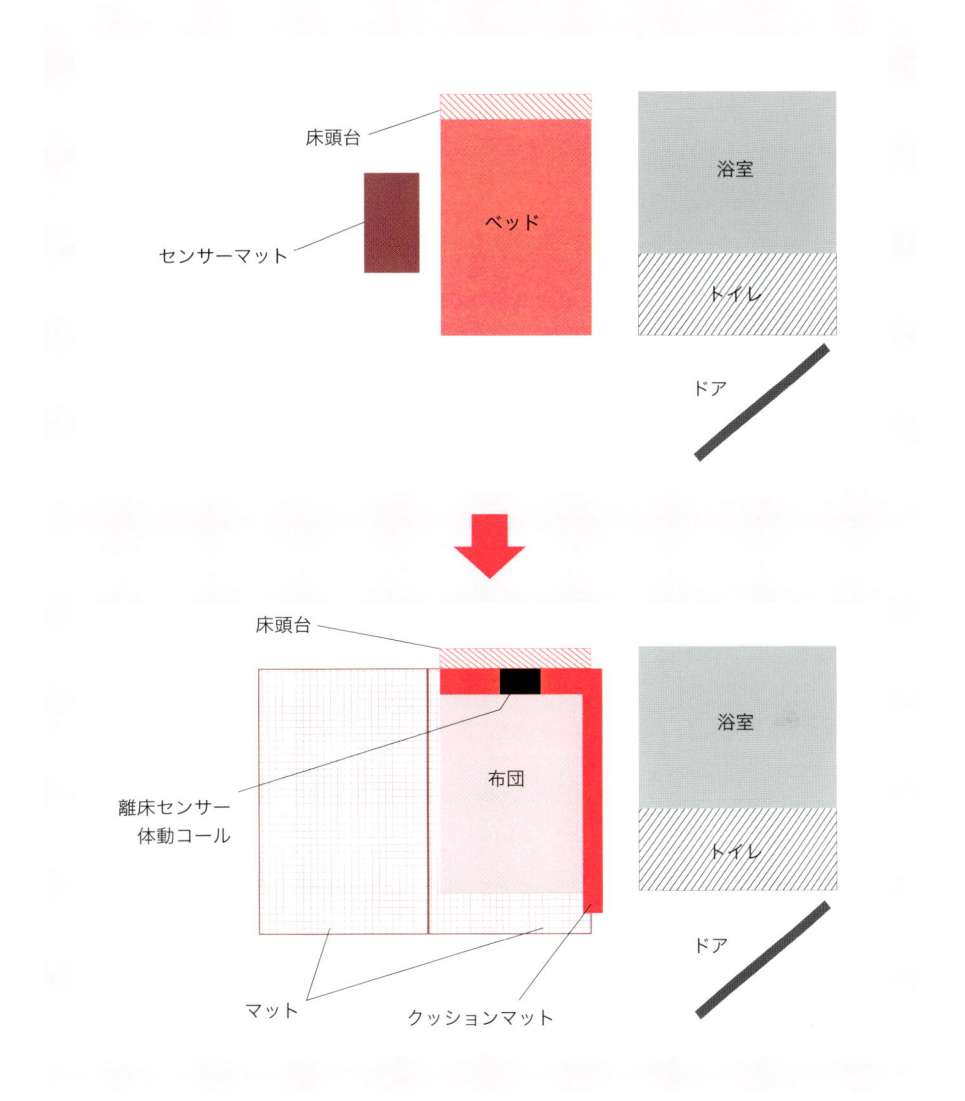

図 2-A-14　転倒予防に配慮した E さんの個室の配置の変化

　また、臨床現場では、認知症の人の意思を確認する際に、家族にどのようにするかを確認する場面を多く見かけますが、意思は本人にあるものですから、周囲は"本人の意思をどのようにすればくみ取ることができるか"ということに努力すべきだと考えます。"認知症＝意思確認ができない"という、ケアする側の思い込みから、意思を確認することが最初から軽視されている[6]ともいわれています。認知症の人のエンド・オブ・ライフにかかわるときには、意思確認ができるうちに、本人から「どのように生きたいか」「何がしたいか」という思いを意識的に聞くことが重要です。認知症の人の意思・意欲を大切にし、「最後まで本人が自分の思うような人生を送ることができているか」という問いを常にもちながら支援することが大切だと考えます。エンド・オブ・ライフにある残された時間を大切にするために、多職種の視点からの情報を取り入れ、"その人らしさ"に近づこうとする意識が重要だと思います。

引用文献

1) Takai, Y. et al. : Abbey Pain Scale : development and validation of the Japanese version, Geriatr Gerontol Int, 10 (2) : 145-153, 2010.
2) 認知症介護研究・研修東京センターほか 編：認知症の人のためのケアマネジメントセンター方式の使い方・活かし方，三訂版，認知症介護研究・研修東京センター，2011.
3) Herr, K. et al. : Evaluation of the Iowa pain thermometer and older selected pain intensity scales in younger and older adults cohorts using controlled clinical pain ; A preliminary study, Pain Med, 8 (7) : 585-600, 2007.
4) 平原佐斗司：認知症の予後と予後予測，緩和ケア，20 (6) : 581, 2010.
5) 大澤 誠：認知症の緩和ケアに必要な基本知識，緩和ケア，20 (6) : 570, 2010.
6) 中島紀恵子 責任編集：新版 認知症の人々の看護，p.149，医歯薬出版，2013.

参考文献

1) 余宮きのみ：臨床と研究に役立つ緩和ケアのアセスメントツール―疼痛の評価，緩和ケア，18 (10) : 22, 2008.

（髙原 昭）

パーソン・センタードな視点の認知症ケアのポイント

■認知症高齢者の痛み

　保健・医療・福祉の専門職は、認知症高齢者が痛みを感じることは少ない、あるいは痛みを訴えても認知症の症状の一部と考えており、十分に対応していない傾向にあります。介護老人保健施設の看護師は、疼痛評価を実施していない、または痛みの訴えがあったときのみに評価するなど、日常的に痛みの評価をしていない者が全体の8割であること（田中ら、2012）、認知症高齢者を対象にした看護師の痛み・行動反応は痛みのセルフレポートが9割を占めていること（北川、2012）が明らかになっています。

　痛みは不快な感覚や情動を伴う体験であることや、言語的な痛みの訴えが少ないことから、認知症ケアの場面では疼痛は不安、悲嘆、苦悩なども含めた苦痛と混乱されることも多かったようです。以上のことから、認知症高齢者に対して痛みのセルフレポートのみに頼っているわが国の状況では、認知症高齢者の痛みは放置されやすく、その結果、認知症の行動・心理症状（BPSD）を引き起こしている可能性が高いと思われます。

（鈴木みずえ）

A 入院時にすでに認知症の症状があったケース　　事例 6

誤嚥性肺炎の治療を受けた認知症高齢患者

　認知症の症状が悪化し、行動・心理症状（BPSD）が出現すると、ケアや治療が困難になることが十分考えられます。急性期病院には治療を必要とする認知症高齢者が多く、クリティカルな全身状態のアセスメントをまず行い、認知機能への悪影響の有無のアセスメントをしながら、双方を補整しながら生活を整える必要があります。全身状態の良い状態を維持するためには、まず疾患に対する治療・看護が重点になります。治療とともに認知症を進行させない看護や生活を整えることで治療が安定する看護が必要です。

　認知症をもつ人は、記憶障害があることから生活への支障が生じます。また、意思の伝達が難しく、正しく病状を伝えることが困難という特徴を理解することが大切です。看護師は、認知症高齢者の入院期間はいままで過ごしてきた人生の一部分であると考え、これまでの大切な出来事や傾向についても、自ら話したり意思表示をするのが困難な場合があるということを考慮する必要があります。本人・家族がもっている情報を活用することで、より尊重したかかわりができ、それが入院生活と今後の生活の援助につながると考えます。

　本項では事例を通して、認知症高齢者の誤嚥性肺炎の治療の回復過程に応じたアセスメントと看護（図2-A-15）について考えていきたいと思います。また、この事例から急性期病院での療養環境に必要な看護を考えるための方法として、病棟でケアカンファレンスを行った際に活用したプロセスレコードの一部も紹介いたします。

事例の概要

　Fさん、87歳、男性。妻と2人暮らしをしており、子どもはいません。19年前より有料老人ホームに入所していました。既往にアルツハイマー型認知症があります。

　2か月前に小脳出血を発症しましたが、それ以前は施設で食事・排泄などのADLは自立していました。小脳出血後に入院・加療し、退院後の施設生活はほとんどベッド上で過ごしていました。日中は尿意や便意の訴えがあり、トイレ誘導を行って排泄が可能であり、パンツ型おむつを使用していました。夜間は尿失禁があるため、おむつとパッドを着用していました。

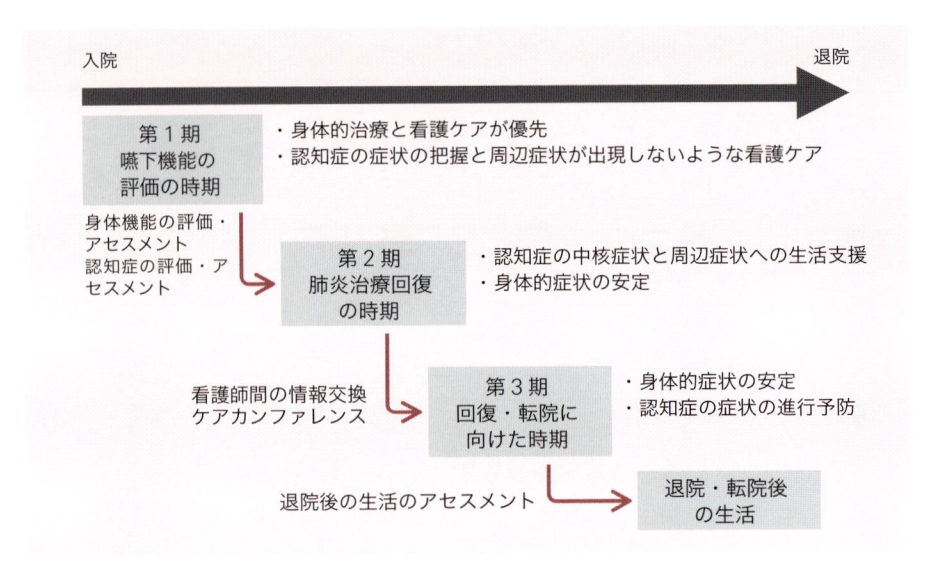

図 2-A-15　誤嚥性肺炎治療の回復過程に応じたアセスメントと看護の経過

　妻との関係は良好で、妻は施設でFさんの介護を行っており、入院中の排尿介助なども積極的に行っていました。
　今回、咽頭期の嚥下機能の低下により、経口摂取からの誤嚥性肺炎を起こしたため、当院に入院となりました。

看護の場面

　Fさんは誤嚥性肺炎を繰り返していました。入院期間中の経過として、第1期「嚥下機能の評価の時期」、第2期「肺炎治療回復の時期」、第3期「回復・転院に向けた時期」がありました（図2-A-15）。
　第1期は、Fさんから食事に対する楽しみを奪うことになった時期でした。嚥下評価の結果、Fさんは咽頭期の障害により、今後も専門的なスキルで食事介助をしないと、誤嚥性肺炎を繰り返すリスクが高い状態でした。誤嚥性肺炎を発症すると、体力が消耗し、ADLの低下が起こりやすく、身体的苦痛にもつながります。これらを考慮した結果、Fさんに胃瘻が造設されました。この時期には、肺炎治療の身体的治療が重点的に行われました。
　第2期は、肺炎が回復したため、身体的症状を整えながら、生活に現れる認知症の症状の看護の双方に重点を置いた時期でした。
　第3期は、病状が安定したため、身体的症状と認知症の症状の両方を整えました。次の生活の場である施設に向けて、教育内容を準備し、施設スタッフと連携をはかりました。

観察のポイントとアセスメント

生活背景や人生の価値観

　Fさんは施設ではコーラス部に所属しており、カラオケなどが好きで、他の入居者と歌を歌ったりして楽しんでいました。「また元気になって、妻と船旅などをしたい」と話していたとのことです。また、歌舞伎が好きとのことでした。性格はまじめで礼儀正しく、さびしがり屋だと、妻より情報がありました。財産管理については遺言を残していました。

　コミュニケーションには軽度難聴と構音障害を認めますが、会話でコミュニケーションをはかることができます。

入院までの状況とアセスメント

1. 病歴

　2か月前に右小脳出血で入院した際に誤嚥性肺炎を認め、抗生物質を使用したところ、偽膜性腸炎を起こし、一時中心静脈栄養(IVH)管理となりましたが、軽快後に食事摂取を再開しました。嚥下造影検査では咽頭期の障害を認め、ミキサー食以上の食形態では誤嚥のリスクが高いと判断されました。

　退院時看護情報提供では、Fさんは食べるスピードが速く、誤嚥のリスクがあるため、食事摂取中の見守りと声をかけること、小さなスプーンの選択とペース調整をすること、発声訓練や嚥下訓練の継続性を指導しました。

2. 認知症の経緯

　アルツハイマー型認知症の発症からの年数は詳細不明ですが、認知症の進行を認め、ドネペジル塩酸塩(アリセプト®) 5mg/day を内服しています。認知症の重症度は CDR で 2（中等度）でした。[*1]

入院時の状況とアセスメント

1. 今回の現病歴

　咽頭期の嚥下機能の低下による経口摂取から誤嚥性肺炎を起こし、入院加療となりました。入院前より、施設で夫婦2人の生活を送っていました。Fさんの身近な理解者の妻は、Fさんは1人でいることができないさびしがり屋だけれども、多床室で他者といっしょに過ごして関係をつくることはできないことを理解していました。妻は毎日面会に来ていっしょに過ごすことが可能であり、個室を希望したという経緯がありました。経済的な問題はなく、今回は家族の意向を尊重し、個室に入院しました。

2. 認知症に関連した症状・生活行動の障害

　CDR 2、改訂長谷川式簡易知能評価スケール(HDS-R)[*2] 9点でした。認知症

[*1]：CDR（臨床認知症評価法）
「0＝健康」から「3＝高度認知症」の5段階で評価する。
詳細は p.71 を参照。

[*2]：改訂長谷川式簡易知能評価スケール(HDS-R)
最高得点30点、最低得点0点で、20点以下は認知症の疑いありと評価される。
詳細は p.71 を参照。

の中核症状としては、記憶障害、見当識障害、判断力障害、問題解決能力障害、失行、失語などが、周辺症状としては、睡眠障害、不安がありました。

看護の実際（看護診断と介入）

第1期「嚥下機能の評価の時期」
#1：嚥下障害による誤嚥のリスク状態
目標：肺炎を悪化させない

介入

身体的な治療の必要性と介入
──患者だけではなく、家族へのケアも忘れずに行う

1. 胃瘻の造設

　Fさんの入院中の経過は、痰の貯留があり、嚥下造影検査では咽頭期の障害である嚥下機能の低下がみられました。専門的なスキルで食事介助をしないと、誤嚥性肺炎を繰り返すリスクが高い状態でした。施設での介護者や妻がスキルを獲得することも考えられましたが、今後、誤嚥性肺炎を発症させることで、体力の消耗を来し、ADLの低下が起こりやすくなり、身体的苦痛にもつながります。これらを考慮した結果、Fさんから食事の楽しみを奪うことにはなりますが、胃瘻が造設されました。胃瘻造設後も状態が安定するまでは絶飲食で、IVHより持続点滴の補液と抗生物質の投与を行いました。

2. 酸素投与

　血中酸素飽和度の低下がみられ、経鼻カニューレで酸素投与を開始しました。Fさんは自分で経鼻カニューレのチューブを外すことがあり、IVHの認識も不十分でした。そのためチューブ類の整理を行い、本人が気にならないように環境を整えました。
　しかしどうしても酸素カニューレは認識できず、夜間ときどき自分で外してしまいました。本人には理解不明であり、テープ固定をしていても外していることがありました。身体拘束をしていても、不快なものを外そうと不穏な行動がみられました。拘束を拒否し、逆に暴れてしまうため、拘束しないでモニタリングし、酸素飽和度の値を観察しながら行動をみていくことにしました。その結果、著明な酸素飽和度の低下はなく、肺炎は改善し、見当識障害も改善されました。
　認知症患者は治療の必要性を理解することは困難ですが、快・不快の感情はあります。この感情を大切にしないと、治療自体を受け入れず、苦痛の増大が考えられます。そうならないように、多少酸素が外れている時間があったとしても、その後のFさんの苦痛の程度をみながら、治療を進めていきました。Fさんが納得できる方法や、苦痛を取るための方法を考えていくことを伝え、治療を受け入れられるよう、本人の視点を考えてかかわるようにしました。

3. 体位ドレナージ

　認知症の認知機能の低下とともに、肺炎による発熱や痰の貯留から起こる呼吸困難感、低酸素などで、意識障害によるせん妄が起こりやすい状態でした。そのため、看護介入は呼吸器ケアをきっちり行いました。

　急性期は痰の量が多く、頻回な吸引を行う必要がありました。Fさんにも自己喀出を指導しながら、体位ドレナージを施行しました。Fさんの病室を訪れる際に、体位の調整を行い、協力を得られるように介入しました。協力が得られない場合は、Fさんが好む運動や趣味活動を取り入れるなど、"楽しい活動"をしながら体位ドレナージのケアを受けられるようにしました。

4. その他のケア

　口腔内の保清・保湿や、"楽しい会話"をしながらの嚥下運動などを行いました。長期臥床状態が続いたため、妻と共通の趣味であるコーラスをベッド上でも取り入れ、歌いながら発声練習したり、四肢の運動を促すなど、妻の協力を得てリハビリテーションを進めていきました。このように、認知症患者の生活の中で治療を組み込めるような視点でかかわりました。

　モニタリングは機械だけの値ではなく、看護師の五感で読み取り、表情や皮膚の乾燥、爪のチアノーゼや口唇など、非言語的なサインを観察する必要があります。急性期は、本人にとって疲労や苦痛が増大するため、この時期を最小限に、極力短くするために、治療を嫌がらず、かつ本人らしさを取り戻せるような看護を展開する必要があります。

5. 妻へのケア

　妻はこの時期、Fさんの呼吸困難感や発熱などの身体的な面を心配していました。妻へのケアとしては、まず面会に来られた際に、妻自身の体調に配慮しました。また、なるべく多くの時間をFさんと2人で過ごせるように、Fさんの気道浄化や発熱などの苦痛の緩和に努めるなどして体調を整えました。そして、身体的苦痛に加えて、肺炎による会話の持続性の低下や認知症の記憶障害などのため、自ら体調や出来事を伝えることが十分にできないFさんの代わりに、看護師がその日のFさんの状況を妻に伝えるなどして、代弁していきました。

　Fさんは、妻がそばにいる時間はベッドでゆっくり穏やかな表情で休んでいる様子が見られ、安心して療養できていたと思われます。この時期は会話を楽しむ2人の時間ではなく、いっしょに同じ空間を過ごすことができるように配慮しました。

第2期「肺炎治療回復の時期」
#2：低活動状態に関連した生活リズムの変調
目標：入院前の生活リズムに近づくことができる（日中覚醒時間を確保し、夜間の不眠が少なくなる）

介入

　Fさんは、2か月前は尿意があり、トイレで排尿していましたが、入院時はおむつ使用になっていました。また肺炎治療のための床上安静が筋力の低下を引き起こし、面会時以外は刺激が乏しいこともあり、常時臥床生活が続きました。その結果、昼夜逆転が起こり、睡眠薬の使用が開始となりました。その後、病状は安定し、ベッド以外でのリハビリテーションも始まりましたが、夜間に中途覚醒し、個室から声を出して人を呼んだり、リハビリテーション時以外は日中傾眠していることが多くなり、再び昼夜逆転が起こりました。

　睡眠薬はブロチゾラム 0.25mg 1錠を定時で服用していましたが、希望時は屯用でゾルピデム酒石酸塩 5mg 1錠を用いていました。服用後にすぐに入眠できることもあれば、大声を出して夜中に覚醒しており、朝方に眠って翌日に傾眠することもありました。睡眠薬によりADLの低下が起こりやすいことが看護問題としてあがったため、活動量を加味して、屯用薬は1時以降に使用しないよう、時間の配慮をしました。そして、Fさんの訴えを傾聴する時間をもち、眠れない原因は何かを考え、薬剤に頼らないケアをするようにしました。

　この時期は、身体的な治療によりFさんの症状は安定していましたが、生活場面では認知症の症状が活発になることが多くなっていました。よりよいケアをみつけるための介入が必要な時期であり、スタッフ自身の認知症患者に対するケアの理解を深めることが必要でした。そのため、認知症の症状とFさんの能力をスタッフで整理していきました。

認知症の主な症状と、生活場面で問題となっている点の整理

1. "中核症状"と"周辺症状"の整理

　最初に、認知症の多様な症状のどの部分がFさんに症状としてみられるのか、その症状は中核症状なのか、周辺症状なのかについて情報を整理することが、Fさんを理解することにつながりました。

　Fさんの中核症状としては、記憶障害、見当識障害、判断力障害、問題解決能力障害、失行、失語が、周辺症状としては、睡眠障害、不安がありました（表2-A-7）。これらの症状により、生活にどのような影響があるのかを知ることで、看護・ケアの援助につなげていきました。

2. "できる能力"と"できない能力"の整理

　認知症だから"できない"と決めつけるのではなく、生活で"できる"ところはどこなのかを整理・アセスメントすることにより、Fさんの残存能力が発揮できる支援につながりました。"できる能力"については、その能力を維持・発揮できるようにかかわることが大切であり、"できない能力"については、個別的なケアを考える必要があります。

　Fさんの"できる能力"と"できない能力"を表2-A-8に示します。できない能力は、認知

表2-A-7　Fさんの認知症の症状

中核症状	記憶障害、見当識障害、判断力障害、問題解決能力障害、失行、失語
周辺症状	睡眠障害、不安

表2-A-8 Fさんの"できる能力"と"できない能力"

できる能力	●「さみしい」と自分の気持ちを他者へ伝えることができる ●ナースコールが使用できる(ときどき) ●声かけに対して、相手の顔を見て返事することができる ●礼節がある ●尿意を訴えることができる(ときどき)
できない能力	●筋力低下により自力体動が乏しく、自力で部屋から出ることが難しい ●【失行】歯磨きができない ●【時間の見当識障害】刺激がないことや、夜間遅い時間に覚醒した際に睡眠薬を使うことなどにより、昼夜逆転を誘発しやすい ●【不安】固執した訴えや、自分ではどうすればよいのかわからないことがさらに不安を引き起こし、大声で人を呼ぶ ●【記憶障害・失語】話したいことを忘れてしまう記憶障害や、言いたい言葉を忘れる失語の障害。自分自身のもの忘れを悲しむ言動がみられる

症の中核症状である記憶障害、見当識障害、失語などが関連していることが多かったようです。Fさんの"できない能力"を明確にして、ケアを実施しました。

①失行

　Fさんは、生活障害として歯磨きができませんでしたが、歯ブラシの使い方を説明して準備し、簡単な説明による動作の誘導を行うことで、実施が可能になりました。

②時間の見当識障害

　Fさんは、夜間遅い時間に覚醒した際に、声を出して人を呼ぶことがたびたびありました。個室で刺激がないことに加えて、1時以降に睡眠薬を使うことで昼夜逆転が起こりやすく、また睡眠薬の追加によりせん妄を誘発しやすいことが原因と考えられました。睡眠薬の効果は翌日の活動に影響を及ぼすため、薬剤に頼るよりも、訴えを傾聴して安心感を与えたり、時間を伝えて再入眠を促すなど、見当識への働きかけを継続して行いました。

③不安・さみしさ

　不安やさみしさを生じやすいFさんは、固執した訴えがあるときに、自分ではどうすればよいのかわからなくなり、それがさらに不安を引き起こし、大声で人を呼ぶことがありました。

④記憶障害・失語

　Fさんには、コミュニケーションの場面で、話したいことを忘れてしまう記憶障害や、言いたい言葉を忘れる失語の障害がみられました。自分がおぼえられないことや思い出せないことによって、「僕はだめだ、ぼけてしまった」と自分自身のもの忘れを悲しむ言動があったため、本人の能力が発揮できるように、Fさんと妻と看護師とのコミュニケーションの場面で、看護師がFさんの得意な会話や昔の体験、妻との思い出などを"会話ノート"に記載することにしました。Fさんは、小脳出血以前は字を書くことが好きだったそうです。現在Fさんには麻痺はなく、書くことはできるのですが、力が入らなかったり、きれいに書けなかったりして「自分はだめだ」という感情を抱いているため、看護師が記入することにしました。本人が思い入れのある昔話をすることで、回想法の機会となり、そのときに感じた気持ちも記載して、いっしょに会話を楽

しめるようにかかわることができました。

　会話ができないときや落ち着かないときなどは、"会話ノート"を見ながら、Fさんが安心できるようにかかわりました。Fさんが言葉の続きを忘れてしまっても、"会話ノート"の単語を見ながら少しずつ感じた思いを表出することができました。"できない会話"から"できる会話"に方法や視点を変えることができたことで、Fさん自身の自尊心を損なわないかかわりができたのではないかと思います。

⑤家族へのケア

　妻との時間はこれからも続きますが、Fさんの認知症の症状は緩やかに進行していくことは否定できません。現在の話すことができる時間やいっしょに過ごせる時間は、2人にとっての貴重な時間となります。"会話ノート"はいっしょに過ごした時間を残すものとして、今後、家族との思い出の1つになる大切なものではないかと考えます。このような方法で会話や思い出がよみがえるきっかけになることを伝え、退院後は妻にも記載してほしいと説明しました。

⑥希望に対する援助

　Fさんは、嚥下状態の低下はありますが、食に対する希望がみられたので、口腔保清と嚥下体操を継続し、いま以上に嚥下機能が低下しないようにかかわりました。入院中、新たに誤嚥性肺炎が再発することはなく過ごせました。

　この時期は、急性期病院でも、患者のその人らしさをどのように残すのかを考えて、患者の能力に合わせた援助を行うことが大切です。

3. "落ち着く場面"と"落ち着かない場面"の整理

　介護保険施設などの高齢者施設では、患者とかかわりをもち続けることで、どのようなときが患者の"落ち着く場面"で、どのようなときが"落ち着かない場面"なのかがわかるようになります。しかし病院では、看護師だけではなく、看護助手、医師、理学療法士などの多職種チームがかかわっています。特に看護師は、さまざまな勤務体制で患者を受け持つため、継続的にかかわることが困難な状況があります。そのような状況に加えて、認知症患者の回復過程は患者個々で異なり、患者が発するサインも毎回変化することが、認知症患者とのかかわりを困難にさせています。

　どの患者にも個別性があります。お腹が痛いときもあれば、頭痛のときもあります。そのたびに、看護師はそれは身体的なものなのか、精神的なものなのか、社会的なものなのか、とアセスメントします。認知症患者でもそれは同様です。このような患者に対する看護の視点の中心軸がぶれていると、アセスメントはより困難になるため、看護師のアセスメント能力は大変重要です。認知症に対する知識や考え方の教育の必要性にもつながるといえるでしょう。

　Fさんの"落ちつく場面"と"落ち着かない場面"を表2-A-9に示します。Fさんが"落ちつく場面"は、「まわりに人がいる」「妻が付き添っている」「話し相手が自分のしたことを理解したとわかったとき」でした。一方で、Fさんが"落ち着かない場面"は、「ナースコールを手にしていない」「立て続けに質問をされる」などでした。そのための工夫点としては、「必ずナースコールを手の届くところに置く」「ゆっくりと答えを待つ」「返事のしやすい質問をする」こ

表 2-A-9　Fさんの"落ち着く場面"と"落ち着かない場面"

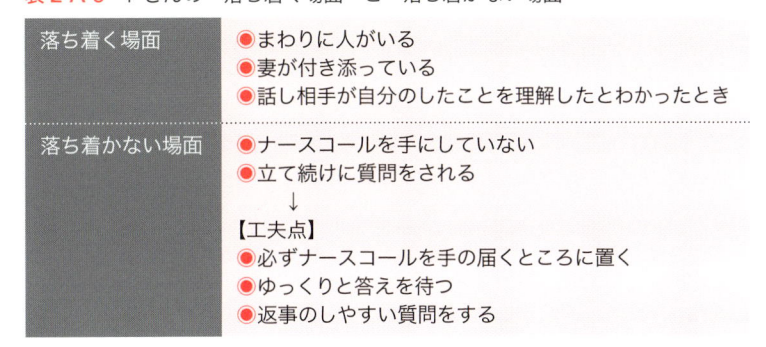

落ち着く場面	● まわりに人がいる ● 妻が付き添っている ● 話し相手が自分のしたことを理解したとわかったとき
落ち着かない場面	● ナースコールを手にしていない ● 立て続けに質問をされる 　　　　↓ 【工夫点】 ● 必ずナースコールを手の届くところに置く ● ゆっくりと答えを待つ ● 返事のしやすい質問をする

などを、カンファレンスを通してチームスタッフで共有していきました。

夜間の不眠時の対応がスタッフによって少しでも異なると、Fさんの反応も異なります。言葉と表情や前後する会話から、Fさんが何を訴えたいのかを知るためにていねいにかかわらないと、看護師はFさんが何を伝えたいのかがわからず、Fさんは混乱に陥ってしまうことがありました。Fさんが困っていることを言葉や表情、前後する会話から推測し、会話をしていくことで、Fさんの混乱は少し収まり、その場所にいる安心感につながりました。

4. スタッフとの情報共有の場の設定

スタッフは、自分自身の行動がFさんにどのような影響を与えているのかを知る必要がありました。その影響は、業務に追われているスタッフにとっては、振り返りやカンファレンスをする場がなければ、なかなか気づくことができないものでした。認知症患者は、自分自身も思いをうまく伝えられない不甲斐なさを感じることがあるため、この時期にケアカンファレンス(図2-A-16)を行って情報を共有したり、患者にとってよりよいケアを探したりすることは、認知症ケアの発展につながります。

今回、Fさんへのかかわりの中で、困ったことやおかしいと思ったことを事例にして、ケアカンファレンスを行い、その際にプロセスレコード(図2-A-17)を活用しました。Fさんの言動に看護師がどのように反応し、どのようにとらえたのか、AパターンとBパターンをプロセスレコードで比較しました。Aパターンは入職約2年目の看護師の患者対応で、Bパターンは看護師経験約10年目の認知症看護認定看護師のかかわりの場面でした。Aパターンの看護師は、Fさんの思いを表出する声かけができておらず、看護師の感情が出てしまっています。また、Fさんの不安の軽減ができていません。一方、Bパターンの看護師は、眠れる方法をいっしょに探そうとする声かけをしています。不安の解消は完全にはできていませんが、限られた時間で、Fさんの不安を増大させないように、傾聴などによって本人の思いを聴こうとする姿勢をもとうとしています。そのことが、Fさんの不安は増大していないという反応につながっているのではないかと思われます。

患者が同じ訴えを繰り返す場合、それぞれのスタッフが異なる対応をするのではなく、いつも同じかかわりができれば、患者は安心するかもしれません。どのような対応が患者の周辺症状を悪化させないのか、またどのようなかかわ

①患者情報　②症状　③プランの有無　④思っていること・悩み（スタッフ）　⑤患者自身の望み・ゴール

氏名：F川太郎　様　　年齢：87歳

①アルツハイマー型認知症中等度、誤嚥性肺炎　要介護4、認知症高齢者の日常生活自立度Ⅲb
②[中核症状] 記憶障害、見当識障害、判断力障害、問題解決能力障害、失行、失語
　[周辺症状] 睡眠障害、不安
　HDS-R 9点、N-ADL 5点（20XX年9月11日）
③セルフケア不足シンドローム
④個室で入院されている患者（個室希望）。入院中1人で過ごすことにさみしさを訴えることがある。日中は奥さまが付き添っているが、夜間にさみしいと訴え、ナースコールされることがある。訴えに対し、付き添いたいという思いはあるが、夜間帯ではスタッフも少なく、本人の訴えに十分に対応しきれていないことが多い。どのような対応をすれば、患者が納得して安心してもらえるか。
⑤妻を1人にしてさみしいだろうからがんばる。船旅がしたい。
　身体状態が整えば、元いた施設の系列の医療処置が可能な老人ホームへ入所予定。

⑥本人ができる能力	⑦本人ができない能力	⑧本人の気持ち・思いなど	⑨家族の気持ち・思いなど
・「さみしい」と自分の気持ちを他者に伝えることができる ・ナースコールが使用できる	・筋力低下により自力体動が乏しく、自力で部屋から出ることは難しい	・個室であり、1人でいることがさみしい ・さみしくて眠れない ・いっしょにいてほしい	

⑩かかわりの振り返り　⑪症状別の振り返り　⑫こんなときはどうすればよかったのか　⑬その他

⑩夜間退室時に「行かないで。さみしくて1人じゃ寝られないよ」とあり、「赤ちゃんみたいなこと言わないでください」と言うと、「赤ちゃんだもん」と。「赤ちゃんなんですか」と看護師が返答し、「私たちは起きて見に来るから、大丈夫。皆いますよ」などと声をかけているが、十分な納得は得られず。いつもは奥さまといっしょに寝ていて、1人で寝ることに慣れていないこと、慣れない環境であり、人の出入りの少ない個室であること、夜間であることで、心細さが強いと思われる。また自身で動くことが困難であり、身を環境に委ねている状態であることから、孤独感は強い。言葉だけではなく、タッチングなどで安心を与えるかかわりをしながら、中途半端にせず、ご本人が少しでも安心できたことを確認して退室することが必要だったか。

まとめ（話し合い結果）：

図2-A-16　認知症患者のケアカンファレンス用シート（Fさんの事例）

りをしていくことが良い反応につながるのか、考えていくことが大切です。目の前で訴えているFさんにどのようにかかわればよいのかや、BPSDを悪化させないで過ごせる可能性を看護師がアセスメントすることで、より良い対応ができることを、スタッフはカンファレンスで改めて学び、共有を深めることができ、その結果、Fさんの理解にもつながりました。アセスメント結果は看護師個々で違いがあるため、カンファレンスでは、その違いが患者の反応にどのような影響を及ぼすのかについて共有することが大切です。看護師個々により違いがあることを認知症に対する知識として知っておかなければ、良いケアを見出すことはできません。

　今回、カンファレンスを通して個々のスタッフの対応を知り、カンファレンスに参加したスタッフと意見交換することで、Fさんについて知らなかった部

［場面］スタッフの困ったこととして、「夜間にさみしいと訴え、ナースコールされることがある」「訴えに対し、付き添いたいという思いはあるが、夜間帯ではスタッフも少なく、本人の訴えに十分に対応しきれていないことが多い」「どのような対応をすれば、患者が納得して安心してもらえるか」という気持ちとともに、どのような対応をすればよいかわからなかった。

【Aパターン】

看護場面：20XX年9月11日　　時間：午前2時頃　　場所：個室の病室
アルツハイマー型認知症中等度　ナースコールの認識あり、中途覚醒時、夜間ナースコールで不眠を訴える患者とのかかわり

患者の言動	看護師（A）が思ったこと	看護師（A）の言動
	①個室からナースコールがあり訪室。また呼んでいる	②「どうしました？」
③「眠れません。どうしよう」表情に眠気が見られるが、眉間にしわがある	④困ったな	⑤「まだ夜中ですよ。もう少し眠りましょう」退室しようとする
⑥「行かないで。さみしくて1人じゃ眠れないよ」	⑦そんな言われても…	⑧「赤ちゃんみたいなこと言わないでください」
⑨「赤ちゃんだもん」	⑩驚き！	⑪「えぇ！赤ちゃんなんですか!?バカなこと言わないでください。寝てください、そんな赤ちゃんいないですよ。静かに寝ていてください」
⑫「お願いします！僕これじゃ眠れないよ！」	⑬他患者からのナースコールが鳴っているため、行かなくてはならない状況	⑭「私たちは起きて見に来るから、大丈夫。皆いますよ」退室

【Bパターン】

看護場面：20XX年9月11日　　時間：午前2時頃　　場所：個室の病室
アルツハイマー型認知症中等度　ナースコールの認識あり、中途覚醒時、夜間ナースコールで不眠を訴える患者とのかかわり

患者の言動	看護師（B）が思ったこと	看護師（B）の言動
	①個室からナースコールがあり訪室。起きたのかな？	②「どうしました？」
③「眠れません。どうしよう」表情に眠気が見られるが、眉間にしわがある	④目が覚めて困っているのかな	⑤「眠れませんか。困りましたね」そばで話を聴く
⑥「どうすればいい？」	⑦眠ろうとしているみたい。眠る方法をいっしょに考えてみようかな	⑧「まだ夜中の2時ですね。朝まで時間があるので、もうひと眠りできるといいですね」タッチングしながら説明
⑨耳を傾けている	⑩眠りたいのに眠れないのか。とりあえず、方法を提示してみようかな	⑪「昔、眠れないときに教わった方法がありますよ。Fさんも聞いたことあるかな。羊を数える方法です。羊が1匹、羊が2匹と目をつぶりながら数えると眠れるかもしれません」
⑫「羊が1匹、羊が2匹…眠れるかな？」	⑬やろうとしている…。眠れるかはわからないけど、眠れたらいいけど…	⑭「眠れなかったらまたうかがいます。眠れるといいですね…。100まで数えたときには眠れるかも。お休みなさいも言うと眠れるかも。お休みなさい」
⑮「お休みなさい」	⑯そばで見てみよう	⑰そばで見守る
⑱「……」目を開けている	⑲目が開いているから眠れないのかな	⑳「もし眠れなかったら、少し起きていても大丈夫ですから。とりあえず目を閉じてゆっくりしてみてはどうですか」
㉑「大丈夫？心配だよー」	㉒不安そうだわ	㉓「大丈夫ですよ。また少ししたらおうかがいしますね。お休みなさい」
㉔「お休みなさい」	㉕他患者からのナースコールが鳴っているため、行かなくてはならない状況	㉖退室

【考察】

看護師（A）の考察	看護師（B）の考察
●患者の思いを表出する声かけができていない ●看護師の感情が出ており、患者の不安の軽減ができていない　など	●眠れる方法をいっしょに探そうとしている ●不安の解消はできていない ●不安を増大させないように傾聴などで本人の思いを聴こうとはしている　など

どちらも同じ時間での短時間の場面ですが、どちらの対応が周辺症状を悪化させないか、またどんなかかわりをしていくことが良い反応につながるのかを考えていければと思います。

図2-A-17　プロセスレコードと考察

分や大切な部分を改めて認識することができました。Fさんに対するかかわり方としては、まずは訴えを傾聴し、訴えている言葉や表情から安心感につながる介入方法をみつけることの重要性を、チームで共通認識できました。具体的には、看護師自身が落ち着いてFさんと向き合う気持ちをもち、安心してほしい気持ちでかかわることが大切だということです。Fさんへのかかわりとしては、本人のそばでタッチングや言葉を繰り返してみる、Fさんの気持ちを整理する、そばを離れるときは、またここに来ることを伝えるなど、Fさんが安心できるような方法を明確にしました。その結果、薬剤に頼るだけではない睡眠ケアが実施できました。

　認知症患者が安心して生活するためには、患者自身の入院前の生活情報が鍵になることがあります。そのため、情報収集をしてアセスメントすることが効果的なケアにつながります。当院では、ケアやカンファレンス時に情報が活用できるように、認知症患者の情報収集シート(図 2-A-18)を用意しています。

病気や入院に対する認識

　Fさんは病気や入院に対する認識などはあり、困ったときはナースコールで呼ぶことをおぼえていました。一方、さびしがり屋であり、どのようにすればよいかを考えて対処することはできなかったため、メンタル的なかかわりも行いました。

　Fさんにとっては、アイコンタクトをとり、タッチングなどの非言語的コミュニケーションを活用し、本人の言葉を傾聴していくことが効果的でした。ゆっくりかかわることで、その後、繰り返して訴える頻度は減りました。また、Fさんに用事がないときでも、スタッフが部屋を訪れて声をかけることも効果がありました。"安心できる""ここにいてもよい"という居場所の確認や、場所や時間などをいっしょに確認しながら見当識障害への支援を行うことで、Fさんが過ごしやすい療養環境になることができました。

第3期「回復・転院に向けた時期」
#3：介護に対する不安に関連した家族介護者の役割緊張
目標：介護する妻が施設での介護準備を整えることができる

介入

入院中の経験から退院までのポイント

1. 入院中の認知症の症状

　Fさんは、入院中に認知症の症状が進行したような印象を一時的に感じたことがありましたが、継続してかかわった結果、それは一時的な意識障害や周辺症状の出現などがみられたのだと思われました。環境を整えて、治療を受けて、Fさん自身の生活を整えていくことで、中核症状の進行を予防できたのではないかと考えます。

入院患者様・ご家族の皆様へ

入院生活への援助に向けた情報のご協力をお願いします

今回の入院期間はいままで過ごしてきた人生の一部分であると考えます。これまでの大切な出来事や傾向は、自ら話すことや意思表示をすることが困難な場合があります。

しかしご本人・ご家族がもっている情報を活用していくことで、より尊重したかかわりが入院生活と今後の生活の援助につながると考えております。わかる範囲で構いません。差支えがなければご記入をお願いいたします。

患者氏名		病棟名	
入院日	年　月　日	記入者・続柄	

生活習慣があれば教えてください	食事： 清潔： 排泄： 睡眠： 活動： 他
性格を教えてください	
個人史を教えてください	生まれた土地はどこですか？ 両親のお仕事は何でしたか？ 小さい頃はどんなお子さんでしたか？ ・幼少期 ・学生時代 お仕事は何をしていましたか？ 趣味はありますか？あったらお書きください 癖はありますか？ 苦手なことがありますか？ その他、思い入れのあるものがあれば自由に記載してください
楽しみなことを教えてください	
入院生活に望むことを教えてください	
フリーコメント	

急性期治療中から、認知症の患者の理解を深めるために、早期から身近な介護者である家族から情報を収集し、生活環境が変わった療養生活の中でも、継続した情報とケアに生かすことを目標にしている

図 2-A-18　認知症患者の情報収集シート

(聖マリアンナ医科大学病院)

2. 退院に向けて考慮すべきこと

　　認知症をもつ人にとって、医療者とかかわる病院は、認知症の進行の評価と、家族の介護に対する気持ちのフォローができる場所でもあります。これまでの生活と今後の生活に向けて、認知症をもつ人と家族の方向性についていっしょに考えられる関係をもつことで、退院後の次の場所での生活の安心につながります。また、入院中に専門職が得た情報は、次の社会資源の場所へつなげるように、情報提供の連携が必要になります。

　　Fさんは、入院時の状態と比較すると、臥床生活がほとんどではありまし

が、日中覚醒している時間を確保でき、夜間は睡眠できていました。肺炎予防に対するケアを継続することで、呼吸状態も安定しており、認知症の症状も進行せず、周辺症状も悪化していませんでした。妻との関係も変わらず、Fさんと妻との2人の時間を大事にしながら、妻の介護ストレスを軽減できるように、面会時には介護疲労をねぎらい、質問などを表出できるように声をかけていきました。妻は不安を訴えることはなく、いつも変わらない笑顔でFさんと接しており、無事に退院の日を迎えることができました。

患者とのかかわりを通して学んだこと

　治療をするうえで、Fさんの感情を尊重できるように、性格や妻との関係などを把握しながらケアを行った結果、身体的症状の改善と認知症の進行の予防ができ、Fさんは次の療養場所に移ることができました。

　急性期では、身体的治療を行いながら認知症のアセスメントを行う、回復期では、認知症の症状に合わせて身体的治療を並行して行うなど、回復過程によって認知症の症状の出現は異なることを理解し、対応していくことも大切です。"楽しい会話"による嚥下運動や、本人が好む運動や趣味活動を取り入れた"楽しい活動"をしながら行う体位ドレナージのケアなど、認知症患者の生活の中に治療を組み込めるような視点でかかわれたらよいと考えます。その視点をチームで共有し、援助していくことが、患者にとっての安心となります。これが急性期における認知症ケアで最も大切なことであり、こだわることが筆者自身の今後の課題となります。

　急性期では治療が優先されますが、認知症患者の感情を尊重したものでなければ、患者は全身の力を使って抵抗することがあります。今回の事例では、認知症患者が治療を拒否しないように、拒否する要因を除外するケアをしっかり行い、患者が安心するケアにこだわってかかわる大切さを学びました。また、チームでカンファレンスを行い、かかわるたびに確認する場がとても大切だと思いました。

＊　＊　＊

　病院には多職種スタッフが大勢いて、スタッフは不規則な勤務体制の中で業務をしています。そのような状況の中で、認知症患者について理解することは簡単ではありません。一方、認知症患者にとって、環境の変化は情報の混乱を招きます。まして、医療者の知識・理解不足があると、それを加速させることになります。認知症患者・家族が安心できる療養環境にするために、筆者は以下のことを実践しています。

①情報収集シート(図2-A-18)の活用の推進
②患者の尊厳と安心のため、および医療者間の情報交換のためのカンファレンスの開催
③医療者の認知症患者へのケアの困難感に対する理解と支援

認知症になっても、療養生活を、いままで生きてきた人生を振り返ったり見つめ直す機会にでき、本人を中心としたケアが次の療養場所にもつながるようにできればよいと考えます。

参考文献
1) 﨑山美香：チームで取り組む認知症高齢者のケア，Nursing Today，25（7）：9-11，2010．
2) 﨑山美香：特集2 認知症と身体疾患を抱えた患者・利用者への適切なアセスメントと対処の仕方　一般病棟における患者への適切なアセスメントと対処の仕方，臨床老年看護，20（2）：23-29，2013．
3) 﨑山美香：特集 一般病棟の認知症患者 日常生活と療養を支える やるべきこと・やってはいけないこと 服薬・点滴，Nursing Today，27（1）：42-45，2012．
4) 認知症介護研究・研修東京センターほか 監：図表で学ぶ認知症の基礎知識，中央法規出版，2008．
5) 中島紀恵子 責任編集：認知症高齢者の看護，医歯薬出版，2007．
6) 老人の肺炎―肺炎の手引　http://www.haientebiki.com/knowledge/senior.html
7) 厚生労働省：介護予防マニュアル(改訂版：平成24年3月)について
　http://www.mhlw.go.jp/topics/2009/05/tp0501-1.htm

（塩澤美香）

パーソン・センタードな視点の認知症ケアのポイント

■認知症高齢者の過去の個人史の情報の大切さ

　認知症高齢者の個人の生活歴を知ることはとても大切です。アルツハイマー協会でも、「This is me（これこそがわたし）」のリーフレット（図）に個人的な背景や生活習慣も含めて記載し、ケアに活用することが、パーソン・センタード・ケアにつながると述べています。ケアを提供する在宅、病院、高齢者施設で専門職が共有できるリーフレットにすれば、情報が共有できることになりますし、知らない施設の専門家も共通の情報を得ることができ、ケアに生かすことができます。

　このリーフレットでは、特に表紙にご本人の写真を添付することを勧めています。急性期病院でも、認知症高齢者の過去の生活や人生観などを把握することで、その人の理解を深めることができます。また、生活背景を知ることで、日頃のコミュニケーションが深められます。

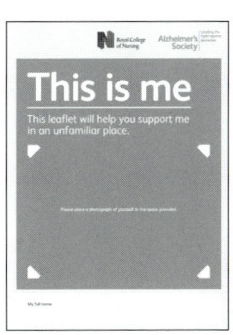

(http://www.alzheimers.org.uk/thisisme)

（鈴木みずえ）

A　入院時にすでに認知症の症状があったケース　………………………… 事例 7

胆管膵炎・ERCP後膵炎による絶食期間があった認知症高齢患者

事例の概要

　Gさんは80歳代の男性で、自宅で妻と2人暮らしをしています。3年ほど前から軽いもの忘れがあり、近医を受診し、アルツハイマー型認知症の診断を受け、内服治療を受けていました。高血圧と心房細動、前立腺がんの持病があります。

　いつものように庭作業をしているときに、腹部と背部に痛みを感じ、かかりつけ医を受診し、採血結果から急性膵炎の疑いで当院に紹介されました。精密検査の結果、総胆管結石が原因であることが判明し、翌日、内視鏡的逆行性胆管ドレナージ法(ERBD)施行の予定で胃内視鏡検査を行いました。しかし、膵炎を併発している状況でのERBDは危険とのことで、まずは膵炎の治療を優先するとの方針となり、観察のみで終了しました。入院5日目より食事開始となりました。入院10日目に内視鏡的逆行性胆管膵管造影(ERCP)を行いましたが、ERCP後膵炎を併発し、再び絶食となりました。保存的治療を行い、入院14日目に食事再開となりました。

　Gさんは、絶食となるたびにつじつまの合わない言動が出現し、夜間不眠となりました。心房細動の持病があり、ナファモスタットメシル酸塩(フサン®；膵炎の急性症状の改善を目的とした薬剤)投与による高カリウム血症の可能性もあるため、心電図モニターを装着していました。少しの体動でも頻脈となり、活動耐性低下が著明にありました。また、前立腺がんの持病もあり、臥床のままでは排尿できず、立位でしようとしますが、ふらつきがあるため転倒の危険性も高い状態でした。

看護の場面

　Gさんは、入院当日はナースコールで知らせ、立位で排尿ができており、穏やかに過ごしていました。しかし、入院2日目の夕方より、点滴ルートをたぐりながら「これは何ですか」と何度も尋ねたり、「ご飯食べていないけど」「お腹がすきました」と訴えるようになりました。その都度、入院して治

療を受けていること、その治療のために絶食であることを説明すると納得しますが、数分後に同じ内容の訴えをするという言動がみられ始めました。

その後、日中はウトウトと傾眠がちで、昼過ぎから夕方にかけて徐々に表情が険しくなり、次第につじつまの合わない言動が出現していきました。いまいる場所がわからなくなり、「帰る」と言って起き上がり、看護師2人がかりで身体を支えて歩行しますが、すぐに疲れて車いすでベッドに臥床させるといったことを繰り返していました。話しかけてもうわの空で、「はい、はい」と生返事をすることが多く、ナースコールを押すように指導しても、押さずに立ち上がろうとする行為が何度かあったため、離床センサーマットを設置して見守りの強化を行いました。

入院前のGさんは、N式老年者用日常生活動作能力評価尺度（N-ADL）[*1]は48点でほぼ正常な状態、N式老年者用精神状態評価尺度（NMスケール）[*2]は44点で、記銘・記憶の得点が7点とやや低いですが、ほかはほぼ正常な状態でした。

観察のポイントとアセスメント

生活背景や人生の価値観

Gさんには子どもが3人いますが、それぞれ家庭をもち、息子が1人同市内に住んでいる以外は遠方に住んでいます。3年ほど前から最近のことをよく忘れるようになり、進行を予防する内服薬を処方されています。内服薬は妻が管理し、きちんと服薬できていました。食欲も旺盛で、好き嫌いはなく、1日3食規則正しく摂取できていました。

植木の剪定や畑仕事などの作業が日課であり、もの忘れはあるものの、日常生活には特に影響はなく、自分でも「何でこんなに忘れっぽいんだろう」と嘆いていたと、妻が話していました。また、「入院後、幻覚が見えたり、息子のことがわからなくなったりして、身体より頭のほうが心配」と、涙を流して訴えることがありました。

認知症に関連した症状・生活行動の障害

Gさんは、自宅での様子や認知機能評価から、軽症認知症と考えられました。この時期の認知症に生じやすい問題として、環境からの刺激に敏感になり、小さな変化でも混乱することがあります[1]。また、食事・睡眠・排泄などの基本的ニーズが満たされないことで、生活のリズムが容易に乱れてしまいます。Gさんの場合、絶食期間があることと、膵炎により消化機能が著しく低下することが考えられました。唾液分泌量も低下し、口渇や口腔内の清潔が保たれない状況がありました。また、入院による環境の変化に加え、疾患による疼痛、全身状態のバランスの乱れなどによる身体的不快感、絶食による生活リズム障害が生じ、混乱してしまったと考えられました。

これまで日常生活には問題がなく、自分のことは自分でできる一方で、もの

---

*1：N式老年者用日常生活動作能力評価尺度（N-ADL）
最高得点50点、最低得点0点で、47～43点は境界、42～31点は軽度認知症、30～17点は中等度認知症、16点以下は重度認知症と評価される。詳細はp.77を参照。

*2：N式老年者用精神状態評価尺度（NMスケール）
最高得点50点、最低得点0点で、47～43点は境界、42～31点は軽度認知症、30～17点は中等度認知症、16点以下は重度認知症と評価される。詳細はp.72を参照。

忘れに対する自覚がありました。人の手をわずらわせてしまうことへの遠慮や自尊心を傷つけられることへの不快感、今後自分はどうなっていくのかという不安から、さらに混乱を生じている状況であると考えられました。そのため、ナースコールを押すように指導しても、近時記憶障害や危険認知障害もあり、押すことはできませんでした。自分で動こうとしても、全身状態のバランスの乱れによる活動耐性低下があり、廃用性変化も加わってふらつきが著明で、転倒の危険性が高い状況でした。失語はなく日常会話にも問題はみられなかったのですが、先にあげた混乱から、自らの身体的な不調をうまく伝えることができず、異常が見逃されやすい状況でもありました。

　発症から3年ほど経過していますが、問題となるような認知症の行動・心理症状(BPSD)の出現もなく、自宅で穏やかに過ごせていました。心身ともに落ち着くことができる場所は自宅であり、妻の存在は大きいものと考えられました。その妻は、今後のことへの不安があり、とまどっている様子がうかがえました。

　以上を踏まえ、以下の点を観察ポイントとしました。

❀観察ポイント
①全身状態：疼痛の部位と程度、心電図モニター波形および脈拍数、口腔内の状態、採血データ
②睡眠と覚醒のパターン
③不安や混乱、不快感を表現する言動や表情の有無
④排泄パターン
⑤家族(特に妻)の言動、表情

　GさんはN-ADLとNMスケールの結果、境界型でせん妄予防が必要とのことでしたので、「急性混乱リスク状態」の看護計画を立案し、ケアを開始しました。しかし、入院2日目の夕方よりせん妄症状が出現したため、入院3日目に「急性混乱」に看護計画を変更し、ケアを行いました。

　これを踏まえ、以下の点をケアのポイントとしました。

❀ケアのポイント
①現疾患からの身体的不調をいち早くキャッチし、症状のコントロールを行い、安定へ導き、早期に食事が開始できる
②日中の覚醒を促し、夜間の睡眠確保を行い、生活リズムを整える
③自尊心を傷つけないような対応を行い、また、スタッフの対応の統一をはかる
④家族の不安を軽減し、相談にも対応する
⑤自宅退院を目標とする

看護の実際

全身状態のバランスの改善

- 心電図モニターで頻脈が出現した場合は、必ず訪床し、疼痛や身体的不快感の有無を確認し、症状に合わせて、疼痛コントロール、不快感に対するケアを行う。
- 口腔内の保清および口渇に対するケアを行う。
- 主治医と協働し、循環器科や泌尿器科受診を検討する。
- 検査データチェックおよび全身状態をアセスメントし、主治医と相談しながら、食事開始のタイミングをはかる。

【結果】 頻繁な訪室と心電図モニターの看視強化により、Gさんの思いや身体的不調をいち早くキャッチし、対応するようにしたことで、疼痛コントロールがはかれるようになりました。口腔内の傷はないか、乾燥状態はどうかなどを観察し、アセスメントしながら、口腔内の保清に努め、食事開始に備えました。

主治医同席でのカンファレンスで、Gさんにとって食事開始が重要な理由を説明し、食事開始の目安を共有しました。スタッフも食事開始のタイミングを意識しながら観察や検査データをチェックし、主治医と相談しながらケアを行い、入院5日目に開始となりました。その後も、食欲や食事摂取量などの摂取状況のみでなく、絶食期間があった際にみられる消化不良からの下痢や便秘に注意してケアを行いました。

入院10日目にERCP後膵炎を併発後、再び絶食となりましたが、同様にケアを行い、入院10日目に食事再開となってからは、食欲低下や排便困難を起こすことなく経過しました。

生活リズムの調整を行う

- 点滴ルートやコード類を工夫する。
- 昼夜逆転の解消のため、他職種と協働し、日中の覚醒をはかる。
- 家族の面会時間を考慮し、夜間入眠できるよう、入眠前ケアを行う。

【結果】

1. 点滴ルートやコード類の工夫

Gさんは、点滴ルートやモニターのコードなどが、とても気になる様子でした。そこで、点滴を上腕に留置し、寝衣の内側からチューブを通すことで、視界に触れないよう工夫をしました。また、モニター本体を入れる袋を首から下げるようにして、コードが絡まらないようにしました(図2-A-19)。

そして、このモニターや点滴は治療に必要なものであり、何のために付けているのかなどを、短い言葉でわかりやすく説明しました。「これは何です

か？」と訴えられるたびに同じ言葉で説明し、Gさんが納得してうなずくまでその場を離れないよう、スタッフの対応を統一しました。ベッド周囲のコード類も整理整頓を心がけ、ストレスとならないように気をつけました。

2. 昼夜逆転解消への工夫

　Gさんは、せん妄によって昼夜逆転となり、日中の覚醒がなかなかできない状況であったため、認知症ケアチームへの介入を依頼しました。当院では、2012年11月から認知症ケアチームを結成し、活動を開始しています。入院時から認知症看護を開始する目的で、認知症・せん妄フローチャートを独自に

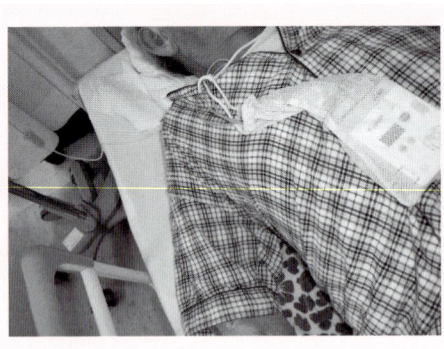

点滴を上腕に留置して寝衣の内側からチューブを通し、視界に触れないようにした。また、モニター本体を入れる袋を首から下げ、コードが絡まらないようにした

図 2-A-19　点滴ルートの整理

表 2-A-10　当院の認知症ケアチームの概要

理念	●認知症が基礎にある患者への質の高い医療の提供の支援、その後における安心安全な生活と医療の提供のために全人的サポートを行う
基本方針	●認知症のある人やその家族の尊厳を守る ●認知症のある人やその家族の思いを尊重する ●それぞれの専門分野を活用し、協力して認知症のある人やその家族を支援し、質の高い医療を提供する ●認知症のある人やその家族が、退院後も安心して生活できるよう、地域連携をはかる
メンバー構成	●医師1名（脳外科）、薬剤師1名、栄養士1名、理学療法士2名、作業療法士1名、言語聴覚士1名、臨床心理士1名（現在欠員）、看護師11名、認知症看護認定看護師1名
看護師の役割	●コアナースとしての役割（各病棟において、認知症ケアの指揮をとる役割） ●認知症のある人の療養生活上での問題点を見出し、その問題がどのような背景で生じているのかを、その人の全体像からアセスメントし、ケアを行う ●チームからアドバイスを受けたケアを、責任をもって実践する
活動内容	●活動日：毎月第4月曜日13：00～14：30（これ以外でも、コンサルト窓口は認知症看護認定看護師もしくは各病棟コアナースとし、適宜受けつける） ●カンファレンス内容：コンサルトされた患者のチームカンファレンスおよびラウンド ●認知症ケアに関するカンファレンス：この中で、入院時に認知症ケアを開始するためのツールが必要との意見が出され、「認知症・せん妄フローチャート」を作成し、2012年6月より使用開始している

（健康保険人吉総合病院）

開発し、そこから導き出された結果を基に看護計画を立案し、看護にあたっています。表2-A-10に当院の認知症ケアチームの概要を示します。

認知症ケアチームがGさんに直接会って検討した結果、生活リズムの障害を改善する必要性が指摘されました。認知症ケアチームの理学療法士より、廃用性変化に対するリハビリテーションの提案があり、開始となりました。時間を決めて訓練を行うことで、毎日の日課となりました。加えて、好きなテレビ番組を観たり、新聞を提供して、日中の覚醒をはかっていきました。

さらに、絶食のため、食事による生活リズムの調整が難しかったので、食事時間に合わせて歯磨きを行ってもらい、食事の時間の意識づけをして、生活リズムの調整をはかりました。

3. 家族の面会時間の調整

妻と息子夫婦は毎日面会に来ていました。そこで、必要性を説明したうえで、面会時間の調整を依頼しました。息子夫婦には午後から夕方まで、妻には不安な言動が出現する夕方から就寝前までの面会を提案したところ、了承していただきました。

Gさんは、いつも就寝前に入浴をする習慣があるとのことで、就寝前ケアとして足浴を行いながら、安心できる言葉かけを行いました。生活リズムの調整のためのケアの具体的な内容を表2-A-11に示します。以上のようなケアを行うことで、夜間の睡眠確保ができるようになり、笑顔も増え、混乱からの言動も減っていきました。

自尊心を傷つけないよう、対応の統一をはかる

- Gさんの意思の確認とプライバシーの保護をはかる。
- 行動の抑止や訴えに対する否定をしない。
- ナースコール指導を繰り返し行う。

【結果】 Gさんにはもの忘れの自覚があり、情けないという思いを抱いていました。その思いを念頭に置いて対応するように心がけました。主治医からのインフォームド・コンセント時には必ずGさんにも同席してもらい、処置や検査の際もわかりやすく説明し、意思を確認するようにしました。過度な介入を避け、プライバシーが保護されるようにカンファレンスを行い、スタッフの対応の統一をはかっていきました。

また、離床センサーマットを設置し、基本的ニーズの把握や転倒防止に努めましたが、その際は、Gさんの行動の目的を探り、抑止するのではなくそれに合わせた対応をすることで、混乱することなく過ごすことができるようになりました。

もともと記憶障害は軽度でしたので、繰り返しナースコールを指導することで、ナースコールを押して、自分の意思を伝えることができるようになりました。

表 2-A-11　Gさんの生活リズム調整のためのケアの具体的内容

時間帯	担当スタッフ	内容
6:00	夜勤看護師、早出看護助手	●モーニングケア：洗面、ひげそりなど ●リアリティオリエンテーション：「今日は○月○日○曜日です」「いまの時間は○時です」などの言葉かけ
8:00	夜勤看護師、早出看護助手	●歯磨き：絶食の説明、時計を見せて時間の確認など ●地方新聞（家族に説明し、協力を得て、毎日読んでいた新聞を購読）
10:00	理学療法士	●リハビリテーション：関節可動域訓練、体調に合わせて歩行訓練、日光浴など
11:00	日勤看護師（部屋もち）	●休息（検温と同時に安心できる言葉かけ、リアリティオリエンテーション、環境調整）
12:00	日勤看護師、遅出看護助手	●歯磨き：絶食の説明、時計を見せて時間の確認など ●テレビ観賞（ニュース番組）
14:00	息子夫婦、もしくは息子の嫁、孫 日勤看護師（部屋もち）	●面会による談笑、テレビ観賞（スポーツ番組など） ●検温と同時に安心できる言葉かけ、リアリティオリエンテーション
16:00	日勤看護師（部屋もち）	●休息（安心できる言葉かけ、環境調整）
17:00	妻	●妻面会による談笑、テレビ観賞（ニュース番組、スポーツ番組など）
18:00	妻、夜勤看護師、遅出看護助手	●夜勤担当看護師による挨拶と安心できる言葉かけ ●歯磨き：絶食の説明、時計を見せて時間の確認など
20:00	夜勤看護師 妻	●就寝前ケア（足浴、時計を見せて時間の確認、安心できる言葉かけ） ●妻に「おやすみなさい」と声をかけてもらう

家族（特に妻）の思いを聞き、不安の軽減をはかり、自宅退院をめざす

●認知症について、誤った認識をしないように説明する。
●家族との会話の時間をもち、思いを明らかにする。
●医療ソーシャルワーカー（MSW）と協働し、自宅退院を目標としたプランを立案する。

【結果】　Gさんは、せん妄のため、息子夫婦が面会に来ても誰だかわからない様子で、ときどき幻覚もあり、家族にとっては認知症が進んでしまったとの思いが強い様子でした。そこで、現在の症状は認知症のBPSDとしてのせん妄であり、必ず元に戻ることを説明しました。また、アルツハイマー型認知症について、専門医受診継続の必要性を説明しました。妻も息子夫婦も、「頭がおかしくなってしまったのでどうしようと思っていたけど、安心しました」と話し、その後の面会でも、Gさんを交えて笑顔で会話されていました。
　面会時には必ず声をかけ、何か困ったことや不安なことはないかを聞き出せるようにしました。また、最終的には、本人にとって最も安心できる場所は自宅であることを伝え、MSWと協働し、福祉サービスの導入や介護保険の申請

についても提言し、自宅退院をめざすことになりました。妻も「もう家には連れて帰れないと思っていましたけど、この様子なら大丈夫です」と、自宅退院に前向きになっていきました。

入院中の経過から退院までのポイント

入院時から認知症の重症度を把握し、認知機能および身体的側面のアセスメントを行い、起こりうる状況を予測し、本人の視点に立ったケアプランを立案する

　入院時に、家族から情報を得て、記憶障害や見当識障害の程度をアセスメントし、また、認知機能障害による日常生活への影響の程度も合わせて情報収集することで、認知症の重症度を評価することができます。その結果を得て、本人の思いも合わせてアセスメントし、現時点でその人が置かれている状況を見極め、ケアプランを立案する必要があります。Gさんの入院2日目の心身の状況と認知症の症状を表2-A-12に示します。

　以上の結果から、入院時に立案した看護計画「急性混乱リスク状態」を「急性混乱」に変更しました。

表2-A-12　Gさんの入院2日目の心身の状況と認知症の症状

Gさんの思い	Gさんの言動、状況	認知症の症状
●「なぜここにいるんだったっけ？」「このチューブは何かな？」 ●「お腹がすいたな。ご飯はまだかな？」 ●「あー、腹が痛い。私はどうなってしまったんだ？」 ●「最近もの忘れが多いから、またおぼえていないんだろうな。情けないな。つらいな」	●チューブ類をたぐり、「これは何ですか？」と何度も尋ねる ●「ご飯食べていないけど」「ご飯はまだですか？」と何度も訴える ●頻脈出現、体動あり ●表情が険しくなり、つじつまの合わない言動が出現する ●日中ウトウトし、昼過ぎよりつじつまの合わない言動出現	●近時記憶障害 ●理解力の低下 ●BPSDとしてのせん妄
●「いま何時かな？　帰らないと」 ●「この人は誰だったかな？　見たことはあるけどな」	●「帰る」と言って起き上がり、立ち上がり、ベッドから降りようとする ●息子を見ても誰だかわからない	●BPSDとしてのせん妄による見当識障害
●「いろいろ音がするし、何だか騒がしいところだな」「この人は何を言っているのかな？　さて、トイレに行こうかな」	●話しかけてもうわの空で、「はい、はい」と生返事をすることが多く、ナースコールを指導しても、押さずに立ち上がろうとする行為がある	●BPSDとしてのせん妄による注意・判断能力の障害

事例7　胆管膵炎・ERCP後膵炎による絶食期間があった認知症高齢患者　　161

入院時から、全身状態のみでなく、その人の1日の過ごし方や表情・言動の変化を看護記録に残し、ケアスタッフが共有できるようにする

　入院時より、Gさんに認知症があるがゆえの看護上の問題を明らかにして、その対策を立案し、その看護診断に基づいた記録をスタッフが意識して行いました。Gさんを取り巻く、医師をはじめとする多職種からなるケアスタッフが、その記録を電子カルテで閲覧し、情報の共有ができました。その中で、お互いに情報交換やカンファレンスを行い、せん妄出現時にも、解決策や対応の統一をはかっていくことができました。

不安や混乱の原因となっているものは何かを明らかにし、その原因を除去し、生活リズムの調整をはかる

　認知症のある人にとって不安や混乱を起こしやすい要因として、身体・心理的苦痛や不快感、人的・物理的環境の変化があります。これに加えて、生活リズムの崩れから、さらに混乱が悪化したり、身体疾患の悪化を招くこともあります。生活リズムの崩れを起こす要因にはさまざまなものがあります。中でも食事は、われわれのような健康な人にとっても重要な基本的ニーズの1つです。

　Gさんは、入院中、2回の絶食期間を経験しました。絶食となるたびにせん妄症状が出現した背景を考えてみます。Gさんのように認知症初期の場合、認知機能障害による摂食障害や、食欲の低下がないにもかかわらず食事摂取ができないことは、大きなストレスとなったことでしょう。これが生活リズムの崩れの引き金の1つとなったと考えられました。

　Gさんには、多くの"できること"がありました。"時計や字を読める""座位が自分でとれる""自分で歯磨きができる""食事を摂りたいという思いがある"など、これらの機能を活用したかかわりをすることで、生活リズムの調整がはかれ、せん妄から早期に離脱できます。せん妄から離脱することで、せん妄による見当識障害や注意機能障害などが改善し、自分の置かれている状況の判断ができるようになり、穏やかに療養生活を送れるようになります。

自尊心を傷つけない対応、倫理的配慮

　Gさんは、認知症の診断を受けてからも、「何でこんなに忘れっぽいんだろう」と嘆いていたといいます。その、自分が情けないという思いから、看護者のちょっとした対応や言葉使いにも敏感に反応し、ストレスとなっていました。

　このようなストレスから混乱が増強し、せん妄が出現していると考えられました。そこで、自尊心を傷つけないよう、言動に対して抑制したり否定したりしないようにし、処置や検査1つひとつに本人の意思を確認して、同意を得てから行うように対応を統一しました。また、医師からのインフォームド・コンセントにも同席してもらい、自分の病状や治療に対する意識づけと同意を確認するようにしました。

回復の兆しがみえたら、本人は今後どうしたいかを早期に見極め、その希望に準じた退院調整を家族の思いと合わせてはかっていく

　認知症をもつ人は、身体的疾患による入院生活により、ADLや認知機能が低下し、再び元の生活を送れるかどうかの見極めが難しくなります。また、家族も、認知症に対する正しい知識をもっている人は少なく、特に今後どうなってしまうのかという不安から、自宅退院に対して消極的となります。

　Gさんの妻も、今後、自宅退院となれば、2人暮らしであり、入院前のような生活が送れるかどうかの不安が強く、自宅退院に対してとまどいが大きいようでした。そこで妻に対して、"アルツハイマー型認知症について""Gさんの認知症の重症度について""GさんにみられているBPSDとしてのせん妄について""Gさんの思い"などを、面会時に少しずつ説明していきました。さらに、本人、妻を交え、スタッフ、他職種とのカンファレンスを行い、自宅退院を目標に設定し、ケアを行いました。Gさんは、最終的には入院前の認知機能とADLにまで回復し、自宅退院となりました。

この事例を通して伝えたかったこと

　自宅で妻と穏やかに暮らしていた軽度認知症高齢者が、胆管膵炎・ERCP後膵炎により絶食期間があった事例です。急性期病院では、まずは救命のための処置が最優先され、そのための治療としての点滴管理やチューブ類の挿入、事故防止のための身体拘束など、認知症をもつ人にとっては混乱を招く処置が数多く存在します。入院による環境の変化に加えて、混乱を招く処置、治療のための絶食など、容易に生活リズムが崩れてしまう状況があります。そのため、入院時からある程度予測し、身体的疾患の悪化予防に加えて、混乱予防のための対策を立てていく必要があります。

　私たち人間にとって、"食べること"は"生きていくこと"です。そして、"食べることができない"と"食べてはいけない"という状況は違います。認知症の重症度によっては、"食べることができない"という状況に陥ってしまうことがあります。このような場合には、食事支援のためのケアが数多く存在しますが、"食べてはいけない"という状況で、それによる混乱が出現してしまう場合は、"食べてはいけない"という期間を短縮できるような全身管理のもと、いかにその状況を理解してもらうかがポイントとなります。

引用文献
1）堀内園子：認知症看護入門―誠実さと笑いと確かな技術で包む世界，p.134，ライフサポート社，2008．

参考文献
1）山田律子：認知症の人の食事支援BOOK―食べる力を発揮できる環境づくり，中央法規出版，2013．

（山口幸恵）

パーソン・センタードな視点の認知症ケアのポイント

■**認知症高齢者の生活リズム障害**

認知症高齢者にとって、生活リズム障害はさまざまな弊害を起こします。高照度光療法は機器がないとできませんが、午前中の日光を浴びることで、サーカディアンリズムが改善します。

高齢者の場合、治療のための安静が廃用症候群を引き起こし、さらに筋力低下などを来しやすくなります。家族からの聴取により日常生活の様子を把握したり、活動性を高めるために、患者の趣味に関連したものを家族に持参してもらったり、家族といっしょに病棟内で娯楽活動ができるようにするとよいでしょう。同じ年齢の高齢者が病棟内で交流できるようなスペースをつくったり、看護師が同年代の患者を紹介したりするのも効果的です。　　　　　　　　（鈴木みずえ）

表　生活リズム障害への支援

睡眠・覚醒リズムを整えるような病室環境の整備	●睡眠から覚醒、覚醒から睡眠への移行を支援する ●日中の活動性を高めて、1日の活動と休息のバランスを検討する ●入院前の生活情報を把握し、リハビリテーションやテレビ観賞などを取り入れる
安心・安全に生活でき、充実するような支援	●高齢者のこれまでの過去の背景や趣味活動を把握して、入院生活でも継続できるようにする ●昼食後の仮眠は短時間にして、有意な生活を送ることができるように、本人と相談してスケジュールを作成する ●心地よさを体験できるような足浴やマッサージなどをケアに導入する
治療の場であっても心地よい生活空間になるような環境の整備	●見やすい場所に、見やすい時計やカレンダーなどを配置するなど、見当識障害を補完する物品などを使用する ●スタッフの話し声や医療器具の音などが騒音になっている場合もあるので、できるだけ静かな環境を整備する ●病棟で自然光を取り入れる場所をつくり、サーカディアンリズムが整うように、午前中に短時間でも日光浴できる時間を確保する

A 入院時にすでに認知症の症状があったケース　　事例 8

イレウス治療のため人工肛門造設術を受けてせん妄を起こした認知症高齢患者

事例の概要

　Hさんは99歳の男性で、長男夫婦と同居しており、要介護2の認定を受けています。入浴以外のADLは自立しており、週3回デイサービスに通っていました。中等度のアルツハイマー型認知症と診断され、記憶障害や見当識障害などの認知機能障害はありますが、失語はなく日常会話は可能です。Hさんの改訂長谷川式簡易知能評価スケール（HDS-R）[*1]は8点、FAST[*2]はステージ6です。

　Hさんは、デイサービス利用中に気分不良や嘔吐があり、救急搬送され、即日入院となりました。下行結腸がん疑いによるイレウスと診断され、入院当日に緊急手術となり、年齢を考慮して横行結腸人工肛門造設術が行われました。手術翌日からクリティカルパスの指示どおりに歩行可能で、少量の水分摂取が開始になりました。しかし、日中は傾眠傾向で、経口摂取ができませんでした。術後3日目からは、点滴を抜去する、大声で叫ぶ、ベッドから降りようとするなどの夜間せん妄が出現しました。

*1：改訂長谷川式簡易知能評価スケール（HDS-R）
最高得点30点、最低得点0点で、20点以下は認知症の疑いありと評価される。
詳細はp.71を参照。

*2：FAST
生活行動を総合的に判断して、「1.正常」「2.境界域状態」「3.軽度」「4.中等度」「5.やや高度」「6.高度」「7.非常に高度」の7段階で評価する。
詳細はp.71を参照。

看護の場面

　手術後1日目より、代替栄養として1日3本の点滴を行い、手術後3日目から作業療法士による1日1回の嚥下食摂取訓練が開始となりました。Hさんは嚥下訓練の受け入れはできていましたが、再三点滴を自己抜去するため、家族に承諾を得て、両上肢の身体拘束を行いました。安全帯をすると「外せ」と大声で叫んだり、ベッド柵を蹴ったり、「こんなところにいられない。家に帰る」と訴え、ベッドから降りようとする行動が出現しました。安全帯を外すと1人で動こうとし、引き止めると立腹し、室内をふらつきながら歩き回るようになりました。興奮や攻撃的行動などのせん妄が増悪傾向にあったため、抗精神病薬のハロペリドール1mgが投与されました。しかし、点滴チューブを歯で噛み切ろうとする行為がみられるようになり、手術後7日目には病室内を徘徊し、同室者の物を物色するようになりました。そのため、夜間の監視

表 2-A-13　Hさんのせん妄発症状況と看護師の対応

		術後									
		1日目	3日目	5日目	7日目	8日目	10日目	14日目	20日目	25日目	34日目
点滴		3本/day 1日中 →				3本/day 日中へ	1本/day 日中へ →				
食事			昼/日 ST介助			3食/day 看護師介助 →			3食/day 自己摂取 →		
せん妄	点滴抜去		夜間 2回以上								
	叫ぶ		夜間頻回 →						1回/2day	1回/3day	
	ベッドから降りる		夜間頻回 →					1回/2day		1回/3day	
	ベッド柵を蹴る		夜間頻回 →					1回/2day			
	徘徊		夜間 2回以上 →					1回/2day		1回/3day	
	他患者の物を物色				1回/day						
看護の実際											
薬剤投与		ハロペリドール	ハロペリドール	ハロペリドール		[入眠時] ラメルテオン → [不眠] リスペリドン →					
身体拘束			夜間ときどき解除 →								
常に見守り		1日中 →				20時～ 8時まで →		20時～ 6時まで	20時～ 5時まで	20時～ 2時まで	
リアリティオリエンテーション					実施 →						
散歩（家族、看護師）				1回/day	2回/day →						

を強化しなければなりませんでした。

　また、Hさんは皮膚掻痒症があり、腹部を掻きむしることが多く、人工肛門(以下、ストーマ)装具を自己除去してしまうため、その都度除去しないよう説明をしました。Hさん本人へのストーマケア指導は無理なので、自宅退院をめざし、毎日来られていた長男夫婦や長女に指導しました。家族はストーマケアに意欲的に取り組み、2週間程度で習得することができました。退院に向けてストーマ管理や注意点、異常時の対応、リハビリやデイサービスの継続などについて説明しました。しかし、軽度のせん妄症状が続くため、長男が自宅での介護に不安を抱き、入院35日目に自宅近くの病院へ転院となりました。Hさんの入院中のせん妄状況と看護師の対応を表2-A-13に示します。

観察のポイントとアセスメント

生活背景や人生の価値観

　Hさんは42年間会社員として働き、4人の子どもを養い、子育て後は夫婦2人で暮らしていました。夫婦ともに高齢になり、現在は長男夫婦と同居して

います。

　家族からの情報によると、Hさんは自分の思いどおりにならないと立腹することがありますが、長男の言うことはどんなことも納得すると話していました。これは、Hさんが長男で、家族の中で中心的な役割を果たし、絶対的な存在だったため、自分の長男を家長と認め、強く信頼しているためだそうです。

認知症に関連した症状・生活行動の障害

　認知症の中核症状には、記憶障害、認知機能障害(失語、失行、失認、実行機能障害)、意欲・気力の障害などがあります(図2-A-20)。中核症状に身体的要因、心理・社会的環境要因、物理的環境要因などの誘因が加わることで、認知症の行動・心理症状(BPSD)が現れます[1]。Hさんは、手術による痛みやかゆみなどの身体的要因、入院や身体拘束によるストレスや孤独感、不安などの心理・社会的環境要因が誘因となり、不穏やせん妄が出現したと考えられます。

　せん妄は"直接原因""準備因子""誘発因子"の3つ要素が重なり合って発症します。その中の"誘発因子"には、環境の変化や不動化(身体抑制)、身体的・心理的ストレスなどがあり、看護師が介入できるといわれています。

　Hさんは、夜間徘徊時に下肢のふらつきがあり、転倒する危険性があります。また、ストーマの認識が得られないことや、皮膚の掻痒感があり、ストーマ装具を自己除去することで皮膚トラブルを起こす危険性もあります。以上を踏まえ、以下の点を観察ポイントとしました。

❖観察ポイント
①せん妄症状や程度
②1日の生活リズムや活動と休息のバランス

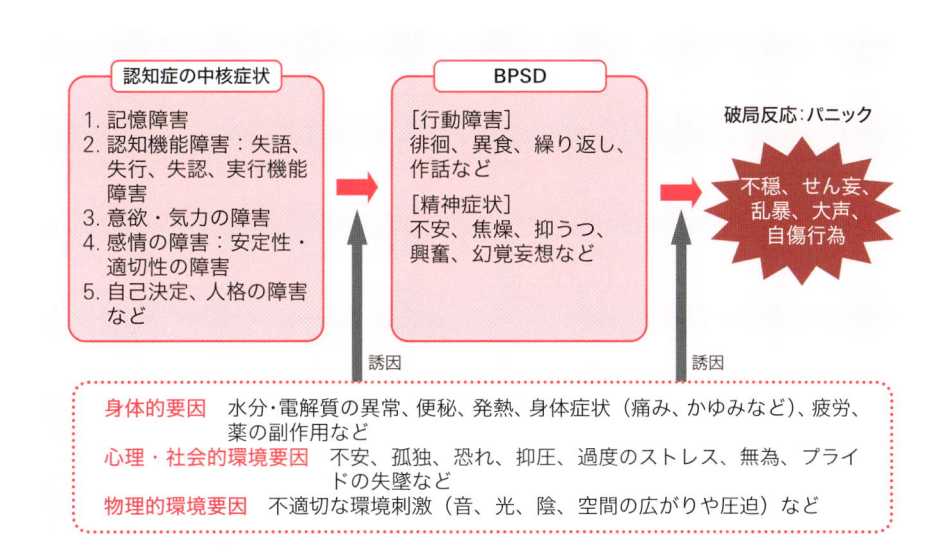

認知症の中核症状
1. 記憶障害
2. 認知機能障害：失語、失行、失認、実行機能障害
3. 意欲・気力の障害
4. 感情の障害：安定性・適切性の障害
5. 自己決定、人格の障害など

BPSD
[行動障害] 徘徊、異食、繰り返し、作話など
[精神症状] 不安、焦燥、抑うつ、興奮、幻覚妄想など

破局反応：パニック
不穏、せん妄、乱暴、大声、自傷行為

誘因
- 身体的要因　水分・電解質の異常、便秘、発熱、身体症状（痛み、かゆみなど）、疲労、薬の副作用など
- 心理・社会的環境要因　不安、孤独、恐れ、抑圧、過度のストレス、無為、プライドの失墜など
- 物理的環境要因　不適切な環境刺激（音、光、陰、空間の広がりや圧迫）など

図2-A-20　認知症の中核症状とBPSD
（柿川房子，金井和子 編：新時代に求められる老年看護, p.272, 日総研出版, 2000より改変）

③入院前後の生活環境の把握
④自分の病状や治療についての理解度や受容度の確認
⑤ニーズの把握

　7日目のHさんの状況を、日本語版ニーチャム混乱・錯乱状態スケール(J-NCS)^{*3}で評価すると11点で、せん妄が増悪した状態でした。以上を踏まえ、以下の点をケアのポイントとしました。

*3：日本語版ニーチャム混乱・錯乱状態スケール(J-NCS)
最高得点30点、最低得点0点で、24点以下はせん妄発症状態、19点以下は中等度～重度の混乱・錯乱状態と評価される。詳細はp.78を参照。

❧ケアのポイント
①せん妄症状や程度を十分に観察し、せん妄症状が緩和するように対処する
②活動と休息のバランスがとれた生活リズムを整える
③入院前の生活を考慮し、療養生活を整える
④病状や治療の説明を適宜行い、理解が得られるように工夫する
⑤ニーズが満たされるように調整する

看護の実際

せん妄症状や程度を十分に観察し、せん妄症状が緩和するように対処する

● せん妄の原因を把握し、除去できるように調整する。
● 行動を無理に制止しない。

【結果】　手術後3日目、5日目は、夜間にせん妄が出現した際にハロペリドール1mgの投与が行われ、2～3時間は入眠していました。しかし、覚醒すると点滴を抜こうとしたり、ベッドから降りようとする行動がみられたため、安全帯を使用し、常に見守るようにしました。
　手術後7日目にもハロペリドール1mgが投与されましたが、入眠せず叫んだり、徘徊、他患者の物を物色するなどの行動があり、せん妄がさらに悪化しました。悪化の原因を分析すると、点滴や安全帯の身体拘束によるストレスが重なったことで、何をされるかわからないという生命の危機を感じ、"逃げよう"として出現していたと考えられました。また、他患者の物を物色する行動は、不安や孤独を感じ、自分の物や居場所を探していると考えられました。
　そこで、手術後8日目より点滴を24時間投与から日中に行うように調整し、夜間の安全帯による身体拘束は行わないようにしました。そして、頻回に訪室し、話を傾聴するようにしました。また、Hさんの希望や言動を否定・制止しないように注意し、対応することで、叫ぶことや点滴を自己抜去することも少なくなり、見守りも夜間だけになりました。

活動と休息のバランスがとれた生活リズムを整える

● 日課表を作成し生活リズムを整え、活動・休養を支援する。

●光環境の調整を行い、睡眠・覚醒リズムを整える。
●夜間の睡眠を確保する。

【結果】　日課表を作成し、規則正しい生活リズムになるよう計画しました。まず、日中は傾眠傾向のため、午前中は理学療法士と歩行訓練、午後は作業療法士と摂食訓練を行い、日中の活動性を高めるように調整しました。さらに、睡眠・覚醒リズムを整えるため、朝はカーテンを開けて日光浴をしたり、夜間の照明は控えて、入眠できるように調整しました。

　手術後8日目より3食の経口摂取が可能となり、ハロペリドール1mgは中止となりました。眠前にメラトニン受容体作動薬のラメルテオン1mgの定期内服と、不眠時に錐体外路系への副作用が少ない非定型抗精神病薬リスペリドン1mgが開始となりました。その結果、徘徊は減少し、3日に1回は中途覚醒がなく眠れるようになり、徐々に転倒のリスクも軽減しました。

入院前の生活を考慮し、療養生活を整える

●居場所の確保となじみ環境の設置を行う。
●見当識の改善に向けて環境を整える。
●入院前の生活習慣を取り入れる。

【結果】　病室が自分の居場所と認識できるように、家族写真や本人の湯呑み(なじみの物)を設置しました。すると、日中は家族写真を眺めるようになりました。また、時間と場所の見当識障害改善のため、時計やカレンダーを設置しました。そして、「10時です。リハビリの時間ですよ」「12時です。昼食ですよ」と、リアリティオリエンテーション[*4](図2-A-21、図2-A-22)を行いました。その結果、時計を見て時間を確認するようになりました。夜間叫んだり、ベッドから降りようとしたときにも、時計を見せて「夜中の2時ですよ。寝ましょうか」と伝えると、「もう少し寝よう」と受け入れることができ、見当識の改善がはかれました。

＊4：**リアリティオリエンテーション**
「現実認識」ともいわれる。見当識障害のある患者に「現在の時間」や「現在の場所」などを伝えて見当識の改善をはかる方法[2]。

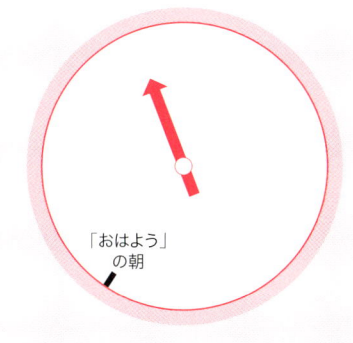

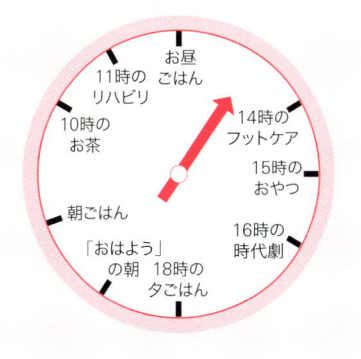

図2-A-21　リアリティオリエンテーション
（高橋克佳：リアリティオリエンテーション，看護技術，58(6)：586，2012）

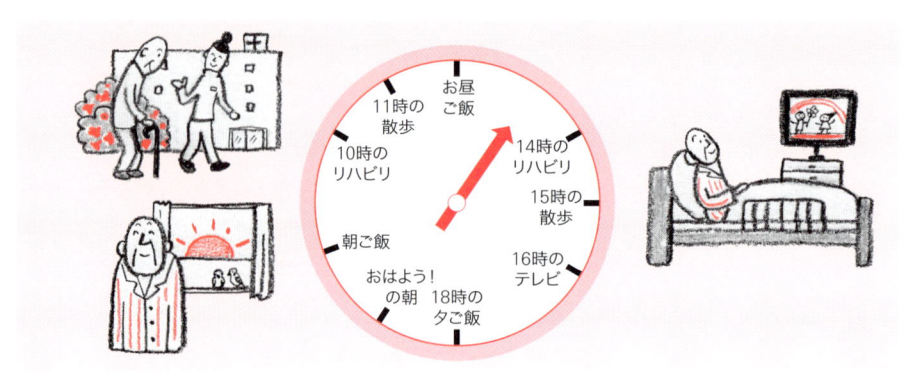

図 2-A-22　H さんへのリアリティオリエンテーション

　入院前は散歩やリハビリテーションを行っていたので、看護師といっしょに歩行訓練や車いすでの散歩を取り入れ、家族来院時はいっしょにテレビを観て過ごすようにしました。

病状や治療の説明を適宜行い、理解が得られるように工夫する

◉訪室の都度、H さんに入院治療の必要性が認識できるように説明する。
◉説明する際は簡単な言葉を使う。
◉必要時に長男から H さんへ説明してもらう。

【結果】　H さんにストーマについて何度も説明しましたが、理解することはできませんでした。治療の説明は、創部やストーマを自身で見てもらい、"手術した""触らない"と説明したり、点滴を直接触ってもらい、"注射""大切"など簡単な言葉で説明するようにしました。H さんからは、「こんなことになっとる」「わかった」という言動がみられるようになりました。
　その後も点滴やストーマを外そうとしましたが、"触らない""大切"と説明すると、その行為を止めるようになりました。また、せん妄が増悪し、H さんの安全が確保できないときは長男に来院していただき、安静が必要であることを説明してもらいました。

ニーズが満たされるように調整する

◉表現できない思いを把握し、解決できるように取り組む。

【結果】　下行結腸がんの進行、年齢などから予後を考慮し、H さんの"帰りたい"という思いを解決できるように、家族に外出・外泊を提案しました。しかし、家族に強い不安があり、受け入れてもらえませんでした。
　そこで、できるだけ面会に来ていただくように依頼しました。長男や長女は毎日面会に来られ、12 時から 16 時頃まで長い時間、H さんと話をしたり、散歩に行ったりしていました。H さんは家族と話をすることが好きだったため、家族といるときは会話や笑顔が増え、日中は穏やかに過ごすようになりました。

入院中の経過から退院までのポイント

危険行動を起こす原因を分析し、本人の思いをスタッフ全員で情報共有する

　認知症高齢者は自分の思いを言葉で表現できず、ベッドから降りようとする、大声で騒ぐなどの行動で表現することがあります。それを危険行動と判断し、安易に身体拘束することは、身体的・精神的苦痛を増強させ、自尊心を傷つけてしまいます。なぜその行動を起こすのか分析することで、本質を理解し、対応を検討していくことが重要です。

　Hさんの徘徊は、「手を縛られて思うように動けない」「こんなところにはいられない」「家に帰ろう」という思いからの行動と考えられます。他患者の物を物色した行動も、自分の物を一生懸命探し、安心感を得ようとしている可能性があります。看護者は認知症患者の欲求・思いをくみ取り、真のニーズをとらえ、ケアを提供していくことが必要です。

生活リズムを整え、落ち着いて過ごせるように工夫する

　入院による環境変化、なじみのない同室者や医療者とのかかわり、不安やストレスなどが原因でせん妄を発症する可能性があります。また、いままでの生活習慣を維持できなくなることで、生活リズムの障害が出てきます。そのため、基本的ニーズが満たされなくなり、ストレスフルな状態になります。

　入院前の生活習慣を取り入れることで、精神的な安定やせん妄予防につながります。Hさんの場合は散歩を取り入れることで気分転換がはかられ、家族といっしょに過ごすことで穏やかな時間を過ごすことができました。

入院・治療が必要であるという知識をもつための援助を行う

　認知症高齢者は、入院や治療の必要性を理解できていないことが多いです。そのため、入院中であることや治療内容を簡単な言葉で説明する必要があります。また、記憶障害もあるので、わかりやすく繰り返し説明することが大切です。本人が安心する家族に協力を求めることも重要です。

この事例を通して伝えたかったこと

　自宅でほぼ自立して生活していた認知症高齢者が、イレウスを発症したことにより急な入院となり、手術後に徘徊、興奮、せん妄を起こした事例です。イレウスは数時間前までは特に症状はないのですが、急に腹痛や嘔気・嘔吐が出現し、入院・手術が必要となる疾患です。そのため、認知症高齢者は、自分の状態や治療について十分理解できないまま入院することになります。

　胃管チューブの挿入などの医療処置は身体的苦痛となり、絶飲食により基本

的ニーズが満たされない可能性があります。そのような場合、認知症高齢者は自分の思いを言語ではなく、行動で表現することがあります。その行動をすぐに問題と判断せず、行動の意味をくみ取ることが大切です。

せん妄発症の3要素のうち、"誘発因子"は、看護師のかかわり方で減少できるといわれています。"誘発因子"には環境やストレス、身体拘束などがあり、今回の事例も入院による環境変化、手術や身体拘束によるストレスなどでせん妄が発症しました。その原因を分析し、対応することで、せん妄の重症化を避けることができました。私たち看護師も環境の一部です。看護者の言葉や態度が、せん妄発症の促進に影響を及ぼすことを理解してかかわることが重要です。

認知症高齢者は認知症の病状に加え、加齢による身体機能の変化や生理機能変化が伴っています。スタッフ間で患者個々の状態を十分にアセスメントし、対応を共有していくこと、患者の尊厳を尊重しながら生活支援していくことが重要であると考えます。

引用文献
1) 柿川房子，金井和子 編：新時代に求められる老年看護，p.272，日総研出版，2000．
2) 高橋克佳：リアリティオリエンテーション，看護技術，58(6)：585-586，2012．

参考文献
1) 島橋 誠 監：認定看護師から事例で学ぶ 認知症患者への対応方法，Nursing Today，25(7)，2010．
2) 東森由香ほか：認知症患者の周辺症状(BPSD)，月刊ナーシング，31(13)，2011．
3) 西村勝治，山内典子：せん妄ケアを極める―重症化させない看護，看護技術，57(5)：361-498，2011．
4) 卯野木 健ほか：どうしたらいいの？のヒントになる！せん妄ケア 15の事例，月刊ナーシング，32(9)，2012．
5) 島橋 誠 監：一般病棟の認知症患者―日常生活と療養を考える，Nursing Today，27(1)，2012．
6) 河野和彦：完全図解 新しい認知症ケア 医療編，講談社，2012．
7) 諏訪さゆり：認知症ケア研修ブック―12の事例から学ぶ大切なこと，全国社会福祉協議会，2009．

（倉本佳代子）

パーソン・センタードな視点の認知症ケアのポイント

■せん妄の薬物療法と看護師の役割

術後はせん妄を起こしやすくなるため、せん妄の原因疾患を取り除くことが大切になります。せん妄の原因がどうしてもわからない場合には、薬物療法が行われます。参考までに、主に用いられる薬剤を**表**に示します。ただし、第1章の「認知症の行動・心理症状(BPSD)と薬物療法」(p.27)で述べられているように、興奮しているからといってすぐに薬物に頼るのではなく、できるだけ薬物は使用せずに、看護援助で緩和できないか検討してみましょう。緩和のための看護援助を

実践しないで主治医に薬物療法を依頼することは、症状を悪化させることにもつながりかねません。どうしても使用しなければならないときには、少量から処方するように主治医と相談するとともに、副作用を観察する必要があります。

せん妄に対して薬物の効果がない場合、さらに追加投与されると、興奮状態がさらに悪化する場合もあるので、気をつけましょう。せん妄時には、一方的な強い口調で行動を制止しがちですが、このような口調はさらにせん妄を悪化させます。苦痛や不快感から必死で逃げようとしている認知症高齢者に対して、心からの気遣いを示したり、思いやりの気持ちを態度で示す必要があります。安心感やくつろぎのためのタッチや温かな共感が必要でしょう。

（鈴木みずえ）

表　せん妄の薬物療法で用いられる薬剤

種類	一般名（商品名）	特徴
非定型抗精神病薬	リスペリドン*（リスパダール®）	●経口投与（内用薬、口腔内崩壊錠[OD錠]）あり） ●腎機能障害に注意 ●半減期4〜15時間
	ペロスピロン塩酸塩水和物*（ルーラン®）	●経口投与 ●半減期1〜8時間
	オランザピン（ジプレキサ®）	●経口投与（サイディス錠あり） ●糖尿病は禁忌。ステロイド薬との併用注意 ●半減期21〜24時間
	クエチアピンフマル酸塩*（セロクエル®）	●経口投与 ●糖尿病は禁忌。錐体外路症状の副作用が比較的少ない ●半減期3〜6時間
定型抗精神病薬	ハロペリドール*（セレネース®）	●経口、静脈・筋肉内注射による投与 ●循環器・呼吸器への副作用が少なく鎮静効果あり ●半減期10〜24時間
	クロルプロマジン塩酸塩（コントミン®、ウインタミン®）	●経口、筋肉内注射による投与 ●ハロペリドールで無効な場合に使用 ●呼吸抑制、血圧低下に注意 ●半減期6〜24時間

＊せん妄に対して適応外使用が認められている薬剤

（長谷川真澄：せん妄発生時の治療のポイントは？ 亀井智子 編著：高齢者のせん妄ケアQ&A —急性期から施設・在宅ケアまで，p.48，中央法規出版，2013）

B　入院後に認知症を発症したケース　　　　　　　　　　　事例 9

脳外科治療後、心房内血栓が悪化してせん妄から認知症を発症した高齢患者

事例の概要

　Kさんは70歳の男性で、公認会計士の仕事に就いていました。自宅で転倒して頭部を強打し、救急車で搬送され慢性硬膜下血腫と診断されました。同日、血腫除去術を受け、術後に救命救急センターに緊急入院となりました。翌日、頭蓋内の出血がないことを確認し、脳外科病棟に転棟しました。

　脳外科病棟転棟後、点滴の自己抜去がみられ、また安静臥床が保てずに病棟内を歩き回っていて、トイレの中で転倒しました。主治医と相談して、点滴留置時間を就寝前までとし、点滴留置による苦痛やストレスの軽減をはかりました。夜間の点滴が中止されたことで、排尿回数は減少しました。点滴留置保護のために行っていた固定も解除されたため、夜間の睡眠障害も改善し、日中の活動範囲が拡大することで、せん妄症状も軽減していきました。

看護の場面

　慢性硬膜下血腫除去術後7日目に、Kさんに脳梗塞と重度の心房内血栓が発見され、再び治療のための行動制限と24時間持続点滴が開始となりました。Kさんは治療の必要性を理解できず、ふらふらしながら歩こうとしたり、持続点滴を抜こうとしたりするせん妄症状が再度出現しました。

　また、歩行障害や尿失禁・便失禁が目立ち、尿意や便意を聞くと「出る」と答えますが、排泄をするのが困難な様子でもありました。食事も1人では摂ろうとせず、看護師が介助する機会が多くなりました。心配した家族の面会が増えましたが、その家族の姿を見て泣いたり、好きだったテレビ番組や新聞を勧めても、何もしないでベッドで寝ている時間が増えていきました。

観察のポイントとアセスメント

生活背景や人生の価値観

　Kさんは公認会計士で、自宅を事務所にしており、従業員を雇っている所長で、入院する前まで仕事をしていました。家族は妻と長男夫婦と同居しており、嫁いだ長女も自宅の近くに住んでいます。

認知症に関連した症状・生活行動の障害

　慢性硬膜下血腫除去術後、夜間に点滴を自己抜去したり、興奮して歩き回ることで安静が守れず、病室から出て行ってしまう行動がみられ、会話が通じないこともありました。そこで一般病棟の患者に使用可能なせん妄評価尺度98年改訂版(Delirium Rating Scale；DRS-R-98)[*1] [1)]を使用して評価したところ23点で、主治医から術後せん妄と診断されました。この時点では脳血管性認知症とは考えていませんでした。Kさんの病状を不安に感じている家族に対して、術後せん妄が起こった理由や症状についての説明を行ったところ、家族は一時的な意識の混濁であることに安心して、やがて治っていくものと考えていました。

　点滴の存在がKさんの日常生活に支障を来さないように、点滴の部分に包帯を巻き、目に触れないようにして留置していましたが、何度も自己抜去していました。包帯によって保護されていたことが、かえってKさんの目につきやすくなっていたようです。また、包帯が掻痒感やむれを引き起こし、その原因となっている点滴を自己抜去してしまうようでした。

病気や入院に対する認識

　Kさんは、頭部打撲に対して緊急手術の必要があり、そのために入院となりました。手術後も点滴による治療を進めていくという説明をKさんと家族に行ったところ、入院治療の必要性を理解されていました。

看護の実際

記憶障害や見当識障害により病室に戻れない患者への支援

　Kさんは、救命救急センターから転棟してきた夜、点滴を自己抜去し、脳神経外科病棟の廊下を裸足で歩いていました。偶然トイレの場所に来ると、あわててトイレに入り、用を足すことができました。その後、自分の病室に戻ることはできましたが、落ち着きがなく、すぐに廊下をさまよい歩いていました。改訂長谷川式簡易知能評価スケール(HDS-R)[*2]は12点で、記銘や再生に時間がかかり、遅延再生、数字関係などまんべんなく失点がみられます。自分の病

[*1]：せん妄評価尺度98年改訂版(DRS-R-98)
診断に関する項目と重症度を評価する項目16項目から評価を行う。最高評価点は32点で、20点以下はせん妄の疑いありと評価される。

[*2]：改訂長谷川式簡易知能評価スケール(HDS-R)
最高得点30点、最低得点0点で、20点以下は認知症の疑いありと評価される。
詳細はp.71を参照。

室に戻ることはできますが、病室の部屋番号をおぼえているわけではないため、トイレから病室への表示をすることで目印となりました。

1人で食事ができない患者への支援

　Kさんは届けられた食事を前にしても、食べ始めることができない様子でした。食事を摂る時間を認識してもらうためにベッドサイドに時計を置き、食事用のトレイに入っているKさんの名前が書かれた食札を示しながら、食事を勧めていきました。

術後せん妄に対する看護

【問題点】
1. 点滴留置による苦痛・ストレス
2. 転倒の危険性

【対策】
1. 点滴留置による苦痛・ストレスに対して
●主治医と相談し、点滴留置時間を検討する
　24時間持続点滴に関しては、術後に抗生物質の点滴を12時間の間隔をあけて実施すれば、夜間の点滴留置は不要との指示が主治医からありました。それまでは夜間点滴留置により排尿回数が増えたり、排尿によって睡眠が妨げられたりしていましたが、点滴時間を起床の6時から就寝の21時までに変更することで、排尿回数の増加による睡眠への影響を軽減することができました。
●経口摂取によって飲水量を増やす
　一定量の水分摂取を確保するため、医師より飲水摂取量1,000mL/dayの指示が出ていました。そこで、食事時と食間に水分摂取を勧めて、飲水摂取量を調整しました。
●点滴留置の保護（包帯）を除去する
　点滴留置による日常生活の不自由さの軽減に対しては、利き手である右手が使えるように、左手に持続点滴を留置しました。また、点滴の自己抜去予防として、点滴ルートをパジャマの袖から背中にかけて出すようにすることで、点滴ルートが妨げにならずに日常生活が送れるような工夫をしました（図2-B-1）。

2. 転倒の危険性に対して
●Kさんの排泄時間を調査して、就寝前と深夜、早朝というパターンがあることを把握し、適切な排泄誘導を行いました。
●Kさんが歩行するのに合った靴であるか、パジャマの丈が長くないか、ウエストのゴムが緩んでいないかなど、寝衣を確認しました。
●ベッド周囲にあるものが日常生活の妨げになっていないか、確認しました。
●Kさんは、朝食後と夕食後の1日2回、降圧薬を服用していたため、利尿作用の影響を主治医に確認し、服薬時間の変更を依頼しました。

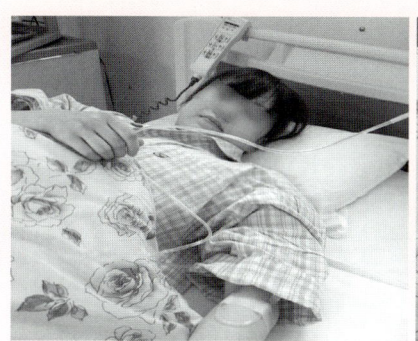

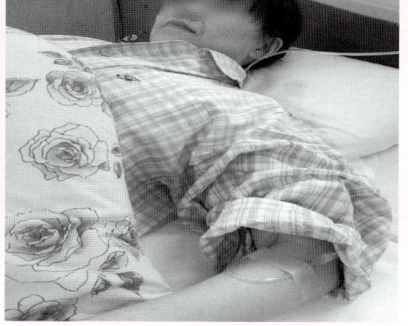

左：日常生活の妨げになる点滴留置「視界に入ると何となく触りたくなる」
右：日常生活の妨げにならない点滴留置「目の前に点滴ルートがないことで気にならない」

図 2-B-1　点滴留置の工夫

【 結果 】

1. 点滴留置による苦痛・ストレスに対して

- 夜間の排泄回数が減少し、点滴による睡眠への影響が軽減されました。
- 術後安静度が緩和されたため、リハビリテーションや散歩などにより活動量を上げ、口渇を感じる機会を増やしていきました。水分の経口摂取量が確保できたことで、24時間持続点滴の必要がなくなりました。
- 点滴留置がKさんの視界に入らないように、包帯を巻いたり、点滴ルートをパジャマの袖から背中にかけて出すようにして自己抜去予防をしたのですが、掻痒感を招く結果となり、不快な思いにつながってしまいました。このような場合は、手術後に抗生物質の点滴をすると感染予防になること、そのための点滴であることを説明し、患者の協力を得ることが重要です。

2. 転倒の危険性に対して

- 排泄日誌を活用し、失禁の多かった就寝(21時頃)前に排泄誘導することで、深夜までの落ち着かない行動が減少しました。また、深夜過ぎに排泄誘導することで、早朝の行動(早朝に覚醒し、その後ベッドから降りてキャビネットを開けたり、ベッド周囲を歩いたり立ったりする行動)も軽減できました。
- パジャマのズボン丈や、普段履いているスリッパや靴などがKさんに合っているかどうかを確認しました。Kさんの歩行状態を観察すると、歩幅が狭く、歩きにくい印象を受けました。ズボンが下がって足に引っかけたり、大きいスリッパが歩行やリハビリテーションの妨げになっていることに気づきました。
- Kさんの寝ているベッドの周囲にはゴミ箱がありました。ベッドに寝ていてもゴミが捨てられるようにという配慮から置かれたものですが、そのゴミ箱自体が、ベッドの乗り降りの妨げになることがありました。
- 降圧薬の服薬時間の変更により、夜間にトイレに行く回数が減少しました。

入院中の経過から退院までのポイント

　せん妄症状が改善後、フォローアップ CT により脳梗塞が発見され、K さんは心房内血栓の診断を受けました。病状の悪化ということで、終日持続点滴となり、ベッド上安静の必要がありました。以上のことについて、K さんの家族を交えて説明が行われました。

　やがて K さんには再び、ふらふらしながら歩こうとしたり、持続点滴を抜こうとしたりするなどのせん妄症状が出現しました。歩行障害や尿失禁・便失禁が目立ち、食事を摂ろうとせずに見ている機会が多くなりました。家族が交代で面会に来ていましたが、家族や孫の姿を見ると泣き出し、それ以外は何もしないでベッドで寝ている時間が多くなりました。

脳梗塞発症後の病状アセスメント

- 動揺性歩行がみられる。
- 感情失禁がある。
- 尿・便失禁がある。
- 自分から何もしない。
- 1 人で食事をしようしない。

身体的日常生活動作の障害

1. 歩行障害

　歩行障害に対しては、ベッドサイドでのリハビリテーションを進めたり、K さんの歩きたいという意思を尊重して、起座・起立訓練を午後の時間帯に 30 分前後行いました。起座・起立訓練は、訓練効果を上げるのではなく、実生活に生かせるよう、座って食事をする、新聞を読む、テレビを観る、起立動作により下肢筋力のアップをはかって歩行につなげることなどを心がけました。

2. 尿失禁・便失禁

　尿失禁・便失禁に対しては、食事や点滴、降圧薬による影響を考え、おむつの中での尿失禁・便失禁を少しでも少なくするために、ベッドサイドに尿器を設置して排泄援助を行いました。K さんは寝たまま尿器を使用すると寝具を汚すことが多かったため、立って使用したり、ポータブルトイレを使用するときはふたを開けて、立って使用したほうがうまくいきました。

3. 摂食困難

　K さんには嚥下障害はありませんが、摂食困難のため食事を開始することができませんでした。これまでは、面会時の家族からの差入れを K さんに手渡すと自ら食べ始めていましたし、家族といっしょに食事をしているときに自分から食べないことはなかったので、現在の状況は摂食困難と判断しました。

　しかしながら、自分からは進んで食べようとしない状況は、自分が食べてよい食事かどうかを認知するのに時間を要しているためではないかとも考えられました。何もしないという K さんの現状が、注意力や自発性の低下となって

いたとも考えられます。そこで、夕食時間を伝える言葉がけをしたり、Kさんの名前を明記した食札を見せたりする工夫をしてみました。また、Kさんの好きな惣菜や食べやすい寿司などを家族から差入れしてもらうことで、Kさんが自分から食べる気になるのを促してみました。その結果、全量摂取とはいきませんでしたが、自ら食事を摂取する行動に変化していきました。

特徴的な認知症の行動・心理症状

　Kさんは、前頭葉機能低下による自発性の低下や意欲の喪失があり、抑うつ状態、さびしい、つまらない、感情をコントロールできない、孫を見て泣いたり怒ったりする症状がみられました。そんなKさんの様子を見た妻からは、夫の病気が治って、以前のように公認会計士の仕事をしながら家で生活ができるかどうか、自分1人で従業員の生活をどう守っていったらよいのか、という切実な不安言動が聞かれました。Kさんからは、社会復帰についての言動はまったくありませんでした。Kさん自身、仕事に対して多くの責任を感じている分、口に出せなかったのではないかと考えます。

　脳血管性認知症は、夜間せん妄、抑うつ、無為などを伴いやすいのが特徴です。そんな夫を見たくないのか、妻は面会に来ることを控えていた時期もありました。また、ADLの低下による介護負担も大きいので、介護者の介護負担とストレスの軽減が大切です。介護者が燃え尽き、うつ病になることもしばしばみられます。妻が1人で抱え込まないように、妻と子どもたちで連携してケアを進めていけるよう、家族間の調整をはかってもらいました。時には孫たちも面会に来て、介護に協力してくれていました。

退院に向けて考慮すべきこと

　Kさんと妻、子どもたちで、退院について話し合う機会をつくりました。妻は家で介護する自信がなく、施設入所を希望し、「お母さんがそう言うなら」と子どもたちもそれに同調しました。妻は、家の事務所で夫の代わりに公認会計士の仕事をしている従業員の生活や今後の仕事のことなど、心配は尽きない様子でした。また、自分たちの生活や子どもたちにかかる負担など、1人では抱え切れないくらいの思いを、Kさんに話していました。

　Kさんは妻に「嫌だ」とは言いませんでした。そのとき見せたKさんの表情から心情を察すると、家に帰っても公認会計士の仕事をすることができないことがわかり、妻や子どもたちに迷惑がかかると考えて、施設入所に対して何も言わなかったのではないかと思います。

この事例を通して伝えたかったこと

　脳梗塞や心房内血栓がみつかった後、再び持続点滴が開始となったことや、安静を強いられたことから認知症の症状が悪化し、脳血管性認知症によるせん

妄の再出現となりました。脳血管性認知症は、臨床症状として、記憶障害が軽度な段階から遂行機能障害、自発性の低下、思考緩慢などに代表される前頭葉機能低下が出現することが特徴です。Kさんに特徴的な症状として出現した夜間せん妄や抑うつ症状に対して、家族が在宅療養を断念するほど、家族は介護に不安を感じてしまったのではないかと考えます。

　妻は70歳前でしたが、小柄で華奢な身体に鞭打って、一生懸命に夫を支えていました。Kさんは公認会計士として40年近く働き、一家を養っていました。入院する直前まで事務所で采配を振るっていたのです。自宅で転倒して頭部を強打し、救急車で搬送され、慢性硬膜下血腫と診断されました。頭蓋内血腫除去術を受け、救命救急センターに緊急入院となった後、術後せん妄が出現しました。せん妄症状はいったんは改善しましたが、脳梗塞や心房内血栓がみつかり、再びせん妄症状や脳血管性認知症特有の症状が出現しました。

　尿失禁・便失禁に対しての排泄ケアのとき、妻は「とても、できません」と言い、子どもたちも「私たちも子どもが小さいから」と言って、看護師のケアの様子を黙って見ていました。いくら夫とはいえ、いままで経験したこともない妻が介護をすること自体、難しかったのではないかと感じました。子どもたちも面会には来ていましたが、介護の部分は、妻が子どもたちに負担をかけるのは悪いと思って、携わらせないようにしていたようでした。

　Kさんは、退院後は老人保健施設に入所予定でしたが、ADLの低下や認知症の行動・心理症状(BPSD)として自発性の低下、意欲の低下などの前頭葉機能低下がみられ、感情のコントロールができず、些細なことで泣いたり怒ったりしている様子から、専門医による治療継続の必要があると判断され、精神科病院に転院となりました。

　Kさんを通して、高齢者にとって"入院"や"手術"によって起こる症状や行動の理由を考え、対策を立てることが重要であることを実感しました。Kさんは脳梗塞や心房内血栓が発症してから口数が少なくなり、会話の機会が極端に減りました。自分から仕事の話をすることはなく、家に帰りたいということも決して口には出しませんでした。仕事と退院について、看護師が考えるよりもずっと前に断念していたのではないかと思います。だから何も言わなかったのではないか、と思えて仕方ありません。

　本来帰るはずの自宅に戻ることができなかったKさんと、迎えることができなかった妻の気持ちに寄り添いながら、それぞれの気持ちを支えることも大切なのではないでしょうか。認知症をもつ人が安心して暮らせる生活支援や連携体制を整え、治療を終えたら生活の場に戻ることができるようにかかわっていきたいと思います。

引用文献

1) 町田いずみほか：看護スタッフ用せん妄評価スケール(DRS-J)の作成，総合病院精神医学，14(1)：1-8, 2002.

参考文献

1) 山崎貴史：脳卒中医療の進歩と超高齢社会 血管性認知症の現在，Progress in Medicine, 32(10)：2099-2107, 2012.

2) 高野大樹, 長田 乾：血管性認知症の診断基準と基本的なタイプ, 老年精神医学雑誌, 24(4)：357-365, 2013.
3) 藤井健一郎：治療の実際 脳血管性認知症の最近の話題, 臨牀と研究, 89(3)：401-406, 2012.
4) 山田律子：認知症の原因疾患をふまえた食事ケア③血管性認知症の人の場合, おはよう21, 22(1)：52-55, 2011.
5) 長谷川和夫：認知症の原因疾患②脳血管性認知症, おはよう21, 21(4)：68-69, 2010.

（加藤滋代）

パーソン・センタードな視点の認知症ケアのポイント

■認知症高齢者の摂食障害とその援助

　認知症高齢者は、認知症の進行に伴って自分から進んで食べることができなくなったり、口の中にため込んでしまってのみ込めないなど、摂食困難を起こすことがあります。食事は入院生活での楽しみでもありますので、できるだけおいしく、楽しく食べられるように、ご本人が食べたいと思うような支援が必要です。

＊摂取開始困難

　認知症の中核症状の失行・失認などの影響から、自発的に食事を摂ることができなくなる場合があります。Kさんの場合は、食札を示したり、好物を用意して食事の食べ始めを支援することで、食事であることを認識することができると思います。また、食器の色が複雑だと、料理が認識できないことがあるため、食材の色と食器の色のコントラストをはっきりさせるとよいでしょう。食事をどのように摂ればよいのかわからない場合は、箸を手渡しすることで、食事が進むこともあります。自宅で使用していた箸や湯呑み茶碗などを家族に持参していただくことで、安心して食べられるかもしれません。

＊摂取中断

　食事中に動作が止まり、食べ続けることができなくなる場合もあります。周囲の人や失禁のことが気になったり、夜間不眠による疲労などで、落ち着いて食べられない状態なのかもしれません。騒音など、何か気になることがないか、原因を検討してみてください。

＊食べ方の乱れ

　食べるスピードや一口量が調整できずに、かき込んでしまう場合もあります。そのようなときは、食材を工夫したり、スプーンなどを調整すると解決することがあります。食事中に声かけをすることで、食べるスピードがゆっくりになる場合もあります。

（鈴木みずえ）

参考文献
● 山田律子：認知症の人の食事支援BOOK―食べる力を発揮できる環境づくり, 中央法規出版, 2013.

B　入院後に認知症を発症したケース　………………………… 事例 10

大腿骨頸部骨折の治療後に認知症を発症した高齢患者

事例の概要

　Mさんは80歳代の女性で、教職を定年退職した後は気ままな生活を送っていました。遠方に住む70歳代の妹と、時折いっしょに旅行に行くなどの交流があります。既往歴は、60歳代のときに高血圧症のため降圧薬を服用しています。約1年前に脳梗塞を発症後、軽度の左不全麻痺となり、家事が1人で行えなくなったため、有料老人ホームに入所していました。今回、自室でトイレへ行こうとして転倒した直後から立ち上がれなくなり、搬送先の病院で左大腿骨頸部骨折と診断され、手術目的で入院となりました。

　入院後5日目に人工骨頭置換術を施行し、手術後3日目に離床となりました。入院直後から落ち着かず、「トイレへ行く」と言ってベッドから起き上がったり、骨折したことを忘れて行動することがありました。手術後も点滴を自己抜去したり、尿道留置カテーテルを引っ張るなど落ち着かない状況が続くうえ、感情失禁や急に怒り出すなど気分にムラがあるため、リハビリテーションがなかなか進みませんでした。入院中に脳神経外科を受診したところ、"脳血管性認知症"と診断されました。

看護の場面

脳血管性認知症の主な症状と問題になっている点

1. 入院時

　救急車で急に入院することになったMさんは、認知症の既往はないものの、落ち着きがなく、説明してもしばらくすると骨折したことを忘れて起き上がってしまったり、身体の向きを自由に変えてしまうなど、危険な行動がみられました。手術までに患部の安静をはかり、検査を進める必要がありました。

2. 手術後

　離床までは、外転枕を外して脱臼肢位になる、点滴を自己抜去する、尿道留

*1：改訂長谷川式簡易知能評価スケール（HDS-R）
最高得点30点、最低得点0点で、20点以下は認知症の疑いありと評価される。
詳細はp.71を参照。

置カテーテルを引っ張る、創部のガーゼを剥がすなど、落ち着かない行動がありました。この時点での改訂長谷川式簡易知能評価スケール（HDS-R）[*1]は7点でした。日常会話は可能でしたが、場所や時間の誤認が認められました。

3. リハビリテーション時

本格的にリハビリテーションが開始されても、気分がすぐれないからとふさぎ込んだり、車いすに乗って訓練室に行くことを拒否したり、訓練室に行っても途中で急に泣き出すなど、なかなか進まない状態でした。病棟では、ブレーキをかけずに車いすから急に立ち上がるなど、注意力の低下や危険回避ができないために、転倒や不良肢位により脱臼する危険が常にありました。

観察のポイントとアセスメント

生活背景や人生の価値観

Mさんは5人兄弟の長女として育ち、両親が他界した後20年以上、1人暮らしをしていました。60歳で小学校の教員を定年退職した後は、趣味の宝塚歌劇団の観劇が楽しみだったとのことです。責任感が強くまじめでもの静かな気質ですが、言い出したら融通がきかない頑固な面もありました。施設でも「人に迷惑をかけるのは嫌」と話していました。

❖観察ポイント

1. 入院時
①入院するまでのプロセスを知っているか
②入院した理由を知っているか、あるいはどのように思っているか
③患部の痛みと程度

2. 手術後
①落ち着かない行動が発生する時間やそのときの状態
②点滴やルート類の位置（見える、手に触れやすい）には問題がないか
③創部の痛みの程度や全身状態

3. リハビリテーション時
①入院前の生活リズムと入院後の違い
②車いすからの立ち上がり時や排泄時などの注意力や危険回避の程度

Mさんの生活背景や気質、これまで送ってきた生活パターンを大切にしながら、症状コントロールや転倒・転落事故の予防法、脱臼予防を行うためのケアのポイントを以下に示します。

❖ケアのポイント
①記憶障害を補うコミュニケーションと、注意が向けられる環境調整を行う
②身体的なアセスメントを行い、せん妄の発症を予測して対応する
③注意機能障害による事故を見据えながら、患者のもてる力(本当は1人でできること、何かのきっかけがあれば1人で行動できる力)に働きかける
④感情障害や感情失禁は、身体的な不調や不安、焦燥感が要因と考えて対応する

病気や入院に対する認識

　Mさんは入院時、入院した理由を「勝手に急に連れて来られた」「何でしょうかね」と話していました。ベッド上で左足を動かし起き上がろうとしたときに骨折部位を痛がるため、「転んで折れたからですよ」と説明すると、「ああ、そうなの？」と納得した様子でベッドに横になりますが、しばらくすると同様の質問を繰り返していました。

　入院時は「よろしくお願いしますね」などと自ら話しかけ、新たな環境に適応しようとする姿がみられました。離床後は"手術""骨折"という言葉はMさんからは聞かれませんでしたが、入院した理由を尋ねると「歩けないから」「リハビリをするから」と言うことが多くなりました。また、施設の職員がお見舞いに来ると、「よく世話をしてくれる人を頼んでいる」と紹介してくれました。

看護の実際

記憶障害を補うコミュニケーションと、注意が向けられる環境調整を行う

- 施設で使用していたなじみの生活用品を持参してもらう。
- カレンダーや時計を見える場所に置き、時間や月日が確認できるようにする。
- 昔の写真や家族の写真を持参してもらい、過去の記憶に働きかけ、現在との違いを認識してもらう。
- リアリティオリエンテーションを常に行い、日時の混乱を少なくする。
- 入院している理由を忘れたときは、骨折部位のX線写真を見せる。
- ベッドごと病室から連れ出し、施設と異なる病院であることがわかるような場所(病棟の入口、病院玄関、X線撮影室、検査室など)で「病院なんですよ」と伝える。
- 可能ならば、なじみの友人や家族にそばにいてもらう。
- 大好きな宝塚歌劇団のパンフレットを準備してもらい、ベッド上でも眺められるようにする。

【結果】　入院初期から数日間は、訪室するたびにリアリティオリエンテーションを常に行いました。カレンダーや時計を見せて日時の確認を行うことを

きっかけにして、食事の時間や検査・治療の予定などを説明すると、「もうそんな時間？」「わかりました」と検査に協力していただけました。また、病院と認識できる場所にお連れすることで、「本当だ。こういうところは病院にしかないわね」とうなずき、骨折部位のX線写真を見せると、入院していることを納得されました。さらに、いまいる場所が「安心できる」と感じてもらえるように、いつも使っていたなじみの鏡やヘアブラシ、タオルなどの日用品を使用してもらったり、昔の写真や家族の写真をいっしょに見ながら、Mさんの過去の出来事をうかがいました。その結果、入院時にみられた落ち着きのなさは減少し、手術前には安静が保持できるようになりました。

身体的なアセスメントを行い、せん妄の発症を予測して対応する

- 突然の入院による大きな環境の変化は心理的に大きなストレスにつながるため、安心を感じてもらえるようなケアを行う。
- 骨折による痛みや貧血、発熱などの身体的な不快感や苦痛を表現できない、あるいは自覚しにくいため、痛みのコントロールをはかり、予測した対症療法を実施する。
- 睡眠障害の発生を予防し、規則正しい生活リズムを整え、昼間は覚醒してもらい、夜間の睡眠を確保する。
- ベッドからの転落事故を予防する。

【結果】　疼痛の評価を言動や表情より行い、事前に痛みが発生しないよう、8時間ごとの鎮痛薬の使用と患部のクーリングを適宜行いました。また、検査データをチェックし、フィジカルアセスメントを行い、合併症の出現に注意をはらいました。

転落防止として、低いベッドとベッド柵を使用し、体動感知センサーを用いました。センサーは「ナースコールを押し忘れたときに便利です」と説明し、同意を得て使用しました。リズムを乱さないために、食事・排泄・清潔ケアを軸にして日課表を作成し、規則正しい生活が送れるようにしました。そのために、時間と担当を決めて看護師が交代でMさんの話し相手になったり、訓練時間以外に軽い体操の時間を盛り込むなど、休息が増えてしまう安静の期間中でも、活動ができるように計画しました。さらに、ケアをするときは常に説明をして、同意を得てから行うことで、拒否はありませんでした。

注意機能障害による事故を見据えながら、患者のもてる力（本当は1人でできること、何かのきっかけがあれば1人で行動できる力）に働きかける

- できること、そうでないこと、手伝えばできることをアセスメントする。
- ケアをする際は、自分でできるか否かを確認してから実施する。
- 生活の中で危険を回避できるか否かを見守りながらアセスメントする。
- 目標を尋ね、できたことを認める。また、些細なことでもできたことを共に喜ぶ。

●エピソード記憶になるよう、"危険を回避するための方法"を繰り返し伝えたり、視覚に訴える工夫をする。

【結果】 チームカンファレンスで、日常生活の中でできること、そうでないこと、手伝えばできることを話し合いました。また、自分でできるか否かを尋ねることで、ケアを拒否することがなくなり、協力してくれるようになりました。

本格的に離床しリハビリテーションを行うようになってからは、車いすからの立ち上がりによる転倒の危険性が大きくなりました。頻回な見守りや説明を行い、"危険を回避するための方法"を伝え、視覚にもわかるようにする（図2-B-2）ことで、看護師の顔を見ると「これでしょう」と言って、車いすのブレーキをときどきは掛けられるようになりました。またできたときは、「すごいですね」「できるようになってよかったですね」「安心ですね」などと、認めの言葉を笑顔とともに伝えました。

感情障害や感情失禁は、身体的な不調や不安、焦燥感が要因と考えて対応する

●点滴やルートは視界に入らないよう工夫する。
●Mさんの話すスピードに合わせて、話しやすい雰囲気づくりや傾聴的態度をとる。
●痛みも含めて身体的な不調がないか、フィジカルアセスメントを密に行う。
●Mさんのペースに合わせたケアを提供する。
●リハビリテーションを拒否するときは訓練を休み、Mさんの思いを傾聴するように、医療チームでケアを統一する。

【結果】 認知症高齢者は、点滴ルートが視界に入ると、記憶障害に加えて痛みや違和感から、不要で邪魔なものと考え、外してしまうことがあります。また、感情失禁は自分に対して自信を失いかけたり、不安感があることで出現することを、チームで共通認識しました。その後、Mさんの話すスピード

①ブレーキのレバー部分（矢印）を長くする
②ブレーキのレバー部分を黄色など視界に入りやすい色にする

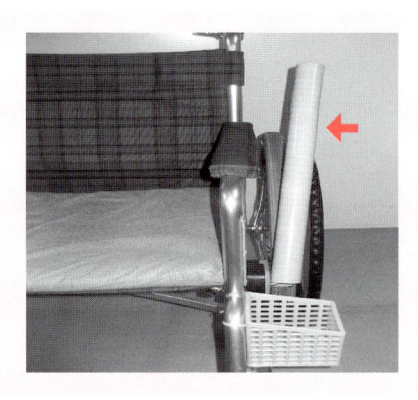

図2-B-2 車いすのブレーキの工夫

に合わせて話しやすい雰囲気をつくることを心がけ、傾聴的態度とともに、Mさんのペースに合わせることをチームで統一しました。次第に、拒否があっても時間が経てば、リハビリテーションに行くことができるようになりました。歩行訓練が進むと拒否はなくなり、笑顔で訓練室に行く姿がみられました。

入院中の経過から退院までのポイント

- Mさんには、突然の入院による混乱と骨折による痛みがあるととらえ、速やかに対応する。
- 記憶障害や判断力の低下を改善させるのではなく、心理的な安定をはかり、いまいる場所には"自分を大切にしてくれる人"がいて、"安心できるところ"だと感じてもらうことを目標にする。
- これから行動するうえでの手がかりや、過去の記憶に働きかけることは、自分自身を取り戻し、精神的な混乱を少なくする。
- できることを見守り、手伝えばできることを自分でできるように仕向けることは、Mさんの自立を支援することになる。
- 周囲の者がMさんのペースに合わせることは、"自分のことをわかってもらえている"という安心感につながる。

この事例を通して伝えたかったこと

　住み慣れた生活空間やなじんだ人間関係の中では、認知機能が病的に低下していても周囲の人は気づかないことが多く、入院をきっかけにして症状が出現し、認知症と診断されることがあります。しかし、たとえ認知症があっても、ケアを提供する側や家族が、その人自身でできることがたくさんある事実に気づき、"もてる力"を発揮できるように、家族を含めた医療チームで支援することが、認知症をもつ人の自立支援につながります。そのためにも、入院による環境の変化や身体的な変化に順応できるよう、脳血管性認知症に特徴的な症状として性格変化、判断力低下、注意力低下、感情障害、感情失禁などがあることを理解したうえで、チームの連携を強化し、取り組むことが必要だと思います。

参考文献
1) 転倒予防医学研究会 監：認知症者の転倒予防とリスクマネジメント―病院・施設・在宅でのケア, p.61-69, 日本医事新報社, 2011.
2) 河野和彦：完全図解新しい認知症ケア 医療編, 講談社, 2012.

（梅原里実）

パーソン・センタードな視点の認知症ケアのポイント

■急性期病院でのリアリティオリエンテーション

　リアリティオリエンテーションとは、日付、時間、季節、いまいる場所などの見当識障害を解消するための訓練です。現実の認識を深めるために行います。図のように、看護師の氏名、日付や場所、病院に入院している理由などを繰り返して伝えるなど、意図的に働きかけます。このような働きかけを続けることで、現状の身体状況を意識したり、適切な行動がとれるようになる場合もあります。

　あくまでも本人を尊重して実施する姿勢が大切です。記憶障害が不確かで、このようなことを繰り返すことが患者の不安につながる場合には、施設名やわかりやすい病名をメモで渡しておくなどしてもよいかもしれません。また、重度であると言語能力も低下しているため、このようなかかわりを行っても認識が改善しない場合もあります。身体の絵を描き、治療している部分に印を付けて意識が向くようにするなど、対象者の状況を十分把握したうえで、担当医や他のスタッフとも相談し、統一したかかわりができるように検討するとよいでしょう。

（鈴木みずえ）

- ○○さん、おはようございます
- わたしは看護師の（　名前　）です
- 今日は（　　）年（　　）月（　　）日（　　　）曜日です
- 今の季節は（　　　）です
- 今の時刻は、（　　　）時（　　　）分です
- ここは○△病院（施設名など）です
- ○○さんは足を骨折したので入院しました
- 足の手術をしたので、ベッドで寝ています

図　急性期認知症高齢者のためのリアリティオリエンテーションの例

（梅原里実，鈴木みずえ：" 認知症看護認定看護師 " から学ぶ認知症高齢者の転倒転落予防　臨床判断プロセスと実践例，地域の中核病院における転倒予防―大腿骨転子部骨折術後治療中の認知症高齢者の転倒をいかに予防するか，臨床老年看護，19(5)：76-82，2012）

B 入院後に認知症を発症したケース .... 事例 11

消化管穿孔術後に重度のせん妄を発症した高齢患者

事例の概要

　Nさんは80歳代の女性で、自宅で1人暮らしをしています。高血圧の既往があります。

　ある日、お腹の痛みを訴えて病院を受診し、検査の結果、直腸がんによる消化管穿孔と診断されました。緊急手術（ハルトマン手術）を受けて人工肛門（ストーマ）を造設後、救命救急センターに入室しました。覚醒と同時に強い痛みを訴えたため、鎮痛薬を投与して疼痛コントロールをしましたが、夜になると「煙が出ている」「坊主が3人そばにいた」などとつじつまの合わないことを言い始めました。看護師がそばに付き添って話している間は落ち着きますが、離れるとすぐに「怖い」「煙が充満している」などと話し、落ち着かなくなりました。それでも朝になると、「私、何でここにいるのかしら？ 病院？ 手術したの？ どうして手術したの？」と聞き、「私、幻覚が見えているのね。おかしいわね。病院で寝ているのね」と納得して、落ち着きを取り戻していました。

　術後2日目に一般病棟に移り、術後3日目には抑制解除されましたが、昼夜逆転し、夜になると「田んぼの中におる。えらいことや。わけがわからんくなってまった」などと騒ぎ、薬を使っても眠りません。この状態は術後12日目まで続きました。

看護の場面

　Nさんは、手術直後で末梢点滴や膀胱留置カテーテル、ドレーンや胃管などのチューブ類が全部で5本挿入されていました。当院では、村中らの自己抜去危険度アセスメントスコアシート[1]を参考に、図2-B-3 に示したような独自のシートを開発し、使用しています。Nさんに関しても危険度をアセスメントし、"チューブ類を整理する" "ラインの工夫をする（衣類の中に通す、衣類の袖口を狭くする、背中に隠す）" などの方法で、せん妄を予防するためにできるだけ身体拘束をしないように工夫しました。また、疼痛コントロールに努め、フロアの照明はできる限り落とし、モニター類の音も最小限に絞ったり、Nさ

部屋番号　〇〇　号　　氏名　N本花子　様

4点以下：危険度0、5～9点：危険度Ⅰ、10～19点：危険度Ⅱ、20点以上：危険度Ⅲ

分類	危険因子	評価	スコア																			
		日付	1/3	1/3	1/4	1/4	1/4	1/5	1/5	1/5	1/6	1/6	1/6	1/7	1/7	1/7	1/8	1/8	1/8	1/9	1/9	1/9
		勤務帯	△	●	○	△	●	○	△	●	○	△	●	○	△	●	○	△	●	○	△	●
年齢	65歳以上	2	2	2	2	2	2	2	2	2	2	2	2	2	2	2	2	2	2	2	2	2
	9歳以下	3																				
既往歴	せん妄の既往がある	2							2	2	2	2	2	2	2	2	2	2	2	2	2	2
	自己抜去の既往がある	3																				
身体的要因	頭蓋内病変（炎症、外傷、腫瘍、出血、梗塞、感染症など）	3																				
	全身状態（悪性腫瘍、循環器疾患、代謝性疾患、その他）	3	3	3	3	3	3	3														
	薬物・アルコール乱用の既往	3																				
	視力・聴力障害（各1点）	1・2																				
	薬物使用中（向精神薬、睡眠導入剤、ステロイド、抗痙攣薬ほか）	1							1	1	1	1	1	1	1	1	1	1	1	1	1	1
	向精神薬内服1週間以内	3							3	3	3	3	3	3	3	3	3	3	3	3	3	3
	鎮静薬減量中	3	3	3																		
	夜間排尿、発熱（各1点）	1・2	1	1	1	1	1	1	1	1	1											
	意識レベル（JCS）　Ⅲ（1）　Ⅱ（2）　Ⅰ（3）	1・2・3	1	1	3	3	3	3	3	3	3	3	3	3	3	3	3	3	3	3	3	3
	術後3日間	1	1	1	1	1	1	1	1	1												
	侵襲を伴う検査（同意書が必要）2日間	1																				
	ルートを引っ張る	3						3	3	3	3	3	3	3	3	3	3	3	3	3	3	3
精神的要因	認知障害の程度　　軽症（2）　中等度以上（3）	2・3					2	3	3	3	3	3	3	3	3	3	3	3	3	3	3	3
	他者への意思表示ができない	3																				
	診察・療養上の指示が通じない	3						3	3	3	3	3	3	3	3	3	3	3	3	3	3	3
	昼夜逆転	3												3	3	3	3	3	3	3	3	3
	錯覚、幻覚、妄想	3						3	3	3	3	3	3									
	不穏（帰宅願望を含む）	3																				
	活動性の変動（多動、徘徊、独語）各1点	1・2・3			3	3	3			3			3			3			3			3
	不安、恐怖の訴えがある	1			1	1	1	1	1	1	1	1	1	1	1	1	1	1	1	1	1	1
	ルート類挿入の苦痛を繰り返し訴える	1																				
環境的要因	入院、手術、検査当日（いずれかに該当すれば1点）	1	1	1																		
	ICU、HCU、NICUからの転床当日～3日間	3			3	3	3	3	3	3	3	3	3									
	拘束（抑制中、4本柵含む）	1	1	1	1	1	1	1	1	1												
	感覚遮断（視覚、聴覚）	1																				
	ベッド上安静	1	1	1	1	1	1															
	ルート類の数（1本毎に各1点）		5	5	4	4	4	2	2	2	1											
合計			19	19	23	23	25	29	32	35	29	27	30	24	24	27	24	24	27	24	24	27
危険度			Ⅱ	Ⅱ	Ⅲ	Ⅲ	Ⅲ	Ⅲ	Ⅲ	Ⅲ	Ⅲ	Ⅲ	Ⅲ	Ⅲ	Ⅲ	Ⅲ	Ⅲ	Ⅲ	Ⅲ	Ⅲ	Ⅲ	Ⅲ

図 2-B-3　Nさんの自己抜去危険度アセスメントスコアシートの経過

んが覚醒したときには目線を合わせて話しかけ、Nさんが自分の状態を把握できるように努めました。

　しかしNさんは、術後12時間が経過した頃から落ち着きがなくなり始め、点滴を何度も抜こうとしたため、自己抜去予防目的で両手にミトンを装着せざるをえなくなりました。ベッドから起き上がろうとするなど身体の動きが激しいときは、両上肢抑制も追加されました。ミトンを見たNさんは、「やめてー。これ、やめてー‼」と興奮したため、一時的に外しましたが、1時間もしないうちに「お迎えが来たわ。行かないかん」と言って起き上がろうとするので、なかなか抑制解除できません。興奮が続くときは、主治医からの指示により非定型抗精神病薬（リスペリドン0.5mL）を内服してもらいました。

　Nさんは術後3日目に一般病棟に転床しましたが、「これ取ってー」と4人床室で混乱したため、消灯前にスタッフステーション近くの観察室に移されました。「誰か助けてー。籠城された！　誰の許可を得てこんなことするの。助けてーっ！」と大声で叫ぶため、ミトンを外して看護師が付き添い、手を握って話しかけたり、何がつらいのか、どうしてほしいのか尋ねたり、部屋の照明を落とすなどして、Nさんにとって落ち着ける環境をつくろうとしましたが、Nさんは興奮状態から抜け出すことができません。激しい動きのため患部の安静が保てず、チューブ類が抜けてしまう危険性があったので、仕方なく不穏時指示であるリスペリドン0.5mLを内服させましたが、効果がありません。そこで主治医に相談し、指示でベンゾジアゼピン系抗不安薬（フルニトラゼパム静注用2mg）を使用しましたが、1時間ごとに目を覚まして興奮したため、さらに追加して対応した結果、翌朝には傾眠傾向になり昼夜逆転してしまいました。

　術後4日目に水分摂取許可が出て離床訓練が開始になりましたが、痛みと眠気のために思うように動けませんでした。Nさんは、「手術の前まではちゃんと動けたのに」と、思うようにならない自分の身体にいらだっていました。

観察のポイントとアセスメント

生活背景や人生の価値観

　Nさんは10年前に夫を病気で亡くして以来、1人で暮らしてきました。ずっと主婦をしており、働いた経験はありません。3人の子どもたちもすでに独立し、長男夫婦は近くで暮らしていましたが、時折Nさんの様子を見に来る程度でした。このところもの忘れがひどくなり、鍋を焦がしたりやかんを火にかけたままにすることが続いていたため、長男が心配して病院で診てもらおうとしましたが、「私は元気なの。年をとったら誰でも忘れっぽくなるわよ」と言って、病院に行こうとはしませんでした。

　Nさんは近所の友人といっしょに、地区の文化センターなどで行われるカルチャースクールに通うのが趣味で、中でも絵手紙やちぎり絵などが得意でした。

せん妄に関連した症状・生活行動の障害

せん妄の要因には
①直接原因(身体疾患、手術、薬物の使用など)
②準備因子(高齢、認知症など)
③誘発因子(環境の変化、心理的ストレス、睡眠障害、身体拘束など)
があり、3つの要因が複雑に重なり合って発症すると考えられています。Nさんは高齢であり、緊急手術で入院し、医療機器に囲まれた環境で目覚め、抑制をされていました。「知らない場所にいる」「いつの間にか、お腹に穴が開いている」といった不安や緊張などの心理的要因や、術後の疼痛という身体的要因も加わって、せん妄発症の危険性はかなり高いものでした。

そのうえ、興奮して眠らないことに対して非定型抗精神病薬と抗不安薬が使用され、過鎮静を引き起こしていました。このことが原因で睡眠のバランスを崩し、混合型タイプのせん妄を発症したと考えられました(表 2-B-1 参照)。

せん妄を発症したNさんに対して、せん妄の発症因子と症状を観察し、アセスメントする必要がありました。また、"鍋を焦がす""やかんを火にかけたまま忘れる"などの入院前の生活状況や高齢であることから、何らかの認知症が潜在している可能性を考える必要もありました。そこで、せん妄症状の評価のために日本語版ニーチャム混乱・錯乱状態スケール(J-NCS)[*1]を開始し[2)]、J-NCSのサブスケールである「認知・情報処理」の点数が昼夜を問わず低い場合は、認知症による行動・心理症状(BPSD)が発症または混在している可能性を考えることにしました。また、Nさんの言動について詳細に看護記録に残し、変化をみることで、せん妄なのかBPSDなのかをアセスメントしました。NさんのJ-NCSの推移を図 2-B-4 に示します。

また、疼痛コントロールの評価は、NRS[*2]（痛みの数値評価スケール）を使用することに統一し、痛みレベル3以下は経過観察、4〜6は鎮痛薬内服、7以上で座薬または注射の使用を選択することにしました。

さらに、昼夜逆転を改善するために、使用薬剤の見直しをはかりました。薬剤の使用を控え、日中の活動量を上げて生活リズムを整えるようにしていきました。

*1：日本語版ニーチャム混乱・錯乱状態スケール(J-NCS)
最高得点30点、最低得点0点で、24点以下はせん妄発症状態、19点以下は中等度〜重度の混乱・錯乱状態と評価される。
詳細はp.78を参照。

*2：NRS（痛みの数値評価スケール）
痛みを「0＝痛みなし」から「10＝これ以上ない痛み」の11段階として、本人に数字を選択してもらう。
詳細はp.78を参照

表 2-B-1 せん妄のタイプ

種類	特徴
過活動型 (hyperkinetic type)	●幻覚、妄想、興奮、失見当識がよくみられる ●大脳辺縁系の過剰興奮により、不安や緊張が亢進した状態
低活動型 (hypokinetic type)	●錯乱し疲れているが、幻覚や妄想はみられない ●傾眠傾向で、うつ病や不眠症と間違われやすい
混合型	●過活動型と低活動型、両方の特徴が混在する

(亀井智子 編著：高齢者のせん妄ケアQ&A—急性期から施設・在宅ケアまで，p.10，中央法規出版，2013を参考に作成)

病気や入院に対する認識

　手術直後は説明すれば手術を受けて病院に入院していることが理解できていたNさんでしたが、せん妄発症後は「田んぼの中におる」「ここは『ひまか島』でしょ。帰りたいの」などと言って、自分がどこにいるのか、なぜ入院したのかを説明しても理解できなくなっていました。ストーマについても「これ何? 取ってー!!」と言うなど、病気についても理解できる状況ではありませんでした。

看護の実際

フィジカルアセスメントを行って疼痛緩和に努める

　NさんのNRSとJ-NCSの経過を図2-B-5に示します。術後徐々に痛みが軽減していき、それに伴ってJ-NCSの点数も増加し、症状が改善していきましたが、術後7日目にドレーンを抜去したときにかなりの痛みを伴ったため、J-NCSの点数は再度低い値になり、症状が悪化してしまいました。

　その後、ストーマ周囲に皮下膿瘍ができたこともあり、発熱と痛みの訴えが続きました。発熱に対しては、抗生物質の使用とともに対症療法を行いました。痛みに対しては、鎮痛薬の効果が切れるタイミングを見計らって訪室し、痛みの観察を行うようにしました。術後9日目に皮下膿瘍を切開排膿し、創の状態が良くなるにつれてJ-NCSの点数も増加し、症状が改善していきました。

眠るための薬剤の調整

　薬剤の使用は、あくまでもNさんの睡眠障害に対する対処療法の一環であり、日中の活動量を上げて生活リズムを整えるための一手段でしかないことをスタッフと話し合い、使用方法を見直しました。

　Nさんの昼夜逆転の原因として薬剤の過剰投与が考えられたため、主治医に相談し、眠前に睡眠導入剤(ラメルテオン8mg 1錠)を定期投与し、それでも眠れない場合はリスペリドン0.5mLを1回のみ追加するようにしました。その後眠れなくても、Nさんの訴えを傾聴し見守ることで、朝まで穏やかに過ごせるようになっていきました。生活リズムが整ってきた13日目には、Nさん自ら「今日は、何にも飲まなくても眠れる気がするわ」と話し、薬剤の使用を終了することができました。

日課表を活用して生活リズムを整える

　1日の生活リズムを整えるために「Nさんの日課表」(図2-B-6)を作成し、活動と休息のバランスがとれた生活が送れるようにしていきました。日課表作成にあたっては、長男夫婦からNさんの1日の過ごし方を聞いて、できるだけ

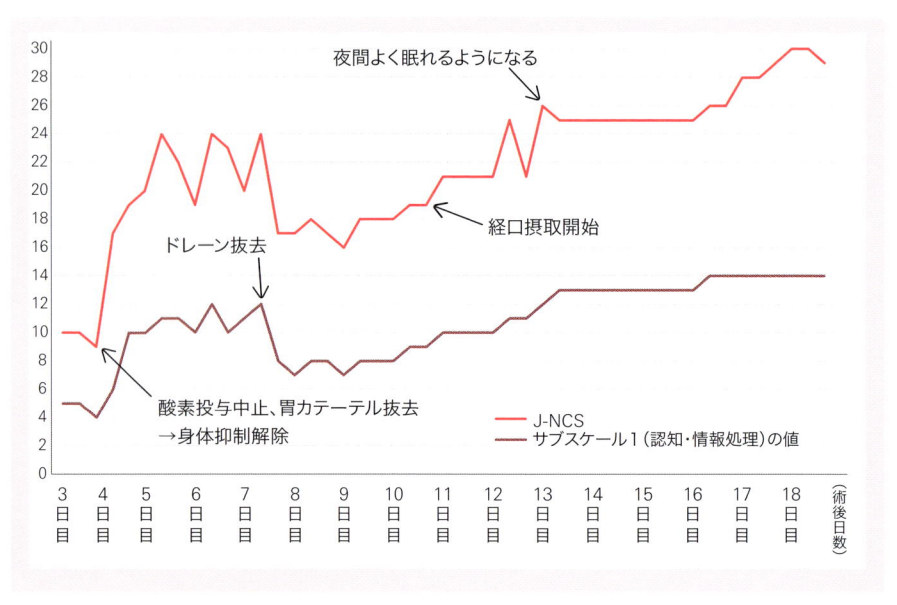

図 2-B-4　N さんの日本語版ニーチャム混乱・錯乱状態スケール（J-NCS）の推移

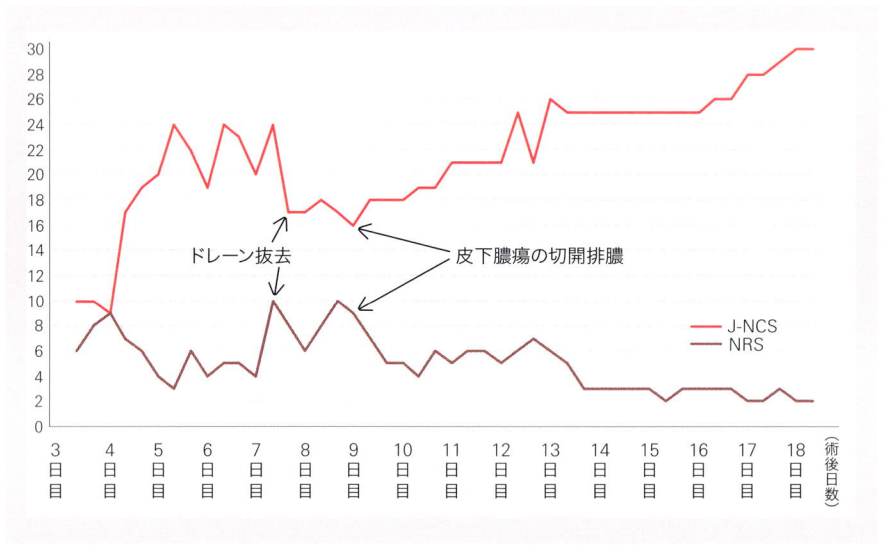

図 2-B-5　N さんの NRS と日本語版ニーチャム混乱・錯乱状態スケール（J-NCS）の推移

入院前の生活に近づけられるように配慮しました。

　日中の自由時間には、長男夫婦に道具を持ってきてもらい、N さんが得意だった絵手紙やちぎり絵をしてもらいました。はじめは「眠たいからやらない」「座っていると疲れる」などと言ってベッドに戻りたがりましたが、他の患者から「上手ねー」「きれいねー」などと声をかけられるとやる気を見せ、集中して作品をつくることができるようになりました。

　また、術後 10 日目に「変なことばかり言ってごめんなさいね。変なものは見えないようになった。でもまだすっきりしないの」と話したことから、消灯前に 10 〜 15 分の時間をつくり、足浴を行いながら N さんの思いを聴く時間

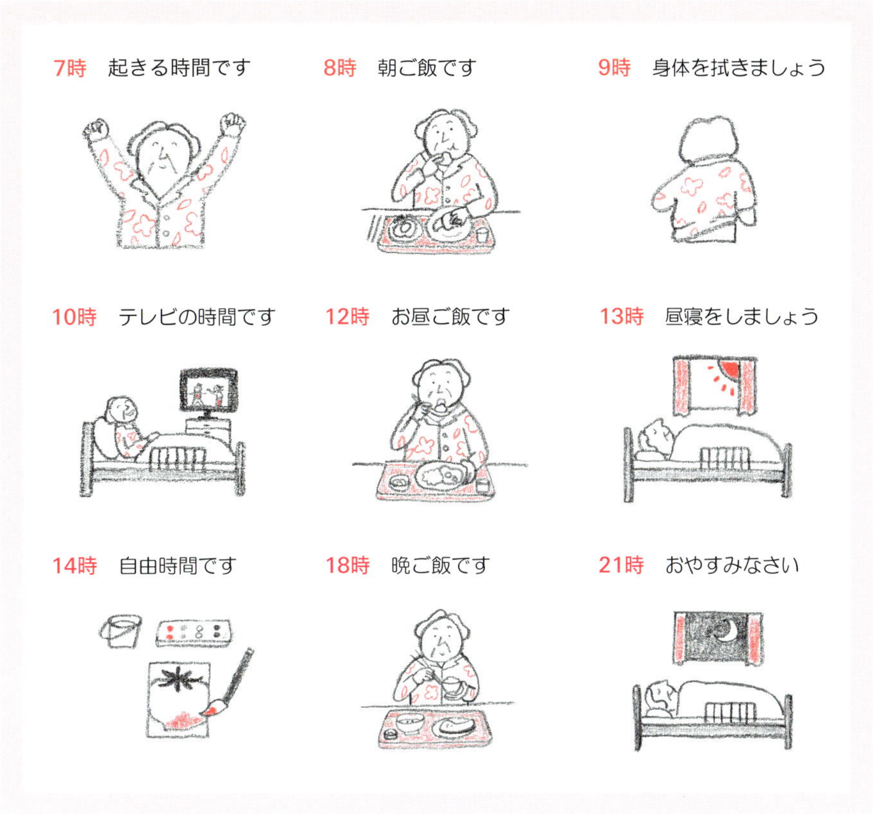

7時　起きる時間です	8時　朝ご飯です	9時　身体を拭きましょう
10時　テレビの時間です	12時　お昼ご飯です	13時　昼寝をしましょう
14時　自由時間です	18時　晩ご飯です	21時　おやすみなさい

図 2-B-6　Nさんの日課表

としました。ストーマのこと、痛みのこと、身体が思うように動かないことなど、思うままに話してもらうことで、少しでも不安を軽減できるようにしていきました。

　これらの取組みによって、Nさんは少しずつ生活リズムを取り戻していきました。J-NCSやJ-NCSのサブスケール1（認知・情報処理）の値も改善していきました（図2-B-5）。

幻視の原因を除去し、環境を整える

　救命救急センターにいるときから、Nさんは「あそこのガラスの中に、人がたくさんいる。そこに煙が出てるね」などと話しており、幻視があると考えられました。一般病棟に移った後も、「ブラウン管が見えて、大きなお尻が見えて、そうかと思うと何か違うものが見える」と話しており、幻視は続いているようでした。
　そこで、夜間はテレビ画面を布で覆って見えないようにしました。「煙が見えるし、誰かいるようで怖いわ」という訴えに対しては、Nさんの了解を得てベッド周囲のカーテンを外して周囲が見えるようにし、誤認に結びつきそうな点滴スタンドなども目に触れない位置に移動させました。また、点滴ルートも幻視に結びつきやすいと考えられるため、主治医と相談して夜間の点滴は中

止しました。

　術後12日目の夕方、Nさんが「夜になると、怖くて不安になるの」と訴えました。何が怖いのか尋ねても、「はっきりしたことは、何もないの。でも怖いの」としか言いません。Nさんは「変なものが見える」と幻視があることを自覚していたため、幻視に対する恐怖心がぬぐえないことが考えられました。そこで、部屋の電気を点けておくことを提案してみたのですが、「明るすぎて眠れない」と嫌がられました。自宅で寝るときの状況を聞くと、「部屋の明かりは小さいの(豆電球)だけにして寝ていた」ということだったので、部屋の電気は消して枕灯だけにしてみました。しかし、「頭の上が明るくて、眠れない」と言うため、今度は電気スタンドを足元の床に設置することにしました。「これなら、よさそう」と話すNさんに、「いつでもすぐそばにいます。夜中ものぞく(巡視する)し、何があってもすぐに来るから大丈夫ですよ」と声をかけて、休んでもらいました。

　翌朝、Nさんから「こんなに目覚めよく起きたのははじめてです」と、うれしそうに報告がありました。「昨日の夜は、ぐっすり眠れました。いままで私は変なことを言っていましたね。皆さんに迷惑をかけたと思って、反省しています」と話し、日中も積極的に日課をこなすようになり、この日を境にせん妄症状は消失しました。

家族へのケア

　術後2日目に一般病棟に移ったNさんでしたが、「やめてー。これやめてー！」など大声を出して騒いだり、「ここは『ひまか島』でしょ。帰りたいの。帰らせてー！」と叫んで起き上がったりすることが続きました。そんなNさんを見た長男は、「母はどうなってしまったんですか？」「元に戻るんですか？」と不安げで、Nさんに対しても「母さん！ 何やっとるんだ。ここは病院やぞ！」と声を荒らげて押さえつけたりすることがありました。

　せん妄状態になったNさんの不安や症状緩和のためには、家族の協力が不可欠でした。しかし、Nさんの状況を見て少なからずショックを受けた長男は、「ご迷惑をかけてすみません。何かあったら、縛ってやってください」と言い、そばにいるときでも身体拘束を外そうとはしません。このままでは、長男がショックを受けて混乱したまま、病院に来なくなってしまうことが懸念されました。

　そこでせん妄について理解してもらうために、長男に対してパンフレットを用い、わかりやすく説明していきました。せん妄の症状は一時的なものであること、原因を取り除くことで元の状態に戻るようになること、家族の優しい対応が、症状緩和のきっかけになること、どのような対応が間違っているのかなど、説明を繰り返し行うことで少しずつ理解され、Nさんに対しても優しく声をかけることができるようになっていきました。日中、生活リズムを整えるために積極的に散歩に連れていったり、ちぎり絵の制作を手伝ったりと、Nさんと長男の良好な関係は退院まで続きました。

入院中の経過から退院までのポイント

せん妄に関するアセスメントを正しく行い、誘因・原因を取り除く

　せん妄発症時に、注意機能障害や見当識障害の有無とその程度、いつどのような症状が出ているのかなどを観察し、誘因・原因(表2-B-2)は何かをアセスメントすることで適切な治療やケアの方法を考え、実行していきます。急性期病院の入院患者の場合、認知症の確定診断が付いていない患者のほうがまだまだ多いのが現状です。そのため、高齢者が入院する場合は、既往歴に認知症がない場合でも、患者基本情報の聴取時に入院前の生活歴をよく聞いて、認知症を患っている可能性を考慮に入れ、原因から除外できるようにしておくことが必要です。

退院に向けて考慮すべきこと

　術後のせん妄状態によって睡眠障害と不穏を引き起こしていたNさんでしたが、"鍋を焦がす""やかんを火にかけたまま忘れる"などの入院前の生活状況から、何らかの認知症が潜在している可能性を考える必要がありました。せん妄状態が改善してから、改訂長谷川式簡易知能評価スケール(HDS-R)[*3]を行ったところ、18点で「認知症の疑いあり」という結果が出ました。

　長男にこの結果を伝え、専門機関への受診を勧めました。長男夫婦が近くに暮らしているとはいえ、独居であるNさんが少しでも長く地域で暮らしてい

[*3]：改訂長谷川式簡易知能評価スケール(HDS-R)
最高得点30点、最低得点0点で、20点以下は認知症の疑いありと評価される。
詳細はp.71を参照。

表2-B-2　せん妄の誘因（ストレスの誘因）

誘因	詳細
環境の変化	●感覚や刺激の減少（牽引などによる体位固定、人とのかかわりの減少など） ●刺激の過多（モニターの音や光の刺激など） ●なじみのものからの隔絶
バイタルサインの変化	●収縮期血圧と拡張期血圧の異常 ●心拍数の異常（不整脈や頻脈、徐脈など） ●SpO_2の変動（呼吸苦、過換気、低換気、酸素の使用など） ●体温の異常（高体温、低体温など）
疼痛の有無	●痛みの頻度、程度、特徴（術後、疾患によるものなど） ●鎮痛薬の使用状況
身体拘束	●ミトンや抑制帯、4本柵の使用など
睡眠障害	●不眠、昼夜逆転など
体調不良	●貧血、脱水、下痢、低栄養
感覚機能の低下	●難聴（補聴器の不使用など） ●老眼（眼鏡が合わない）
薬物の影響	●ベンゾジアゼピン系薬物の使用 ●H_2ブロッカーなど

くためには、薬物治療やフォーマル・インフォーマルサービスの利用が必要になってきます。今後、介護の主体者となっていく長男夫婦の生活も考えたNさんとのよりよい暮らし方について話し合い、自宅退院となりました。

この事例を通して伝えたかったこと

　Nさんがせん妄状態になった原因としては、①術後の疼痛、②環境の変化（緊急入院・手術、救命救急センターから一般病棟への転床）、③身体拘束、④睡眠障害の4点が考えられました。

　①については、鎮痛薬を効果的に使用することでコントロールが可能です。しかし"鎮痛薬を効果的に使用する"ためには、患者をきちんと観察することが必要になります。【フィジカルアセスメントを行って疼痛緩和に努める】(p.193)のところでも述べましたが、鎮痛薬はNさんの痛みの訴えに合わせて使用していきました。ここで考えなければならないのは、「Nさんは常に正しく痛みを訴えられていたかどうか」です。何らかの原因（見当識障害など）で痛みを正しく伝えられない場合もあることを考えておかなければいけません。「訴えがなければ鎮痛薬の投与を行わない」というようなことがあってはならないのです。患者の表情や言動、バイタルサインなどを観察して痛みの有無を察知し、疼痛コントロールを行うことが必要になります。Nさんが疼痛を訴える前に鎮痛薬を投与する、または鎮痛薬の持続投与との併用などの手段も考慮するべきでした。

　②の環境の変化についてですが、「入院するのだから、環境の変化は当たり前」と考えがちだと思います。しかし、「患者にとって最小限の変化に抑えられているか」という視点で考えてみてください。Nさんの場合、救命救急センターにいるときには、フロアの照明はできる限り落とし、モニター類の音も最小限に絞るなどの工夫をし、一般病棟に移ってからは元の生活に近い環境をつくろうと努力していますが、入院後短期間で病棟を変えたり、混乱したNさんをスタッフステーションに近い部屋に移動させたりしています。これらの移動は、本当に必要だったのでしょうか。術後すぐに一般病棟に移し、最初からスタッフステーションに近い部屋に入室させていたら、環境の変化による影響はもっと少なかったかもしれません。病状の変化やベッドコントロールなどの問題はあるかもしれませんが、せん妄発症のリスクが高い患者の場合は、環境の変化を最小限に抑えるために、最初から一般病棟で術後管理を行うことについて、主治医と話し合っておくことも必要だったと考えます。

　Nさんのせん妄が遷延した原因として最も考えられるのは、薬物の過剰投与による生活リズムの混乱です。①術後の疼痛、②環境の変化（緊急入院・手術、救命救急センターから一般病棟への転床）、③身体拘束、という要因が合わさって、Nさんが混乱状態になったときに薬物の過剰投与を行った結果、昼夜逆転を招いてしまっています。Nさんがこのような状態になる前に、それぞれの要因に対する原因を考えて対応しておけば、薬物を使用しなければ収まらないほどの混乱状態に陥ることはなかったと考えられます。

急性期病院では、身体拘束や薬物の使用は、「治療や疾病管理を優先させるためには仕方ないこと」として考えられていると思います。しかし、身体拘束や薬物の使用を行う前に、問題行動として現れている事象の原因や根拠を明確にして、それぞれについて看護介入できることはないかを考え、実行してみてください。例えば、Nさんの場合は、①十分な疼痛コントロールを行う、②病室の移動は最小限にし、Nさんの入院前に近い環境をつくる、③Nさんの訴えを傾聴し、不安の原因を取り除く、④Nさんの趣味や元からの生活行動を取り入れた1日の生活リズムをつくる、などが考えられます。考えられるケアを行ってみて、どうしてもやむをえない場合に限り、主治医および看護チーム内でよく協議したうえで、最低限の身体拘束や薬物の使用を考えるように取り組んでいきます。

　Nさんは、緊急手術後にせん妄状態になり、せん妄が遷延しているのか、BPSDが発症したのかを考える必要がありました。必要なスケールをツールとして使用し、看護記録に詳細な言動を残して両者を比較し、アセスメントすることで、的確なケアの実施ができました。

　今回、生活リズムを整えるための一手段として眠前の足浴を取り入れましたが、はじめは病棟スタッフからの抵抗がありました。「効果があることは文献などで読んで知っている。けれど、時間内に業務を終わろうと思ったら、そんな時間(足浴をするような時間)はない」というのがその理由でした。しかし、はじめは半強制的に開始してもらいましたが、チームで業務調整してお互いにカバーしあうことで時間を捻出し、足浴を継続して行ったところ、Nさんのせん妄症状が消失しました。このことが成功体験となり、他の患者にも試してみようという動きにつながりました。今回のような成功体験を積み重ねることで、急性期病院でも個々に合わせたケアは可能だということを病棟スタッフ全員が経験できました。この経験はきっと、将来のより良いケアに結びついていくことと思います。

引用文献
1) 村中景子ほか：自己抜去危険度アセスメントスコアシートの再アセスメントとバリアンスの発生率による信頼性の調査，北海道看護研究学会集録，p.64-66，2007．
2) 一瀬邦弘ほか 監：せん妄―すぐに見つけて！すぐに対応！，p.26-31，照林社，2002．

参考文献
1) 亀井智子 編著：高齢者のせん妄ケアQ&A―急性期から施設・在宅ケアまで，p.10，中央法規出版，2013．
2) 中島紀惠子 責任編集：新版 認知症の人々の看護，医歯薬出版，2013．
3) 島橋 誠 監：特集 一般病棟の認知症看護―日常生活と療養を考える，Nursing Today，27(1)：9-54，2012．

（鈴木弥生）

パーソン・センタードな視点の認知症ケアのポイント

■せん妄を引き起こした高齢患者の家族へのケア

　せん妄を引き起こした状態をみると、一過性の状態ではあっても家族は「ぼけてしまった」「おかしくなってしまった」と思い、とても不安になります。患者から気持ちが離れていき、在宅復帰が困難になる可能性もあります。術後のせん妄は一時的であることを家族に説明して、不安点をていねいに聞き、サポートしていく必要があります。面会に来たときに家族から情報を得たり、家族にケアに参加してもらうことで、安心につながることでしょう。

❶せん妄に対する正しい知識を提供し、ケアに参加できるようにする

　せん妄に関しては医師から伝えられますが、家族がどのように思っているのかを傾聴して、せん妄は一時的なものであり、回復が可能であることなどを正しく認識しているか、アセスメントします。次に、本人が苦しんでいること、家族が面会に来ることが本人にとって大きな励みになること、本人と話をしたり、少しでもそばに寄り添って、言葉をかけてもらうことが回復につながることを伝えます。

❷家庭内での本人の役割や情報を提供してもらい、せん妄軽減のケアに役立てる

　下記のような患者の日常生活の情報を得ながら、せん妄緩和のケアに生かしていきます。

- ●普段の過ごし方や活動・睡眠の状態
- ●本人が安心する物(普段使用している湯呑みなど)や好みの物
- ●生活リズムの改善になりそうな普段の好みの活動
- ●好みのテレビ番組、読書、新聞

❸治療・看護方針を伝えるとともに、適切なかかわりができるように支援する

　患者の行動をいさめたり、医療者に迷惑をかけることを心配して身体拘束を申し出る家族もいますが、行動を制止することや身体拘束はさらに混乱を引き起こします。適切なコミュニケーションをとったり、かかわったりすることが重要であることを伝え、看護師がよいかかわりの方法を示すなどして、家族を支援していきます。　　　(鈴木みずえ)

C　医療ニーズが高く、急性期病棟と地域の連携が必要だったケース … 事例 **12**

心不全の治療中にせん妄から認知症が表面化した高齢患者

事例の概要

　Tさんは80歳代の女性で、不安定狭心症で集中治療室に緊急入院されました。既往歴は、心不全、高脂血症、両膝関節症があります。数年前に自宅で意識消失のエピソードがあり、年相応にもの忘れはありましたが、認知症とは診断されておらず、今回の入院時にせん妄症状を来したことをきっかけに認知症症状が表面化し、退院後にレビー小体型認知症と確定診断されました。認知症の程度はCDR 1[*1]で、軽度認知症でした。

[*1]：CDR（臨床認知症評価法）
「0＝健康」から「3＝高度認知症」の5段階で評価する。
詳細はp.71を参照。

入院までの経過

　Tさんは20XX－1年に左前下行枝、右冠動脈に対して経皮的冠動脈形成術を施行されています。入院前は老人保健施設に入所しており、ADLはほぼ自立していましたが、両膝関節症のため長時間歩くことは困難であり、移動は車いす使用でした。入院1週間前よりときどき軽度の胸部症状が出現し、ニトログリセリン舌下にて症状は改善していました。

　20XX年2月の入院当日、夕食後に胸部症状が出現し、いつものようにニトログリセリン舌下にていったん症状は改善しましたが、1時間後にトイレへ行った後より、再度胸部症状が出現し持続するため、救急車の要請となりました。ドクターカーが出動し、ニトログリセリン投与後、胸部症状の程度は10段階中6へ軽減しました。来院時の状態は、心拍数71回/min、血圧値161/94mmHg、酸素5LマスクにてSpO_2 100%で、心雑音はなく、四肢冷感や浮腫もありませんでした。胸部症状の程度は10段階中5まで軽減がみられました。心電図ではⅠ、aV_L、V_{5-6}でT波平坦、V_{1-4}で陰性T波がみられました。心筋逸脱酵素の上昇や肺うっ血、心拡大はなく、心胸郭比50%程度でした。

　不安定狭心症と診断され、いままでに経皮的冠動脈形成術を施行されているため、ステント内再狭窄の可能性も考えられました。集中治療室に入院し、翌日、冠動脈カテーテル検査の予定で入院加療開始となりました。酸素マスク、

末梢持続点滴ルート、バルンカテーテル挿入、ベッド上安静で、内服薬は、クロピドグレル硫酸塩、アスピリン、テルミサルタン、ベニジピン塩酸塩、プラバスタチンナトリウム、メロキシカム、ランソプラゾール、センノシドを使用していました。

入院中の経過

　入院翌日、再度胸痛を自覚したため、緊急冠動脈血管造影が施行されました。その頃よりTさんは「医師から見張られている、壁に虫がいる」などと不可解な言動をしていたため、娘は不安を感じていました。せん妄を起こしていると説明を受けたことで、娘はTさんの病状が安定し、一般病棟に移って元気になれば不可解な言動は治まっていくだろうと思っていました。

　入院2日目に一般病棟へ転棟し、安静度も少しずつ緩和され、医師の前での受け答えはしっかりとしていましたが、家族の前でのみ不可解な言動は続いていました。そこで、入院8日目に精神科紹介受診となりました。病室往診での精神科初診時は、見当識障害はなく、つじつまの合わない言動もありませんでした。しかし、認知症の可能性も否定できないため、確定診断は退院後に外来で評価する方針となり、心筋シンチグラフィーが予定されました。

　娘や看護師から情報を聞き、Tさんは「警察が来るから、覚悟しておきなさい。先生が見張っている」「足に虫が這う」と話し、そのほかにも、いるはずのない人が見えたり、虎が見えたりなどの幻視がありました。妄想に対しては、内服でコントロールする方針となり、抑肝散と抗精神病薬クエチアピンフマル酸塩（クエチアピン®）25mgが処方されました。Tさんには、①注意や覚醒レベルの変動を伴う認知機能の動揺、②現実的で詳細な内容で、繰り返し現れる幻視、などの認知症の中核症状があり、精密検査の結果、レビー小体型認知症と診断され、アルツハイマー型認知症進行抑制剤のドネペジル塩酸塩（アリセプト®）3mgの内服開始予定となりました。

　入院9日目、真夜中0時過ぎ、モニターが外れていることに看護師が気づき訪室すると、点滴ルートや酸素などを引っ張ったままベッド上で立ち上がり、フォークを握りしめている状態のTさんを発見しました。Tさんは「私はもう死んでしまったほうがいいの」と叫び、そのまま倒れて意識消失してしまいました。

看護の場面

　筆者がTさんに自己紹介をして（認知症看護認定看護師とは言わず）、困っていることを尋ねると、「まぁ、ないことはないけど……」と黙ってうつむいたので、「言うほどでもないですか？」と声をかけると、「そうやね」と返答があり、ていねいに挨拶はするけれども、看護師の様子をうかがっているような印象がありました。退院してから相談にのることを伝えて、娘のみ面談室へ移動しても

らい、話をうかがいました。

　娘は、「私自身も具合が悪くなって、これからどうしたらいいか不安です。母は人の世話になるのをとても嫌がります。いままでは、世話をするほうでした。この年になっても私は子ども扱いですから……。リハビリも自分ですると言っています。きっと、対応していくのが大変なので、退院してからも相談できるのは安心です」と話しました。もの忘れ看護相談外来について案内をすると、予約をとって退院することを希望されました。

観察のポイントとアセスメント

入院前の生活状況

　Tさんは、元来はしっかりした方であったと家族からの情報がありました。ものごとを自分自身で決め、解決してきた気丈な性格で、他人に世話になることを嫌い、逆に人に世話をする立場を好んでいました。長年のコンプレックスは、文字の修学歴がなく、読んだり書いたりできないことで、そのことでつらい思いを何度もしたと娘に話していました。

　Tさんの子どもは、長男、次男、長女の3人です。夫は戦争で他界し、以後女手1つで3人の子どもを育て上げ、その後も事情がありTさんにとって孫である次男の子どもも自分の子どものように育て、いっしょに暮らしていました。その孫も成人し、しばらくは1人で暮らしていましたが、足腰が弱くなり、長男夫婦と共に暮らし始めました。しかし数年後、本人の希望から娘夫婦と同居することになりました。

　1年半ほど娘夫婦と生活しましたが、娘の夫が他界し、娘が抑うつ状態となった様子をみて(このときから、他人の心を推測すること、人の行動についての原因を考えることなどに対して、思考の固さがあったのではないかと思われます)、Tさんの希望で(娘がTさんのことを邪魔者に思っているという誤認が元となって)老人保健施設に入所され、今回の入院に至りました。退院後に施設に戻ることをTさんは拒み、娘と2人暮らしの予定です。

認知症の種類

　入院前から、もの忘れは軽度認められていました。入院後も、体温測定を行ったかどうかなどのもの忘れがありました。幻視・妄想やパーキンソン症状があり、レビー小体型認知症が疑われました。

中核症状によって障害されている生活行動とその人のもてる力

　Tさんは、1日のうちでも、しっかりした反応があるときと、はっきりしないうつろな表情をしているときがあります。注意や覚醒レベルに変動を伴っているため、できると周囲が思っていたことができなかったり、おぼえていない

と周囲が思っていることをはっきりおぼえていたりなど、できる力の判断が難しいという特徴がありました。それによって家族も、「わざとできないふりをしている」「私を困らせようとしている」など、被害的思考に陥りやすくなります。実際、娘は「母のことが信じられない。何が本当で、何が嘘なのか……。常に母に振り回されていてしんどくなる」と話していました。

記憶に関しては、初期のレビー小体型認知症にはアルツハイマー型認知症のように近時記憶の障害は目立ちません。Tさんも軽度のもの忘れはありましたが、日常生活に大きく影響するほどではなく、むしろ些細なことでもよくおぼえていることがあり、本人はもの忘れの自覚はありませんでした。

いままでしてきたこと、家事、ADL動作（食事摂取、排泄、更衣、歯磨きなど）はできます。一見すれば、何も問題はないように思われます。しかし、現実的で詳細な内容の繰り返し現れる幻視があるため、不可思議な体験として感じ、それがTさんの不安感や恐怖感につながり、生活に支障を来すことが出てくると思われます。

ニーズとしての認知症の行動・心理症状（BPSD）

点滴ルートや酸素などを引っ張ったままベッド上で立ち上がっている状態は、せん妄、もしくはレビー小体型認知症に特徴的なレム睡眠行動障害と考えられます。これを、せん妄や認知症の症状の1つととらえると薬物治療が先行しますが、「私はもう死んでしまったほうがいいの」というTさんの言動から、何らかの心理的なものが原因で引き起こされていると考えると、看護師の役割がはっきりします。Tさんは、"周囲の人には見えないものが見える幻視＝精神病"ととらえてしまい、「ここは気狂いが来るところ」などの発言があり、自分が自分でなくなってしまう恐怖感を味わっていたのでしょう。恐怖感や不安感を取り除くケアが必要と考えられました。

また、妄想性誤認もレビー小体型認知症の特徴です。Tさんの場合、「私は娘のせいで、九州の息子の家から娘の家へ連れ去られた」（実際は、長男の嫁と折り合いが悪く、Tさん本人が娘にグチを言い続け、娘との同居を自ら希望した）など、他人への責任転嫁がみられ、その後の施設入所についても、「娘に捨てられた」と言っています。その不完全なエピソード記憶と誤認がリアルな妄想につながり、Tさんの中ではっきりしているため、周囲の者との関係を崩してしまうことが多いようでした。

病気や入院に対する認識

Tさんは循環器科医に対して信頼が厚く、「医師の言うことには逆らってはいけない」という考えもあり、循環器科医を「心臓の先生で、命を救ってくれる人」と話していました。そのため、心臓に関係する薬は自分にとって大切だと認識していましたが、それ以外の薬は「何の薬か？」と警戒する言動がありました。

入院中に「ここは気狂いが来るところ」という発言ありましたが、その理由

として、Tさんの同室患者が夜間にせん妄を起こして大声を出したエピソードや、自分が話しかけても黙っていた失語症患者を、Tさんにとって"普通でない人"と決めつける短絡的結論に至ってしまい、「自分も同じように思われているのではないか」との思い込みがありました。元来プライドが高く、老人保健施設を「姥捨て山」と呼んでいたり、精神科受診に対するかなりのマイナスイメージがありました。

家族との関係

　キーパーソンである娘は、数年前に夫を亡くしてうつ状態となった既往があり、現在は落ち着いていましたが、Tさんが入院後に激しいせん妄を来したことと、認知症であるかもしれないことを聞き、憔悴している状態になっていました。退院後はいままで生活していた施設ではなく、娘と同居することになっており、Tさん本人と娘の精神的なサポートが必要であると思われました。

　施設ではなく自宅退院が決まり、喜んでくれるだろうと思っていましたが、Tさんは娘に対し、まじめな顔で冷たい目をして「あんたは私を捨てる場所がなかったんやね」と言いました。九州から大阪へやって来て、施設へ入所してきたいままでの経過から、Tさんにとって居場所の移動は、「どうして私はこうやって転々とさせられるのだろう」と、捨てられることを意味する様子でした。

　しかし、娘にとっては母親を追い出した気持ちはまったくなく、母親が望むとおりにしてあげたいと常に思っているとのことでした。施設入所したときも、何度も確認したけれども、本人が施設入所を希望したから決心したそうです。それにもかかわらず、「すべては娘のせい」と責任転嫁するような言動をTさんが周囲の人にすることで、わかってくれているものと思っていた兄にも叱責されて、娘は「人間不信になりそうです。何を信じていいのか、自分がどうすればいいのかがわからなくてつらい」と話していました。娘は、大切に思っている母親であるTさんに、娘としてがんばっていることを認めてほしいと感じていたと思われます。思ってもみないTさんの言動が心に刺さるように、Tさんに誤解されていることが一番つらいと感じていたのでしょう。これは認知症の特徴的な症状が原因で起こる誤認や妄想であることを娘に説明しても、「頭ではわかっているけれども、母は誤認したままなので、いっしょに生活することに自信がない。でも、できる限り家で介護したい」と、思いを話していました。

看護の実際

幻視に対して患者を否定せずに、状況に応じて対応していく

　「虫がいる」という訴えに対しては、いっしょに虫をはらうような動作をして、取り除こうと試みました。

「○○が見える」という訴えに対しては、そのときのTさんの気持ちに着目し、安心できるような対応をしました。「Tさんが見えているものは、私には見えません。不思議ですね。白い虫なんて、見えたら気持ち悪いですよね。早く治るといいですね。もしまた見えたら、言ってください。私がいっしょにはらいますね」など、気持ちをくみ取りながら否定はせずに、事実とTさんの力になりたいと思っていることを伝えました。そして、医師からTさんに幻視について説明してもらうよう依頼し、「虫などが見えるのは、脳の血流が悪くて見えるためで、薬が効いてきたら改善することもある」と説明されました。

【結果】　「調子は悪くないです。前は白い虫が見えましたが、今日は見えません」。会話中は穏やかな様子で、笑顔が見られました。Tさんも幻視を認識し、その理由がわかったことで安心につながりました。認知症だから説明してもわからないだろうとは思わず、説明をしっかりと行い、納得が得られる努力を惜しまないことが必要です。

信頼関係の構築を目的としたコミュニケーション

　日常のかかわりとして、Tさんが自信をもっている経験談や、いままで大切にしてきたTさんの考えや人生観を話題としたコミュニケーションをとりました。Tさんが周囲の人に悟られたくないと思っている弱くなってしまった自分ではなく、自分に自信を取り戻せるような会話内容は、安心感につながります。そのような会話が日常生活に組み込まれると、医療者と患者という関係よりも看護師とTさんの距離が近くなりやすく、信頼感につながっていけると考えました。

【結果】　Tさんは「何でこんなことになったんだろう。頭がボーッとして、ときどき虫も見えるし、こんな自分は家族に迷惑をかけて、生きていても仕方がないのに、でももう少し生きないといけないのね。家に帰っても趣味も何もない。ずっと九州で生きてきたので、ここでは何もすることがない」とゆっくりとした口調で話しました。このことから、少しずつ心を開いて、自分の思いを話せるようになったことがわかります。

家族関係の修復・誤解を解くための橋渡し

　「退院後は、娘さんが働きに出るので、母親としてTさんのことを頼りにしていると言っていました。お孫さんもTさんを慕っているから、東京から病院へ面会に来ているのでしょう」と、家族が何よりもTさんのことを大切に思っていることを伝えました。また、特に娘には、Tさんが落ち着いているときに看護師に話してくれる家族を気遣う内容をそのまま伝え、レビー小体型認知症の症状の特徴と照らし合わせながら説明していきました。

【結果】　Tさんは、笑顔を見せて話すことが多くなりました。娘に対しての

きつい言葉も減っていきました。娘は「母の言葉をありのままとらえるのではなく、その裏に隠されている気持ちを考えるようにします。疑心暗鬼になることはありますが、そのときどきで、どうすればわからなくなったときには相談します」と話されました。

患者の自尊心を傷つけないような対応

　循環器科医、精神科医、病棟看護師、薬剤師と調整をはかるために働きかけました。精神科受診は、本人のマイナスイメージが強いため、娘に精神科受診してもらう方針とし、内服はＴさんが信頼している循環器科医がまとめて処方するほうがよいとの統一した判断がなされ、退院後も同様に配慮していく予定としました。

【結果】　抑肝散やクエチアピンフマル酸塩が追加処方になった際や、退院後に確定診断が付き、ドネペジル塩酸塩が処方されたときにも、循環器科医より説明することで抵抗なく服用できました。娘も安心して受診できると話していました。

もの忘れ看護相談外来での家族支援

　退院後にレンタルベッドや、リハビリテーション目的のデイサービスなどを予定していましたが、拒否がありました。娘にはその理由を、Ｔさんの思いを代弁するようなつもりで、以下のように話しました。

　「いままでの経過から、介護拒否のエピソードは、母親としての役割喪失により、本人が自分の居場所を確保しようとする言動であったと考えられます。もともと世話になることを嫌う性格であることも関係しますが、娘さんに心配をかけまいとして『1人で大丈夫』と言ってみせるのも、母親としては自然な言動です。それに加えて認知症があると仮定すれば、生活のしづらさからＴさんのいらいらにつながり、情けない気持ちなどをストレートに表現できずに苦しんでいると考えられます。Ｔさんが、母親としての役割と、他人の役に立つこと、Ｔさんらしさを周囲の対応によって取り戻すことができれば、精神的に落ち着く可能性があります。娘が母親を心配して神経をピリピリさせる気持ちは、Ｔさんにとっても悪影響を及ぼすと思われます。まず、簡単な内容で構わないので、Ｔさんが母親役割を取り戻すために、何か相談事をもちかけてください」。

　いままでの親子関係を考えると、娘にとっては難しいこととも思われましたが、必ず良いほうへ向くこと、万一、何か別の困った出来事が起こったときには、またいっしょに考えますね、と伝えました。

【結果】　娘から「いままで、母に甘えることができずに育ちました。常にいい子でいようとしていた娘時代があります。成人して1人暮らしをしたのも早かったし、その頃は兄の子どもを母が育てていたので、母は孫が娘のよう

になっていました。私は1人でがんばるしかなかったんです。相談事をもちかけるのは勇気がいることでしたが、例をあげてくれたように、『出かけるときに着る洋服、どっちがいい？』と聞いてみました。そうすると、いままであまり見たことのない表情で、うれしそうに真剣に考えている様子を見て、涙が出そうになりました。母の本当の思いを感じることができた気がしました。これからもがんばって生活していけそうです」という報告がありました。

入院中の経過から退院までのポイント

入院中の認知症の症状

幻視は継続して見えることもありましたが、「脳の血流が悪くなって起きているので、治療のための薬を出している」という説明と、幻視が起きたときの看護師個々の対応により、大きな混乱を起こすことがなくなりました。

退院に向けて考慮すべきこと

1. 認知症の確定診断、治療の開始と継続：医師との連携

循環器科は本人と娘同席での受診となりました。その際、娘はTさんのできなくなっていることなどについて、本人がそばにいるので話せないことがありました。

精神科は娘のみの受診で、もの忘れ看護相談外来が主となりました。その際は、生活状況を詳細に聞くとともに、娘の精神的サポートを行いました。

循環器科医が看護相談時の記載内容から判断して、Tさんにリハビリテーション（デイサービス）の必要性と内服継続の必要性を伝えることになりました。

2. 介護保険の利用：ケアマネジャーとの連携

幻視や誤認、妄想によるものと、人の世話になることを嫌うTさんの性格から、退院後に介護困難に至る可能性があることを考えて、退院時看護サマリーだけではなく、退院後に何かエピソードがあれば、介護支援専門員（ケアマネジャー）から連絡をいただくことにしました。

退院後、ケアマネジャーより次の2点について連絡が入りました。
①退院前に福祉用具のレンタルを決めていたことに対する怒り

退院後、自宅に電動ベッドと車いすがレンタルされているのを見て、Tさんが憤慨しました。「違法で借りている」「借りるなら買う」「私はそんなことをされる身じゃない。介護を受けるほどじゃない」と言うので、ケアマネジャーが毎日のようにベッドが入った理由を説明するのですが、そのときは納得しても、翌日にはまた同じことで怒ってしまいます。

これは、退院前に先回りして電動ベッドや車いすが準備されていたことでプライドが傷ついたことによると考えられます。Tさんにとってみれば、勝手に相談なく年寄り扱いされた気分になったのかもしれません。Tさんは時折腰痛

を訴えていたので、ベッドのほうが楽だとは感じているようだったため、ケアマネジャーと相談し、希望どおりに「返却しますね」と言っていったん自宅からベッドを運び出し、翌日「購入しました」と言って、またベッドを運び込んだところ、Ｔさんはそれで納得されました。

②介護保険の解約の希望

　デイサービスについて、Ｔさんに"リハビリテーションのため"だと説明しても、「これだけ元気になっているのに、なぜリハビリなの？ お金儲けしようと思っても、そうはさせない」と言って、"介護"という言葉に強い抵抗を示します。「娘さんのために、デイサービスへ行ってください」とお願いしても、「私の存在が邪魔なんだったら、死ぬ」と言い出します。実際のＴさんのADLは、トイレでの立ち上がりに介助が必要であり、排便の際に失敗をすることがあります。娘がＴさんが傷つかないように配慮しながら始末していても、汚したのを見て「私じゃない！ 誰やこれ！ さっき猫が来ていた。最近よく来る」と、幻視と関連づけて憤慨しています。

　ケアマネジャーはＴさんに"自分を施設に入れた人"と認識されているので、しばらくは直接会わないようにしました。Ｔさんが信頼している循環器科医の外来受診時には、車いすに乗っている姿を医師には見せないようにしていました。それほど医師にがんばっている自分の姿をほめてほしいと思っているのではないかと考え、循環器科医に協力を求め、Ｔさんが歩けるようになっていることをほめてもらい、「その状態を維持するためにリハビリを申し込みましたので、行きましょう」と話してもらうと、翌日から拒否なくデイサービスに行けるようになりました。

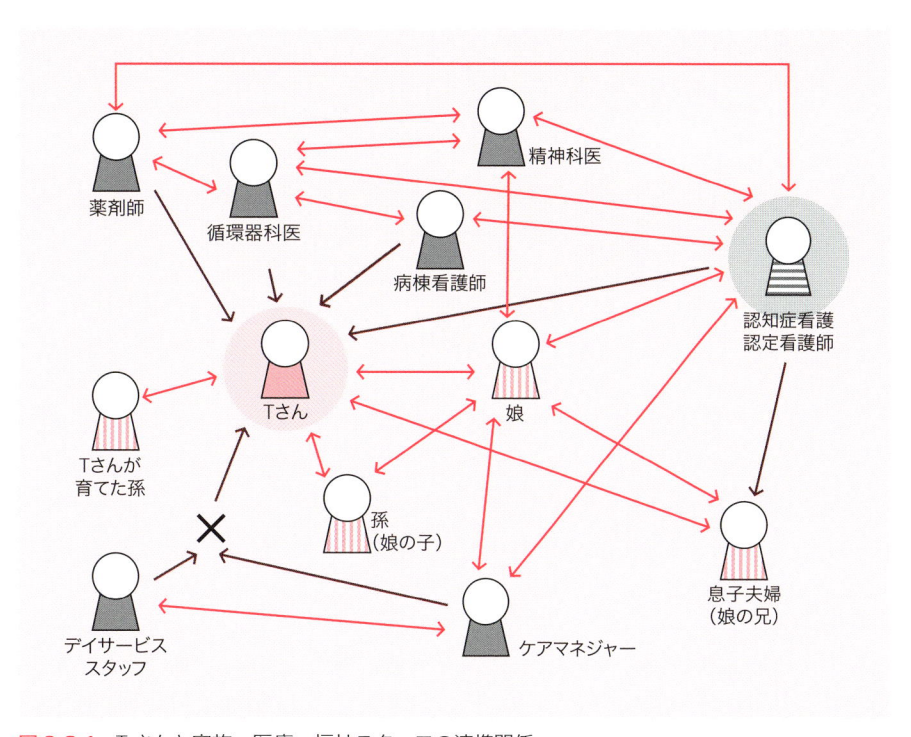

図 2-C-1　Ｔさんと家族、医療・福祉スタッフの連携関係

事例12　心不全の治療中にせん妄から認知症が表面化した高齢患者

ここで大切なことは、Tさんがどのようなことを望んでいるのかをアセスメントすることです。医師に説明されてもその気にならない人もいます。その人の個別性を考慮した細やかな対応と連携が必要であると考えます。
　また、ケアマネジャーとの関係修復のため、ケアマネジャーからTさんに何か相談をもちかける形でコミュニケーションをとっていただくことにしました。ケアマネジャーが「法事のときに必要なことや手順などがわからないので、教えてほしい」と尋ねると、真剣にいろいろとアドバイスをくれたそうです。その様子はしっかりとしていていきいきしており、「またわからないことがあったら、聞きに来ていいよ。年の功で、私でも役に立つことがあるやろ」と話すようになりました。

　以上の、循環器科医、精神科医、病棟看護師、薬剤師、ケアマネジャーとの連携図を図 2-C-1 に示します。

この事例を通して伝えたかったこと

　周囲の人の言葉遣いや態度を敏感に察知し、高齢者扱いされていると感じたり、自分自身もいままでのようにさまざまなことができないもどかしさから、日常生活の不自由さを感じることで、疎外感などの被害妄想といった周辺症状を引き起こしやすくなります。Tさんの最大の苦痛は"居場所がないこと"です。Tさんにとって娘はいつまで経っても娘なので、退院後は母親役割を感じるような生活を考えました。その結果、親子関係というそれぞれの役割があり、Tさんが「娘が自分を必要としてくれている」と実感することができ、安心できる居場所ができたのだと思います。
　幻視や精神症状については、腫れ物に触るように話題にしないようにしていても、その空気を察知してしまい、よりTさんの心を傷つけてしまうので、ある程度本人にも説明をしていくことが必要です。また、Tさんがコンプレックスに感じている、文字の読み書きができないことを感じさせるような事柄は、Tさんの前では話さないなどの配慮が必要です。同意書などは目につくところに置かないようにして、娘がいるときに説明するようにするなど、1つひとつの細やかな看護を大切にしなければならないと思います。
　認知症は、本人のみならず家族にも大きな影響を与える疾患です。いままで築いてきた家族関係や絆も崩れてしまうほどの危機的状況に陥ることも多いです。認知症に罹患した人のできる能力、残されている能力を引き出すような直接的看護も大切ですが、それと同時に、家族を"△△さんの娘さん"ではなく、"○○さん"と名前で呼び、1人の人として家族の立場に立ちながら、家族関係の力を最大限に生かす看護をしていきたいと思います。

参考文献
1) 小阪憲司,池田 学：レビー小体型認知症の臨床,医学書院,2010.
2) 長濱康弘：レビー小体型認知症のBPSD,老年精神医学雑誌,21(8)：858-866,2010.
3) 野澤宗央ほか：レビー小体型認知症におけるBPSDの治療と対応,老年精神医学雑誌,21(8)：879-884,2010.

(大久保和実)

パーソン・センタードな視点の認知症ケアのポイント

■認知症高齢者とのコミュニケーション

　認知症高齢者がその人らしさを維持していくためには、他者とのコミュニケーションがとても大切です。看護師として、認知症高齢者の体調だけを聞くのではなく、大人としての何気ない普段の会話も行いましょう。今日の天気や住まいのこと、昔の仕事のことなどの話をすることで、なじみの関係をつくることができます。時間がなくて話ができないときは、率直に「いまは検温中なので、後でまた来ますね」と言って、別の時間に訪問してみてはいかがでしょうか。認知症高齢者は約束をよくおぼえているので、必ず守る必要があります。

- 初対面では自己紹介をしましょう。また、初対面でなくても、自分から名前を名乗ることで、安心感を与えます。
- コミュニケーションをとる場合には、話に集中できる騒音のない場所を選びましょう。
- 看護師は、十分落ち着いて、認知症高齢者ときちんと向き合って話しましょう。
- ゆっくりとわかりやすい言葉で話しましょう。そして、看護師が話した内容を認知症高齢者が理解する時間をとりましょう。
- 反応がなくても、わからないのではなく、答える言葉を探していたり、答えたくない場合もあります。
- 認知症高齢者は、本当に訴えたいことを言うことができず、普段発しやすい言葉で話すことがあります。その人の言葉以外に訴えようとしているのは何かを考えましょう。
- 言葉だけではなく、アイコンタクトや軽く身体をタッチするなど、非言語的コミュニケーションを活用しましょう。

(鈴木みずえ)

C 医療ニーズが高く、急性期病棟と地域の連携が必要だったケース‥事例 13

胃潰瘍が再発し急性期病院への入退院を繰り返したデイサービス利用の認知症高齢者

事例の概要

　Sさんは80歳代の女性です。60歳代で夫と死別後、軽い脳梗塞を患いましたが、趣味を楽しみながら1人暮らしを続けていました。

　70歳代で生活リズムの乱れによる体調不良と体重減少があり、隣接市に住んでいる三女夫婦宅へ転居しました。転居後は近所付き合いもなく、四六時中、室内犬といっしょに過ごし、三女夫婦との会話が徐々に少なくなり、ちょっとしたことでいらいらして、三女に暴言を吐くようになりました。被害妄想が強くなり、流しに排泄物を流したり、濡れたパンツや食べ残しをタンスにしまう行為と徘徊が出現し、目が離せない状態でした。徘徊では警察に4回保護されるほどでした。

　胃潰瘍による入院時、改訂長谷川式簡易知能評価スケール（HDS-R）[*1]は5点で、アルツハイマー型認知症と診断されました。入院中は興奮、多動、点滴抜去等のため、娘たちが24時間交代で付き添いました。退院後、三女夫婦は介護疲労とSさんの言動にどう接してよいかわからず、三女のレスパイトとSさんの入浴依頼で通所介護サービス（デイサービス）の利用を始めました。

　利用当初のSさんは、苦虫を噛みつぶしたような表情でまわりを見て、自分から話をせず、5～6人での会話はまったく理解できませんでした。半年以上入浴しておらず、入浴拒否もありました。デイサービス利用後も、イレウスと胃穿孔により入退院を繰り返していました。

　Sさんのデイサービスのケアと経過および各回の入院時の状況と家族の介護負担を表2-C-1に示します。

*1：改訂長谷川式簡易知能評価スケール（HDS-R）
最高得点30点、最低得点0点で、20点以下は認知症の疑いありと評価される。
詳細はp.71を参照。

看護の場面

　自宅でのSさんは犬と自室に閉じこもっていますが、瞬時に敏捷な動きをして外に飛び出します。デイサービスから帰宅後、裸足で駆けるSさんを三女が追いかける姿も見られました。"外に出るSさんを強制的に連れ戻す娘"という関係が数年続き、Sさんは三女の言動に拒否的に反応し、関係は悪化し

ました。そのため、三女がSさんの体調の変化を観察して早目に受診することは困難な状態でした。

デイサービス利用開始時のSさんのHDS-Rは1点であり、自分の体調の変化について訴えることは不可能でした。職員がマンツーマンで対応すると、体操や散歩、アクティビティに参加でき、会話もある程度通じます。他の利用者といっしょのときは、自分から会話をせず、眉間にしわを寄せた表情で、「何言ってんだか、さっぱりわかんない」「頭がパーだから」と頭を指さしてつぶやきます。他の利用者が楽しくおしゃべりしたり笑ったりすると、いらいらしてきつい口調で繰り返します。Sさんの体調の変化を把握し早期に対応するために、Sさんの本来の表情・生活を取り戻す働きかけが必要です。

観察のポイントとアセスメント

生活背景や人生の価値観

大正生まれのSさんは、6人姉妹の次女として隣県に生まれました。働き者で、20歳のときに警察官と結婚し、3姉妹をもうけました。

結婚後は専業主婦で、完璧に家事をこなし、料理も得意で台所はいつもピカピカでした。手先も器用で趣味も多く、フラワーアレンジメントは講師の資格をもち、サークルで教えていました。真夏でも腕を出さず7分袖のブラウスで過ごすほど服装にもこだわりおしゃれでした。また、誰に対しても面倒見がよく、細やかな気遣いをしていました。いつも穏やかで上品なSさんは"スーパー主婦"で、娘たちの自慢の母親で模範でした。

夫の死後70歳頃から趣味のサークルへ行く回数が減り、庭の花の手入れをしなくなりました。食事回数も3回から2回になることが多くなり、生活リズムも乱れてきました。腹痛を訴えたり、60kgあった体重が40kgを割るなど、体調も悪化してきました。娘たちはSさんの独居生活は無理と判断し、同居について話し合いました。

Sさんは以前より「3姉妹の長女が自分たち夫婦の面倒をみるべき」という考えをもっていましたが、三女が家を新築し、Sさん用に2部屋(台所と和室)準備してくれたこと、Sさんの夫の墓に一番近いことで、納得して三女宅に転居しました。

認知症に関連した症状・生活行動の障害

主治医からは胃潰瘍の再発の危険があると言われていますが、Sさんは病識がなく自己管理することができません。

即時記憶がなく、他の利用者との会話のテンポ・展開についていけず孤立するため、「何言ってんだか、さっぱりわかんない」と、眉間にしわを寄せきつい口調になることがあります。皆の中に入ろうとせず、自分から他の利用者に声もかけません。送迎時も「これ着て行こうか」とどれを着たらよいかわから

表 2-C-1　S さんのデイサービスのケアと経過および各回の入院時の状況と家族の介護負担

入院/デイサービス		デイサービスのケアと経過および入院時の状況と家族の介護負担
デイサービス利用前	入院前の自宅での状態	[自宅] 三女への暴言、介護の抵抗、夜間失禁、徘徊、不潔行為 [三女の思い] どう接してよいかわからず命令口調になる。介護疲労が強く、ショートステイを利用したいが無理なため、月の半分は長女宅で介護してもらっている
入院（1回目）	病名（入院期間）	胃潰瘍（2週間）。興奮、多動、点滴抜去あり
	家族の介護負担	24時間付き添い
デイサービス利用1回目（初回利用時から4か月後まで）	2回目の入院前の自宅での状態	[自宅] デイサービスからの帰宅後30分ほどは機嫌が良く、普通に接することができる。三女への暴言、夜間失禁、徘徊、不潔行為は持続 [三女の思い] 接し方を聞いても、つい命令口調になる。「反発ばかりして、もう看きれない。どこか施設に預けたい」と思うときがある。長女宅で介護してもらうことはせず、三女宅で介護する。「自分ががんばるしかない」。Sさんから「ありがとう」と言われ、感激する
	デイサービスのケアと結果	1. 家事能力や花への関心がどの程度残っているかを見極めながら働きかけ、能力を引き出す 　①家事はタオル畳み、食器拭きから始める 　　・ピシッと畳み、食器の拭きもれもほとんどない 　　・胡麻和えをいっしょにつくったり、自分からレンジ・流しの掃除をする 　②隣の公園を中心に近所を散歩し、気分を開放する 　　・生垣やプランターの花を観賞し、公園で遊ぶ幼児を声援するなど、交流する 　　・近所の協力で、花摘みや野菜の収穫をする 　　・公園のブランコに自分から乗って漕いだり、デイサービスの玄関やテーブルの花を手直しするなど、表情・声が明るくなる 2. 集団の中に入る緊張・不安が強いため、徐々に職員・利用者との顔なじみを増やしていく 　①利用当初、職員とマンツーマンで過ごし「集団に入るきっかけ」を探す 　　・居間でのおしゃべり、家事、散歩、食事を職員といっしょに過ごす 　　・「歌はだめ！」と言いながら、皆が歌っている場所から離れず、足で調子をとっている 　②Sさんと同じような雰囲気で、Sさんが視線を多く投げる利用者をみつけ、行動をいっしょにする 　　・隣同士に座り、散歩も手をつないで行く 　　・いっしょに感動し共感しあう中で、まわりの利用者にも関心をもつようになる。家事をほめられると、「そうでもないですよ」と笑顔でうれしそうに応える 3. 入浴は強制せず、発汗時や散歩後などに入る機会を増やしていく 　①入りたい環境づくり。入浴の介助を拒否するときは信頼関係づくりを優先する 　　・脱衣して入らなくても、着替えだけでもよしとし、浴室に入って洗身せず浴槽につかってもよしとする 　　・「頭洗うの手伝いましょうか」と言うと、「悪いわね」と徐々に手伝いを受け入れるようになる。"洗う"という認識が戻り、見える部分を洗うようになる 　　・他の利用者ともなじみの関係になり、入浴の援護射撃を受け、「入ろうかな」という気分になるときも出てくる [結果] "スーパー主婦"が復活。社交性が復活し、仲間意識も復活。自分の身のまわりのことが自立（入浴で洗身、失禁なし）
入院（2回目）	病名（入院期間）	イレウス（3週間）。点滴やベッド上安静にも興奮せず落ち着いていた
	家族の介護負担	日中、2〜3時間付き添い
デイサービス利用2回目（初回利用時から1年7か月後まで）	3回目の入院前の自宅での状態	[自宅] 2回目のデイサービス利用開始から1年後、ショートステイ利用ができる。皆と仲良く過ごせたと報告あり。三女への暴言は持続。夜間失禁し、リハビリパンツを履かず、布団・廊下を汚す。デイサービスに行くための着替え、朝の服薬などで三女と口論が多くなる [三女の思い] 夜中におしっこだらけになり、早朝にトイレ・廊下掃除をしないと歩くこともできない。いつまで続くか不安。デイサービスの利用日数を増やし、自宅で介護する。施設入所は考えていない

	デイサービスのケアと結果（3回目の入院前の6か月間）	1. Sさんがいきいきと過ごせるよう、認知症の進行やその日の体調を見極めて支援する ①隣に座る利用者を意識的に仲の良い人にする ・言葉がきつい人や無表情な人がそばに来ると、「いばってる」とネガティブに受け止め、いらいらし、独語が多くなる ・仲の良い人に対しては笑顔と会話がある ②気分の変動や表情を見極め、個別対応する。休憩を随時とる ・「頭がフワフワする」「パッパになった」と頭にパーの手を乗せて、自分がわからなくなる不安を訴え、少しのストレスや疲労で混乱する ・失禁があり、リハビリパンツを履かずに来所することがある ・短時間の休憩で気分がリフレッシュする。機嫌の具合をみて個別に対応し、パンツを履いてもらうが、拒否するときはソファーの失禁対策をして機会を待つ ③家事や花への関心、皆の役に立ちたいという気持ちを尊重する ・皆と調理（浅漬け、マーマレード・しそジュースづくり、卵の殻むきなど）、草取りやフラワーアレンジメントなどを支援しながら行う ・自分から「折り紙のゴミ袋づくりを習いたい」と意欲もあり ・来所を拒否している人をいっしょに迎えに行き、誘ってくれる [結果] 実行機能・見当識障害が進行。社交性・仲間意識、役に立ちたい気持ちは継続
入院（3回目）	病名（入院期間）	イレウス盲腸憩室炎（12日間）。失行、失認がときどきみられ、気分の変動が強くなる
	家族の介護負担	日中、2〜3時間付き添い
デイサービス利用3回目（初回利用時から2年1か月後まで）	4回目の入院前の自宅での状態	[自宅] 三女と口をきかなくなる。夜間サッシに放尿。汚れたリハビリパンツのジェルを手で取り、流しに捨てる。石鹸を食べるなど目が離せない [三女の思い] 胃穿孔で病院へ行ったとき、「もう、これだけやったから死んでも仕方ないかしら。でも、このまま苦しがって死なせたら悔いが残る。どうにかして助けたい。助けてください」
	デイサービスのケアと結果	1. 体調が悪化しないよう観察し、対処する ①痛みの様子を早目にキャッチし、休憩や座位の作業など臨機応変に対応する ・両足の浮腫や大腿ヘルニア、腰痛の出現により不機嫌になることが多くなるが、早めの声かけで、「悪いね」と言いながら休憩する 2. Sさんががんばっている部分を尊重し、支援する ①「自分で処理する」という気持ちを尊重し、声かけと支援をする ・排便の処理ができなくなり、排便後の便器の中を手で洗ったり、便器まわりやホルダー、タオルも便だらけになることがある ・「腰が痛くなると大変だから、手伝いますよ」など、「無理をしないように」の気持ちを伝える声かけをして、手伝う ②Sさんが混乱しないような環境の整備をする ・歯ブラシで髪をとかす、テーブルに置いた柚子を食べるなど、失行、異食、失認が出現 ③Sさんの状況を見極めながら、可能性を尊重して支援をする ・集団の中でなく、3人程度の少人数かマンツーマンで対応すると、笑顔で会話したり、洗濯物を畳んだり、フラワーアレンジメントゲームに参加し、「きれい！」と達成感を表現する。「何か手伝うよ」と言って、台所に来ることもある ・「犬が出てくるから大好き」と、1人で絵本の「花さかじいさん」を声を出して読むことがあり、1人の世界に逃避し、気持ちを安定させていると思われた [結果] 失行、失認、気分の変動が強くなる。入浴・排泄の介助が多くなる。少人数の中ではあるが、社交性・仲間意識は継続し、「役に立ちたい」気持ちも保持
入院（4回目）	病名（入院期間）	胃穿孔で手術（1か月）。失認・失行がみられ、気分の変動が強くなる
	家族の介護負担	面会のみ付き添い

＊入院1〜3回目は看護師配置基準「7対1」未取得病院、4回目は看護師配置基準「7対1」取得病院に入院した

ず、「何にもわからない」と言って玄関に座り込むこともあります。

職員がマンツーマンで対応し、顔を合わせてゆっくり単語で会話をすると、それなりに通じます。硬い表情ですがまじめに体操を行い、散歩では花を見たり犬に出会うと立ち止まり、「きれいだねぇ」「かわいいねぇ」と顔がほころびます。

自宅では室内犬といっしょに寝起きし、失禁が毎晩ありますが、入浴拒否のため身体や陰部を清潔に保つことができません。排尿したリハビリパンツのゼリーをかき出して流しに捨てたり、素足で外に飛び出すことが続いています。デイサービスで入浴を促すと、「昼間から罰が当たる」「家で入る」と拒否をします。

しかし、Sさんは本来の人柄やいままでの生活歴から、好きなこと・できることがまだ多くあり、他の利用者との接点をみつければ仲間に入れる可能性があります。そして、Sさんらしい生き方が復活する可能性があります。Sさんらしさが復活することで、体調の変化が発見しやすくなります。

以上を踏まえ、以下の点を観察ポイントとしました。

❖観察ポイント
①言語的・非言語的コミュニケーション力
②表情・態度の変化時の状態
③入浴をしたいタイミング
④フィジカルアセスメントと"いつもと違う言動"

認知症になる前のSさんの主婦としての実績と趣味での人間性・社交性から、"Sさんらしさ"が復活する可能性が高いと判断し、困った部分に焦点をあてるのでなく、Sさんがよい表情のとき・笑顔のときに焦点をあて、以下の点をケアのポイントとしました。

❖ケアのポイント
①職員・利用者と個別に対応し、友だちづくりをする
②"スーパー主婦"を発揮する場面をつくり、Sさんの自信を取り戻す
③強制はせず、"気持ちよい"体験をしながら、入浴を習慣化する
④体調の変化を早期に把握し、対応する

病気や入院に対する認識

認知症が中等度以上になると身体不調の訴えが困難になり、"姿勢が保てない""そわそわして落ち着かない""頻回なトイレ"等で体調不調を表現します。そのため、病気が進行して発見されるときもあります。

Sさんも"痛い""苦しい"ときには動けなくなりますが、なぜそうなったかはわかりません。治療を受けて、治っていなくても症状が少しでも良くなると、「良くなった」と言って日常生活に戻り、動き出します。病気になり入院したことや外来受診をしている認識はありません。

看護の実際

職員・利用者と個別に対応し、友だちづくりをする

●日課に散歩を入れ、気持ちがよい状態で他の利用者と交流できるようにする。
●職員はおしゃべりの通訳に徹して、友だちづくりの支援をする。

【結果】 意図的にSさんとペアになる利用者を選びました。Sさんが視線を多く向け、拒否的な表情をしないSさんと雰囲気が似ている人にしました。居間で皆と座るときもSさんの隣はペアの利用者にし、他の利用者もSさんとの角度・距離を考慮して位置を決めました。

当所、Sさんは職員と手をつないで散歩していました。皆で花を観賞したり、公園の子どもたちに声援を送るなど、Sさんに笑顔や笑い声が出ているときにペアの利用者と手をつないでもらい、帰りました。数日繰り返すと、Sさんとペアの利用者は花の前で立ち止まり、「きれいだねぇ」といっしょに感動し、ほほえんだり驚いたり豊かな表情をするようになりました。

Sさんが他の利用者とおしゃべりをするときは、他の利用者が言った言葉を簡潔にまとめて単語で伝えました。「今日のブラウス、とってもすてきですって」とほめる言葉に切り替えて伝えると、「まあ、ありがとう」と相手に向かって笑顔を見せました。

散歩と通訳、いっしょに感動することを徹底したことにより、ペアの利用者だけでなく、他の利用者とソファーに座ってジェスチャーも交えて楽しくおしゃべりができました。テーブルを挟んでの会話も、眉間にしわを寄せず、相手が言った言葉の単語に反応して返事をしました。会話の内容は一致しませんが、"友だちと楽しくおしゃべり"はSさんを明るくしました。

デイサービスから帰宅した後も30分ほど機嫌がよく、「母から『ありがとう』と言われた」と娘から涙声で電話がありました。

"スーパー主婦"を発揮する場面をつくり、Sさんの自信を取り戻す

●家事をいっしょに行い、達成感を味わってもらう。
●Sさんの仕事を皆でほめ合い、自信を取り戻してもらう。

【結果】 想定を上回るSさんの復活でした。洗濯物畳みをいっしょにすると、ピシッときれいに畳みます。お茶入れもていねいです。ある日、Sさんは台所の流し台に食器を洗った後の泡が付いているのを見つけ、「これはだめだわね」と2時間かけて流し台からレンジまでピカピカに磨き上げました。食事担当職員は平伏し、利用者も感嘆しました。「まあまあ」と照れながらも満面の笑みでした。台所掃除を機に、家事や食事づくりの下ごしらえ、和えものづくりなどを意欲的に手伝うようになりました。他の利用者を気遣ったり面倒をみるなど、本来のSさんらしさがよみがえりました。

強制はせず、"気持ちよい"体験をしながら、入浴を習慣化する

●散歩後や昼寝後に足浴し、爽快感を味わってもらう。
●入浴が成功したときの状況を分析し、働きかけるタイミングをみつける。

【結果】 足が疲れたときや昼寝後の気分がリフレッシュしたときの足浴は、「あー、さっぱりした」と爽快感を味わうことができました。

　入浴を誘うと、「入ろうかな」と言って洗面所に来ても入らずに、着替えや足浴をして戻るときもありました。浴室に入っても身体を洗わず、浴槽に入っただけで出てくるときもありました。成功したのは、散髪した後、散歩等で汗をかいたとき、プランターの花の世話で手が汚れたときでした。

　Sさんのきれい好きと、発汗したり身体が暑くなるとさっぱりしたくなる習性を利用して、声かけをしました。特に、陽あたりの良い座席で昼食を摂り、午後の日課が始まる前に誘うと、スムーズに入浴することができました。

体調の変化を早期に把握し、対応する

●フィジカルアセスメント、表情や姿勢を観察して、早期発見に努める。
●食欲、排尿・排便など、自宅での情報を家族から得て、体調管理をする。

【結果】 Sさんは、血圧・体温測定、手足に触れられることへの拒否はなく、観察することができました。家族から、自宅でいつもと違う状況がみられたという情報があった場合は、デイサービスに来てからフィジカルアセスメントをして、経過を観察し、受診の判断をしました。

　デイサービスの利用開始から4か月後、Sさんは「朝食を食べていない」と言って、朝食のパンを持参して来所しました。発熱はありませんでしたが飲水ができず、嘔吐と血圧の上昇があり、以前入院した病院に搬送されました。診察の結果、イレウスの診断で、3週間の入院となりました。Sさんは、点滴やベッド上の安静にも興奮することなく落ち着いていたため、家族の24時間の付き添いは必要なく、三女の介護負担は激減しました。

　1回目の入院時のSさんの状況は、意に反した三女宅で周囲を受け入れられず、三女との人間関係も悪化していました。安心できる居場所がなく自分を維持することもままならないため、新しい環境や体験を受け入れられない状態だったと思われます。2回目の入院時は、自分の存在を認め、必要としてくれる人たちがいることで、1日の7～8時間は精神的に安定することができました。その安定・安心感が周囲の人たちを気遣う気持ちの余裕となり、環境への適応力も増したのだと思われます。

デイサービスの視点から入退院をスムーズにさせるポイント

"仲間になりたい"本能を生かし、コミュニケーション能力を引き出す

　デイサービスの利用時、Sさんは苦虫を噛みつぶしたような顔をしていましたが、皆のいる居間から離れようとはしませんでした。Sさんのいままでの生活歴に鑑みると、「何を言っているんだかわからないけど、いっしょにおしゃべりしたい」という感情があると推察できました。認知症があるSさんは、本能として「皆といっしょにおしゃべりしたい」けれども、それ自体を認識できず、その術もわからないようでした。Sさんのそのときどきのコミュニケーション能力を観察し、おしゃべりできる環境づくりをすることから始めました。

　その人の"仲間になりたい"本能を引き出すため、職員のかかわり方を統一し、意図的な環境をつくり、その結果と引き出された能力を職員が確認・共有することが大切です。

日常の言動を細かく観察して、小さな"できること""わかること"を発見し、たぐり寄せ、自分の存在に自信をもたせる

　人は誰でも、気になること・興味があることに視線を向け、すぐに目をそらしません。言葉で表現することが難しくなった認知症高齢者は、視線で訴えることが多くなります。Sさんも、隣の台所で料理している職員をチラチラ見たり、テーブルが少しでも濡れるとポケットから使い古したティッシュを取り出してさっと拭く動作をしていました。Sさんの言動の観察から、いまもきれい好きで、家事に興味があると判断しました。最初に「仕事をやり切った」という達成感を味わってもらうため、タオル畳みから始めました。きれいに畳み終えた達成感と、まわりからの「きれいに畳めるねぇ」のほめ言葉とお礼の言葉が、Sさんのやる気を引き出しました。

　「認知症になったら、何もできなくなる」という偏見を払拭し、小さな発見をみつける観察力と可能性を追求する姿勢が重要です。

介護者ペースのケアでなく、自然に"お風呂に入りたい"と思わせる環境づくりと支援の工夫をする

　認知症高齢者は理屈では動かず、その気にならないと動きません。強制するケアは、認知症高齢者の存在感と自信を喪失させる危険があります。Sさんの入浴に関しても、根気よく何度も声かけし、環境や日課を見直しながら、"その気になる"きっかけとタイミングを模索しました。

　PDCAサイクル(Plan［計画］→ Do［実践］→ Check［評価］→ Act［改善・修正］)で取り組みましょう。日常生活をするのは"本人"で"介護者ではない"ことを再確認し、本人の目線で検討して工夫することが大切で、あせりは禁物です。

認知症が重度になり、混乱が生じたり自分の身のまわりのことが困難になっても、社交性・仲間を大切に思う心を支援する

　認知症が重度になり、混乱したり身のまわりのことができなくなっても、社交性・協調性は維持され、環境への適応能力も維持されていることがあります。

　Sさんの場合も、入院が3回目・4回目になると失行・失認が現れ、水道の水の音や前を素早く通る人に敏感に反応し、気分の変動が強くなりました。しかし、皆とのおしゃべりやお手伝いへの意欲は変わりませんでした。

　認知症の進行は1人ひとり異なります。どのようなところが進行しているかをきちんとみることと、重度になってもその人が維持していることや可能性をみつける視点を介護者が堅持することは、とても重要です。

この事例を通して伝えたかったこと

　夫の死後、認知症を発症しましたが独居のため発見が遅れ、認知症の行動・心理症状（BPSD）が現れ、胃潰瘍とイレウスで入退院を繰り返した事例です。

　認知症をもつ人は「認知症」と診断が付いただけで、身体疾患があるのに病院へ入院ができないという差別的扱いを日常的に受けています。Sさんの場合も、4回目の入院時、胃穿孔の手術をしてくれる病院はみつからず、翌日になり市外の病院がやっと受けてくれました。

　認知症をもつ人のケアについて、阿保は「人によって、何から失われていくのかはまちまちであり、さらに、その順番も一定しているわけではない」「昨日と同じ今日が訪れるという保障はどこにもない。ケアの難しさの1つはここにある。だから、できるだけこまめに、彼らの日々の状態を観察して、どういう対応をしていくのかに関して計画をつくり直していくことが必要である。その際には、身体能力、日常生活行動、社会的関係性、コミュニケーション、感情の動きというおおよそ5つの領域に目を向けていくことが大切である」と述べています[1]。また、「認知症で"ハビリテーション"（「できるようにする」という意味で使っている）している人たちは、精神的、感情的、知能的にも最大限の力を駆使して生活しているということなのである。そのリハビリテーションの5つの鍵とは、『環境改善』『コミュニケーションは可能だということを肝に銘じる』『残された能力に目を向ける』『患者の世界に生きる』『患者の人生を豊かにする』というものである」とも述べています[1]。

　Sさんはコミュニケーション能力がよみがえったことから、社交性の復活や自身の存在の自信につながり、環境の変化に適応できたと思われます。

　認知症をもつ人にかかわる専門職は、現れている症状に一喜一憂せず客観的に観察・分析して、可能性を追求する柔軟な発想が求められています。認知症をもつ人が普通の人と同じように必要なときに入院治療ができるための基盤として、医療・福祉の現場で働く看護師の認知症ケアの質を上げることが早急に求められています。

引用文献

1）阿保順子，池田光穂 編著：認知症ケアの創造―その人らしさの看護へ，p.175-181，187-193，雲母書房，2010．

参考文献

1）西 ケイ子：「在宅」を，「その人らしさ」を諦めないで―デイサービスでの認知症看護認定看護師の取組み，訪問看護と介護，16(12)：994-998，2011．

（西 ケイ子）

パーソン・センタードな視点の認知症ケアのポイント

■認知症高齢者と家族の関係

諏訪らは、認知症高齢者を介護する家族は、表に示す7段階からなる一連の発展過程をたどる、と述べています。家族が高齢者の認知症の症状に気づくと、どうしていいのかわからない、あるいは高齢者のわがままなどと考えて敵対的看護をする時期があり、その後、認知症であることを認識し、敵対的でなくなる段階に移行します。さらに、家族が認知症高齢者に期待をつないだり、あきらめて放任する時期などに進みます。つまり、認知症高齢者に「このくらいはできるだろう」と指示的なコミュニケーションを行うのですが、それがうまくできないことから、第4段階のあきらめの段階に入るようです。

第5段階は認知症高齢者との関係性を認識する段階であり、家族は認知症高齢者の表情の変化などから、家族のかかわりが認知症高齢者の状況に影響を与えていることを体験的に学んでいきます。第6段階は認知症高齢者のノンバーバルサインを手がかりとして、察し思いやる段階であり、認知症高齢者の表情の変化から家族自身が変化する必要性を感じます。第7段階は認知症に障害されていない高齢者の側面を見出す段階で、認知症高齢者が家族を察してくれる体験や認知症高齢者から学んだりする側面などについて述べています。

第1～4段階を常識的過程、第5～7段階までを再発見過程とよんでいます。それぞれの時期の家族の気持ちを受け止めながら、認知症高齢者と家族の相互関係を再構築するためには、認知症高齢者のサインを読み取ることの重要性を家族に伝えたり、適切なコミュニケーション方法を実際に行ってみるなど、きめ細やかな家族支援が必要となります。

(鈴木みずえ)

表 認知症高齢者の家族看護における発展過程

第1段階	認知症状に気づき、敵対的看護をする段階
第2段階	高齢者が認知症であることを認識し、認知症高齢者に敵対的でなくなる段階
第3段階	認知症高齢者に期待をつなぐ段階
第4段階	認知症高齢者をあきらめて放任する段階
第5段階	認知症高齢者との関係性を認識する段階
第6段階	認知症高齢者のノンバーバルサインを手がかりとして、察し思いやる段階
第7段階	認知症に障害されない高齢者の側面を見出す段階

(諏訪さゆりほか：痴呆性老人の家族看護の発展過程, 看護研究, 29(3)：203-214, 1996を参考に作成)

索引

欧文

BPSD······2, 13, 27, 37, 44, 93, 115, 138, 139, 167, 192, 204, 220
CDR······71, 141, 201
FAST······71, 84, 165
HDS-R···12, 38, 62, 71, 84, 91, 108, 131, 141, 165, 175, 183, 197, 212
IPW······63
J-NCS······38, 78, 102, 168, 192
MCI······21, 59
MMSE······12, 27, 38, 62, 71
N-ADL······77, 155
NMスケール······72, 84, 155
NRS······78, 192
N式老年者用精神状態評価尺度·72, 84, 155
N式老年者用日常生活動作能力評価尺度
······77, 155
VDS······77
VIPS······15

あ行

アセスメント·87, 93, 146, 161, 185, 197
アルツハイマー型認知症·22, 29, 50, 61, 68, 84, 92, 100, 129, 139, 154, 165, 212
意識障害······21, 35, 112
意思決定······45, 58, 90
痛みの数値評価スケール······78, 192
痛みのセルフレポート······77, 138
医療保険制度······59, 63
胃瘻······84, 142
インスリン注射······91, 121
運動機能障害······24
嚥下障害······23
オレンジ手帳······67

か行

介護支援専門員······61, 65, 120, 208
介護疲労······152, 212
介護保険······56, 63, 111, 160, 208
介護保険制度······2, 59, 63
改訂長谷川式簡易知能評価スケール
··12, 38, 62, 71, 84, 91, 108, 131, 141, 165, 175, 183, 197, 212
家族······45, 55, 85, 93, 110, 121, 146, 159, 170, 196, 200, 205, 222
　―へのケア······146, 196, 200
環境調整······53, 107, 118, 184
環境の変化 3, 12, 23, 102, 115, 167, 198
感情失禁······178, 186
喚声······27
記憶障害······4, 13, 27, 50, 68, 92, 136, 145, 161, 167, 175, 184
帰宅欲求······54, 94
急性期病院······2, 24, 44, 49, 199
居宅介護支援計画······61
起立性低血圧······24
緊急入院······21, 123, 174, 201
ケアカンファレンス······147
ケアマネジャー···61, 96, 100, 120, 208
軽度認知機能障害······21, 59
幻覚······19, 23, 28, 155
幻視······23, 39, 195, 205
見当識障害······13, 27, 35, 91, 145, 161, 169, 175, 188, 197
口腔ケア······40, 87, 105
攻撃······20, 27, 42, 50, 165
高血糖······91, 123
抗精神病薬······94, 119, 165, 191, 202
向精神薬······2, 33, 39, 105
興奮······2, 19, 29, 33, 37, 49, 118, 165, 172, 191

高齢者集中ケア･････････････････7
高齢者の安全な薬物療法ガイドライン･･･113
誤嚥性肺炎････････････････84, 139
個人の価値を高める行為･････････17
個人の価値を低める行為･････････17
骨折･････････････････････････182
コミュニケーション････17, 52, 90, 131, 145, 184, 206, 211, 219
混乱･･････････3, 19, 37, 50, 97, 162

さ行

在宅生活移行支援･････････････59
在宅生活支援･････････････････63
在宅復帰･････････10, 100, 128, 200
サーカディアンリズム･･･････107, 164
錯覚･････････････････････････28
酸素カニューレ･･･････････････142
自己抜去･･････････49, 107, 118, 165, 174, 182, 191
事前指示書･･････････････････58
自尊心･･････････････････159, 207
自宅退院････････････････160, 166
失禁･････････････････24, 130, 174
失語･･･････････････････14, 145, 167
失行･･････････････････14, 22, 145, 181
実行機能障害･････････4, 14, 22, 92, 167
失認･････････････････14, 22, 167, 181
術後せん妄････････････････176, 197
障害者総合支援法･････････････60, 63
焦燥･･････････････････････2, 27, 186
情報共有･･･････････････････147, 171
情報収集･･･････････････97, 150, 161
食事･･･････････30, 95, 129, 157, 176
新オレンジプラン･････････････9, 59
人工肛門･･･････････････････165, 189
身体拘束･････2, 20, 25, 46, 97, 142, 165, 189, 200
睡眠･･･････････････40, 119, 159, 168
睡眠障害･････47, 97, 101, 174, 185, 193
睡眠薬･･21, 33, 46, 103, 113, 119, 144
ストレス･････････････3, 19, 50, 97, 108, 162, 167, 176
生活支援ネットワーク･･････････63
生活リズム･･･････････25, 49, 119, 143, 157, 164, 168, 193
生活歴････････････････8, 62, 111, 153
精神科リエゾン･･･････････････116
絶食･････････････････････････154
摂食障害･････････････････････181
前頭側頭型認知症･･････････24, 61
せん妄･･･2, 9, 12, 21, 35, 50, 78, 93, 103, 113, 123, 143, 156, 165, 172, 174, 185, 192, 200, 201
　―のアセスメントスケール･･･････38
早期介入･････････････････････120
足浴･･････････････････40, 159, 194
尊厳･･････････････････2, 17, 44, 90, 172

た行

体位ドレナージ･･･････････85, 143
退院支援･････････････････････120
退院支援スクリーニング・アセスメントシート
　･････････････････････････120
退院時看護サマリー･･････････60
退院調整･･･････････111, 128, 163
多職種協働･･･････････････････128
多職種協働実践･･･････････････63
多職種チーム･･･････････100, 135, 146
地域･･･････････････････････49, 59
注意機能障害････････････35, 185, 197
チューブ･････････････9, 47, 116, 142, 157, 165, 171, 189
昼夜逆転･40, 47, 50, 101, 144, 158, 191
鎮静薬･････････････････････････33
鎮痛薬･･･････････････････136, 198
デイサービス･･････96, 100, 209, 212
点滴･･･9, 46, 49, 85, 101, 118, 157, 165, 174, 182, 202
転倒･･････2, 23, 39, 46, 49, 68, 94, 118, 159, 176, 183
転落･･････････････････････49, 185
疼痛･････････････97, 132, 157, 185, 189

糖尿病 ・・・・・・・・・・・・ 84, 93, 100, 114

な行

なじみ ・・・・5, 13, 17, 91, 169, 184, 211
ナースコール ・・・・・・・ 68, 91, 146, 154
ニーズ ・・・・・・・ 7, 21, 25, 31, 45, 93, 135, 168, 204
日課表 ・・・・・・・・・・・・・・ 168, 185, 193
日光浴 ・・・・・・・・・・・・・・・・・・ 40, 169
日本語版アビー痛みスケール ・・・・・ 78, 132
日本語版ニーチャム混乱・錯乱状態スケール
　・・・・・・・・・・・ 38, 78, 102, 168, 192
入院 ・・・・・・・・・・・・・・・・・・・・・・ 49
尿道留置カテーテル ・・・・・・・・・・・・ 182
認知機能検査 ・・・・・・・・・・・・・・ 12, 71
認知機能障害 ・・・・・ 21, 27, 136, 161, 167
認知症 ・・・・・・・・・・・ 12, 21, 35, 111
　―の行動・心理症状 ・・・・ 2, 13, 27, 37, 44, 93, 115, 138, 139, 167, 192, 204, 220
　―の周辺症状 ・・・・・・・・・・・・ 13, 144
　―の中核症状 ・・・・ 4, 13, 37, 50, 92, 111, 144, 167, 181, 202
認知症ケアチーム ・・・・・・・・・・・・・・ 158
認知症高齢者 ・・・・・ 2, 12, 44, 49, 59, 222
認知症施策推進総合戦略 ・・・・・・・・ 9, 59
認知症地域連携パス ・・・・・・・・・・・・・ 65
脳血管性認知症 ・・・ 23, 33, 100, 179, 182
脳の障害部位 ・・・・・・・・・・・・・・・・ 61

は行

肺炎 ・・・・・・・・・・ 2, 37, 44, 56, 97, 140
徘徊 ・・・・・・・・・・・・ 9, 31, 46, 167, 212
パーキンソン病 ・・・・・・・・・・・・・ 23, 33
パーソン・センタード・ケア ・・・・ 6, 15, 90
パーソン・センタード・モデル ・・・・・ 8, 111
パーソンフッド ・・・・・・・・・・・・・・ 7, 90

非言語的コミュニケーション ・・・・ 150, 211
標準的な認知症ケアパス ・・・・・・・・・・ 65
不安 ・・・・・・・・・・・・ 5, 19, 28, 50, 93, 145, 160, 167, 186, 204
フェイススケール ・・・・・・・・・・・・ 78, 132
不穏 ・・・・・・・・・・・・・・・・ 27, 142, 167
腹膜透析 ・・・・・・・・・・・・・・・・・・ 114
不眠 ・・・・・・・・・・・・・ 19, 33, 107, 154
プロセスレコード ・・・・・・・・・・・・・・ 147
暴力 ・・・・・・・・・・・・・・・・・・・ 31, 49

ま行

ミニメンタルステート検査
　・・・・・・・・・・・・ 12, 27, 38, 62, 71
妄想 ・・・・・・・・・・・・・・ 19, 23, 27, 202
もてる力 ・・・・・・・・・・・・・・ 92, 185, 203
もの忘れ・ 12, 21, 60, 115, 154, 191, 203
もの忘れ（看護相談）外来
　・・・・・・・・・・・・・・ 22, 69, 97, 207

や行

夜間せん妄 ・・・・・・23, 101, 117, 165, 179
薬物療法 ・・・・・・・・・・・・・ 27, 113, 172
夕暮れ症候群 ・・・・・・・・・・・・・・・・ 99
抑うつ ・・・・・・・・・・・・・ 19, 27, 56, 179

ら行

リアリティオリエンテーション
　・・・・・・・・・・・ 52, 105, 169, 184, 188
離床センサー ・・・・・ 68, 91, 101, 155, 159
利尿薬 ・・・・・・・・・・・・・・・・・・・ 103
臨床認知症評価法 ・・・・・・・・ 71, 141, 201
倫理的視点 ・・・・・・・・・・・・・・・・・ 44
ルート ・・・・・50, 107, 157, 176, 186, 202
レビー小体型認知症 ・・・・・・・・ 23, 39, 201
レム睡眠行動障害 ・・・・・・・・・・ 24, 39, 204

パーソン・センタードな視点から進める
急性期病院で治療を受ける認知症高齢者のケア
入院時から退院後の地域連携まで

2013年12月 1 日　第 1 版第 1 刷発行　　　　　　　　　　　　　〈検印省略〉
2016年 8 月 1 日　第 1 版第 3 刷発行

編　　集	●	鈴木 みずえ
編　　集 アドバイス	●	桑原 弓枝・吉村 浩美
発　　行	●	株式会社 日本看護協会出版会 〒150-0001 東京都渋谷区神宮前 5-8-2　日本看護協会ビル 4 階 〈注文・問合せ／書店窓口〉Tel / 0436-23-3271　Fax / 0436-23-3272 〈編集〉Tel / 03-5319-7171 http://www.jnapc.co.jp
デザイン	●	松村美由起
イラスト	●	鈴木真実
印　　刷	●	株式会社フクイン

本書の一部または全部を許可なく複写・複製することは著作権・出版権の侵害になりますのでご注意ください。
©2013 Printed in Japan　　　　　　　　　　　　　　　　　　　　　ISBN978-4-8180-1793-1